科学出版社“十四五”普通高等教育本科规划教材

医药数理统计

第 6 版

马志庆　杨松涛　主编
周永治　主审

科学出版社
北京

内 容 简 介

本书为科学出版社"十四五"普通高等教育本科规划教材之一，是由全国十余所医药院校长期从事数学教学工作的教师联合对第5版教材再次修改完善、编写而成的第6版教材. 全书分9章，内容包括概率论基本知识、统计学重要概念与方法、正交试验设计等内容. 本书的编写既体现了数学学科本身的科学性与系统性，又注重其在医药学科里的应用. 全书文字简洁，内容精练，由浅入深，并以二维码形式链接数字资源. 每章后配有习题，同时还有《医药数理统计学习辅导》(第5版)配套使用.

本书可供医药院校各专业、各层次的学生使用，也可作为医药工作者学习数理统计的参考书.

图书在版编目(CIP)数据

医药数理统计 / 马志庆，杨松涛主编. —6版. —北京：科学出版社，2021.1
科学出版社"十四五"普通高等教育本科规划教材
ISBN 978-7-03-066772-4

Ⅰ.①医… Ⅱ.①马… ②杨… Ⅲ.医用数学-数理统计-医学院校-教材 Ⅳ.R311

中国版本图书馆CIP数据核字(2020)第220988号

责任编辑：刘 亚 / 责任校对：杨 赛
责任印制：霍 兵 / 封面设计：北京蓝正合融广告设计有限公司

科学出版社 出版
北京东黄城根北街16号
邮政编码：100717
http://www.sciencep.com
天津市新科印刷有限公司印刷
科学出版社发行 各地新华书店经销
*
2001年6月第 一 版 开本：787×1092 1/16
2021年1月第 六 版 印张：15
2025年1月第四十一次印刷 字数：344 000

定价：39.80元
(如有印装质量问题，我社负责调换)

《医药数理统计》(第6版)
编写人员

主　编　马志庆　杨松涛

副主编　尹立群　胡灵芝　沈晓婧　林剑鸣　黄　浩
赵文峰　李晓红　陈丽君　汪旭升

主　审　周永治

编　委　(按姓氏笔画排序)

马志庆	山东中医药大学	林有志	云南中医药大学
王亚云	安徽中医药大学	林剑鸣	广州中医药大学
尹立群	天津中医药大学	易　颖	广州中医药大学
石　莹	南京中医药大学	孟丽萍	山东中医药大学
朱慧芬	云南中医药大学	要玉坤	河北中医学院
许华萍	浙江中医药大学	赵文峰	河南中医药大学
杨松涛	安徽中医药大学	胡灵芝	陕西中医药大学
李　杰	广西中医药大学	钱微微	浙江中医药大学
李晓红	浙江中医药大学	高　云	山东中医药大学
汪旭升	广西中医药大学	高敏艳	天津中医药大学
沈晓婧	南京中医药大学	黄　浩	福建中医药大学
沈宗山	云南财经大学	黄鑫海	南京中医药大学
陈丽君	湖北中医药大学	魏国强	福建中医药大学
邵光明	安徽中医药大学		

第 6 版编写说明

党的二十大报告强调，要坚持人民至上、坚持自信自立、坚持守正创新、坚持问题导向、坚持系统观念、坚持胸怀天下。这“六个坚持”也是我们组织编写本系列教材的理论创造、实践探索的集中体现。

《医药高等数学》、《医药数理统计》、《医药数学实验》是全国 19 所中医院校联合编写的科学出版社 2001 年 4 月出版的数学系列教材. 相继，2004 年 8 月《医药高等数学》、《医药数理统计》第 2 版出版，同时由《医药数学实验》转换的《医药高等数学学习辅导》、《医药数理统计学习辅导》第 1 版出版(辅导教材比配套的理论教材推迟一版)；2009 年 5 月出版第 3 版理论教材与第 2 版辅导教材；2012 年 5 月出版第 4 版理论教材与第 3 版辅导教材(2012 年的教材为“十二五”规划教材)；2016 年 1 月出版第 5 版理论教材与第 4 版辅导教材(2016 年的教材为“十三五”规划教材). 本套教材自 2001 年出版以来，发行面广，发行量大，在中医院校受到广大师生的欢迎. 编写组根据科学出版社对普通高等教育规划教材的具体要求与信息化社会对教材信息数字化的要求，对前版教材进行全面的分析、总结，认真进行修改、补充与数字化，编写成“十四五”期间的全国高等医药院校规划教材(第 6 版的《医药高等数学》、《医药数理统计》与第 5 版的《医药高等数学学习辅导》、《医药数理统计学习辅导》). 本配套教材将更适应医药院校的医药类、管理类、信息类、人文类等专业的需要，定于 2021 年 1 月由科学出版社正式出版.

《医药数理统计》是应用数理统计方法研究医药、生物等领域中的随机现象的一门学科. 全书共 9 章，包括概率论基本知识、统计方法的原理与步骤、正交试验设计等内容. 各章中列举了相当数量的医药科学例题，使其更具有医药院校教材特色. 与以往教材不同的是每章以二维码形式链接 PPT 等数字资源，且扫描教材封底的“本书数字资源”可下载全书数字资源. 本教材每章后配有习题，书后有解答. 另外还有配套辅导教材《医药数理统计学习辅导》. 本教材授课需 50～60 学时，不同专业根据需要可对加“ * ”号的内容有所选择，课时偏少的专业还可重点讲授前六章的内容.

参加本版教材编写的有以下院校：广西中医药大学、云南中医药大学、广州中医药大学、湖北中医药大学、浙江中医药大学、安徽中医药大学、南京中医药大学、天津中医药大学、山东中医药大学、河南中医药大学、陕西中医药大学、福建中医药大学等.

本教材编写过程中得到许多同行专家的关心与支持，在此一并表示感谢.

本教材尚有不足之处，恳请读者与同行批评指正.

编　者

2020 年 7 月

目　　录

第四章 总体的参数估计

第五章 总体参数的假设检验

第六章 方 差 分 析

*第七章　非参数检验

第八章　相关与回归

第九章　正交试验设计

附　表

第一章 事件与概率

数理统计方法是以概率论为理论基础,通过一定的设计来收集数据和进行整理分析,以部分资料推断总体的一种方法,用它去研究大量随机现象的规律性.由于概率和随机事件是联系在一起的,故事件和概率都是数理统计中最基本的概念.

本章将介绍随机事件、事件的概率及其运算.

§1-1 随机事件及其运算

1-1.1 随机事件

当我们多次观察自然现象和社会现象后,会发现许多事情在一定条件下必然会发生或者必然不会发生.例如,纯净的水在一个大气压下,温度是0℃时必然结冰,在20℃时必然不会结冰,在100℃时必然沸腾,在80℃时必然不会沸腾;又如,把锌放入稀硫酸一定会逸出氢气,而永动机存在是不可能的.这种完全可以预言其结果的现象是一种确定性现象,叫**必然现象**.

另一类现象,在一定条件下,不可能事前完全准确地预言其结果,也就是它有多种可能发生的结果,是一种不确定性现象,这类现象称为**偶然现象**.例如,抛起一枚硬币落地时究竟哪一面朝上?从一批针剂中抽取一支来检验,其结果可能是正品,也可能是次品,在抽取之前是无法肯定的.偶然现象也称为**随机现象**.

对各种现象的"观察"称为试验,对随机现象的"观察"就称为**随机试验**.随机试验具有下列特征:

(1) 在相同条件下,可以重复进行;

(2) 各次试验结果不一定相同,而且每次试验之前不能预先判断哪一个结果发生;

(3) 所有可能的试验结果是预先可以明确的,并且在每一次试验中必有其中一个结果出现.

对某种现象的"观察"而得到的结果就称为**事件**.在一定条件下,试验结果中必然出现的事件称为**必然事件**,记为Ω.例如,{纯净的水在一个大气压下,加热到100℃沸腾}$=\Omega$,{物体会热胀冷缩}$=\Omega$.反之,那种在一定条件下试验结果中必然不出现的事件称为**不可能事件**,记为$\varnothing$.例如,{$x^2+1=0$有实数解}$=\varnothing$,{人的寿命可达200岁}$=\varnothing$等.

随机试验观察的是随机现象,在一定条件下,试验结果中可能出现,也可能不出现的事件称为**随机事件**,简称**事件**.随机事件一般用大写字母A,B,C等表示.例如,投掷一个硬币,这个随机试验中有两个事件$A=${出正面}和$B=${出反面}.必然事件与不可能事件可以说不是随机事件,但为了研究方便起见,把必然事件与不可能事件作为随机事件的两个极端来统一处理.

1-1.2 事件之间的关系及运算

在各种现象中，往往要求同时考察几个随机事件及它们之间的联系，下面就来讨论事件的关系及运算.

一、包含

设有事件 A 及 B，如果事件 A 发生必然导致事件 B 发生，则称事件 A 包含于事件 B 或事件 B 包含事件 A，并记为 $A\subset B$ 或 $B\supset A$. 例如，$A=\{$乙肝患者$\}$，$B=\{$乙肝病毒携带者$\}$，则有 $A\subset B$.

二、等价

若事件 A 包含事件 B，事件 B 也包含事件 A，即 $A\supset B$ 且 $B\supset A$，就称事件 A 与 B 等价(或称相等)，记作 $A=B$.

三、并事件

若事件 $C=\{A$ 或 B 中至少有一个发生$\}$，则称 C 为 A，B 两事件的并事件，记为 $C=A+B$.
例如，

$$A_1=\{\text{甲份血清含乙肝病毒}\},\quad A_2=\{\text{乙份血清含乙肝病毒}\}$$
$$A=\{\text{甲、乙两份混合血清含乙肝病毒}\}$$

则有 $A=A_1+A_2$.

n 个事件的并事件记为 $A=\sum_{i=1}^{n}A_i$.

四、交事件

若事件 $C=\{A$ 与 B 同时发生$\}$，则称 C 为 A，B 两事件的交事件，记为 $C=AB$.
例如，

$$A_1=\{\text{甲份血清不含乙肝病毒}\},\quad A_2=\{\text{乙份血清不含乙肝病毒}\}$$
$$A=\{\text{甲、乙两份混合血清不含乙肝病毒}\}$$

则有 $A=A_1A_2$.

n 个事件的交事件记为 $A=\prod_{n=1}^{n}A_i$.

五、互不相容事件

若事件 A 与事件 B 不能同时发生，则称 A 与 B 为**互不相容事件**，记作 $AB=\varnothing$. 互不相容事件也称为**互斥事件**. n 个事件互斥，是指它们两两互斥.

例如，三人做体检，$A=\{$三人正常$\}$，$B=\{$只一人不正常$\}$，A 与 B 是互斥事件.

若 n 个互斥事件的并事件是必然事件，即 $A_iA_j=\varnothing(1\leqslant i<j\leqslant n)$ 且 $\sum_{i=1}^{n}A_i=\Omega$，则称这 n 个事件构成**互斥完备群**.

例如，治疗某种疾病，其疗效标准分为 4 个等级：痊愈、显效、微效和无效. 那么，就一次试验(治疗一个患者的结果)而言，事件{痊愈}、{显效}、{微效}、{无效}是互斥事件，而且这 4 个事件构成互斥完备群.

六、对立事件

若在任一次试验中，事件 A 与事件 B 二者必有一个发生且仅有一个发生，亦即 A,B 同时满足 $A+B=\Omega$ 及 $AB=\varnothing$ 两个条件，也就是互斥完备群仅由两事件 A 与 B 构成，则称**事件 A 与事件 B 对立**，如果治疗某种疾病，只考虑有效和无效两个等级，那么事件{有效}与{无效}就是对立事件，**或事件 B 是事件 A 的对立事件**，当然**事件 A 也是事件 B 的对立事件**. A 的对立事件记作 $\overline{A}$，那么就有 $B=\overline{A}$ 或 $\overline{A}=B$.

不难理解，对立事件必为互斥事件，而互斥事件不一定是对立事件.

例如，投掷一枚骰子，事件{出 1 点}与{出 2 点}互斥，但不对立，而事件{出偶数点}与{出奇数点}对立且互斥.

事件之间的这些关系，读者可以通过熟知的韦恩图作直观理解，图 1-1 给出几种常见情况.

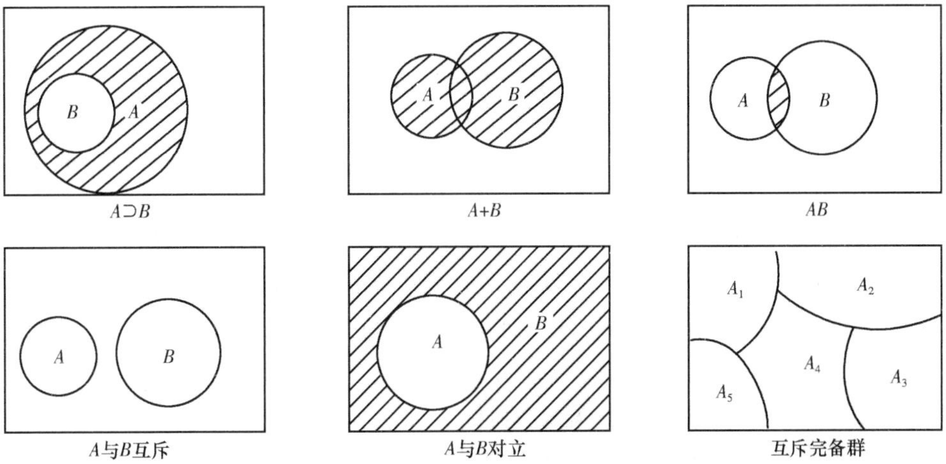

图 1-1　韦恩图

由事件的定义可知，事件之间的关系与运算同集合的关系与运算是一致的，因此在进行事件运算时，经常遇到下述定律：

设 A,B,C 三事件，则有

交换律：$A+B=B+A$；$AB=BA$.

结合律：$(A+B)+C=A+(B+C)$；$(AB)C=A(BC)$.

等幂律：$A+A=A$；$AA=A$.

分配律：$A(B+C)=AB+AC$；$(A+B)(A+C)=A+BC$.

补余律：$A+\overline{A}=\Omega$；$A\overline{A}=\varnothing$.

同一律：$A+\varnothing=A$；$A+\Omega=\Omega$.

零律：$A\Omega=A$；$A\varnothing=\varnothing$.

德摩根律：$\overline{A+B}=\overline{A}\,\overline{B}$；$\overline{AB}=\overline{A}+\overline{B}$.

一个比较复杂的事件常常包含若干个简单事件，把一个复杂事件划成几个简单事件的并、交或混合形式以及找出构成互斥完备群的全部事件是必要的，因为这是讨论事件间关系进而施行运算的重要途径.

例 1　依次检查黄芩、黄连、人参三种中药材质量作为一次试验. 令 $A=$\{黄芩合格\}，$B=$\{黄连合格\}，$C=$\{人参合格\}. 试用 A,B,C 三个事件表示下列在一次试验中出现的事件：

(1) 只有黄芩质量合格；

(2) 只有一种中药质量合格；

(3) 三种中药质量都不合格；

(4) 至少有一种中药质量合格；

(5) 构成互斥完备群的全部事件.

解 令 $\overline{A}$={黄芩质量不合格}，$\overline{B}$={黄连质量不合格}，$\overline{C}$={人参质量不合格}.

(1) {只有黄芩质量合格}={黄芩合格且黄连、人参不合格}$=A\overline{B}\overline{C}$.

(2) 因为

$$\{只有黄芩质量合格\}=A\overline{B}\overline{C}$$
$$\{只有黄连质量合格\}=\overline{A}B\overline{C}$$
$$\{只有人参质量合格\}=\overline{A}\overline{B}C$$

所以

$$\{只有一种中药质量合格\}=A\overline{B}\overline{C}+\overline{A}B\overline{C}+\overline{A}\overline{B}C$$

(3) {三种中药质量都不合格}$=\overline{A}\overline{B}\overline{C}$.

(4)

$$\{至少有一种中药质量合格\}=A+B+C$$

或者

$$\{至少有一种中药质量合格\}=A\overline{B}\overline{C}+\overline{A}B\overline{C}+\overline{A}\overline{B}C+\overline{A}BC+A\overline{B}C+AB\overline{C}+ABC$$

(5) 构成互斥完备群的全部事件有 8 个，即

$$\Omega=\overline{A}\overline{B}\overline{C}+A\overline{B}\overline{C}+\overline{A}B\overline{C}+\overline{A}\overline{B}C+\overline{A}BC+A\overline{B}C+AB\overline{C}+ABC$$

例 2 事件 A_K 表示某射手第 K 次($K=1,2,3$)击中目标，试叙述下列事件的具体含义：A_1+A_2；$A_1+A_2+A_3$；$A_1A_2A_3$；$\overline{A}_2$；$\overline{A_1+A_2}$；$\overline{A}_1\ \overline{A}_2$；$\overline{A}_2+\overline{A}_3$；$\overline{A_2A_3}$；$A_1A_2A_3+A_1A_2\overline{A}_3+A_1\overline{A}_2A_3+\overline{A}_1A_2A_3$；$A_1\overline{A}_2\overline{A}_3+\overline{A}_1A_2\overline{A}_3+\overline{A}_1\overline{A}_2A_3$.

解 A_1+A_2：前两次中至少有一次击中目标；

$A_1+A_2+A_3$：三次射击中至少有一次击中目标；

$A_1A_2A_3$：三次射击都击中了目标；

$\overline{A}_2$：第二次射击未击中目标；

$\overline{A_1+A_2}=\overline{A}_1\overline{A}_2$：前两次射击均未击中目标；

$\overline{A}_2+\overline{A}_3=\overline{A_2A_3}$：后两次射击中至少有一次未击中目标；

$A_1A_2A_3+A_1A_2\overline{A}_3+A_1\overline{A}_2A_3+\overline{A}_1A_2A_3$：三次射击中至少有两次击中目标；

$A_1\overline{A}_2\overline{A}_3+\overline{A}_1A_2\overline{A}_3+\overline{A}_1\overline{A}_2A_3$：三次射击中仅有一次击中目标.

注意，把一个事件化成若干个事件的并事件时，必须明白是有交并(不互斥)，还是无交并(互斥)，这对后面的计算尤为重要. 例如，例 1 的问题(2)表示成 3 个事件的无交并，问题(4)可表示成 3 个事件的有交并，或者 7 个事件的无交并，问题(5)构成互斥完备群的 8 个事件当然是无交并的.

§ 1-2 事件的概率

通俗地说，所谓概率是某一随机事件在试验中发生的可能性大小的数值表示，通常用$P(A)$来表示事件 A 的概率. $P(A)$越大，说明事件 A 发生的可能性越大. 下面给出概率论中关于概率的两个定义，从中可以了解概率的特性和计算方法.

1-2.1 概率的统计定义

随机事件是一种可能发生，也可能不发生的事件，看起来似乎没什么规律可循，当我们在同

一条件下进行大量重复试验时，就会显现某种规律性. 若进行条件相同的 n 次试验，事件 A 出现 m 次，则称 m 为事件 A 的**频数**，称比值 m/n 为事件 A 的频率，记为

$$f(A)=\frac{m}{n} \tag{1-1}$$

显然，事件 A 的频率是通过特定的试验获得的，每做 n 次试验，所得到的频率可以各不相同，但经验证明，在同一条件下进行多次重复试验时，事件出现的频率会在某一常数附近左右摆动，这种性质叫做**频率的稳定性**.

在历史上，这种频率的稳定性是在人口统计方面最先被注意到的. 例如，世界上一些国家通过多年观察，发现男婴的出生率稳定在 22/43 附近，而女婴的出生率稳定在 21/43 附近.

再如，著名的投币试验. 表 1-1 列出试验记录. 容易看出，投掷次数逐渐增多时，{出现正面}这个事件的频率 m/n 总是在 0.5 这个数附近摆动而逐渐稳定于 0.5.

表 1-1

试验者	投掷次数 n	正面次数 m	频率 m/n
德摩根	2048	1061	0.5181
蒲丰	4040	2048	0.5069
皮尔逊	12000	6019	0.5016
皮尔逊	24000	12012	0.5005

由此可见，频率的稳定性充分说明随机事件发生的可能性大小是事件本身固有的一种客观属性，并为我们衡量一个随机试验中随机事件发生的可能性提供了客观基础.

概率的统计定义　在条件相同的 n 次试验中，事件 A 发生 m 次，如果加大 n 时，A 的频率 m/n 逐渐稳定在一个常数 p 附近，就把这个常数 p 称为事件 A 的概率，记为 $P(A)=p$. 在此定义下有

$$0\leqslant P(A)\leqslant 1,\quad P(\Omega)=1,\quad P(\varnothing)=0 \tag{1-2}$$

概率的统计定义实际上给出了一个近似地计算随机事件概率的方法，即当试验次数 n 足够大时，一个事件的频率与概率应充分接近，所以用事件的频率作为概率的近似值. 在医药学中，这种估计经常用到. 需要注意的是：不要把频率和概率相混淆. 频率是已经进行的试验结果，其数值随着试验次数的不同而变化，具有偶然性；而概率是一种客观存在，是个确定的数值，具有必然性.

1-2.2　概率的古典定义

有些事件的概率不用进行大量重复试验也能确定，如表 1-1 中的事件，因为硬币是比较均匀的，可以认为投掷一次时，只会出现正面和反面，具有等可能性，谁也没有优先出现的理由. 而每次只能出现其中的一个结果，所以出现正面的可能性大小是 1/2，即事件 $A=\{$出现正面$\}$的概率，$P(A)=1/2$. 这就是说，可以用划分等可能事件的个数方法求得事件的概率.

为此，先给出**等概率基本事件组**的定义.

定义 1　如果一组事件 $A_1,A_2,\cdots,A_n$ 满足以下条件，则称该事件组为等概率基本事件组：

(1) N 个事件，每一个事件出现的概率是相等的(等可能性)；

(2) 任一次试验中，N 个事件中只能出现 N 个事件中的一个(互不相容性)；

(3) 任一次试验中，N 个事件中必然会出现一个(完备性).

等概率基本事件组记为 $\Omega=\{A_1,A_2,\cdots,A_n\}$.

定义 2　如果一组等概率基本事件 $A_1,A_2,\cdots,A_n$ 中，事件 A 包含 $m(m\leqslant n)$ 个等概率基本

事件，则事件 A 的概率

$$P(A)=\frac{A\text{所包含的基本事件个数}}{\text{等概率基本事件的总个数}}=\frac{m}{n} \tag{1-3}$$

且有

$$0\leqslant P(A)\leqslant 1,\quad P(\Omega)=1,\quad P(\varnothing)=0$$

这种用等概率基本事件的个数来计算概率的方法称为古典概率定义，它是概率论发展初期的主要研究对象. 古典概率的大部分问题都能形象化地归结为抽球问题.

例 1 在盒子中有 6 个相同的球，分别标号码为 1,2,…,6，从中任取一球，求此球的号码为偶数的概率.

解 $\Omega=\{1,2,3,4,5,6\}$，基本事件总数 $n=6$. 令 $A=\{$所取球的号码为偶数$\}$，显然，$A=\{2\}+\{4\}+\{6\}$，所以 A 中含有 $m=3$ 个基本事件，从而

$$P(A)=\frac{m}{n}=\frac{3}{6}=\frac{1}{2}$$

例 2 某厂生产 50 件产品，其中，有 3 件次品，求

(1) 一次取一件，取得次品的概率；

(2) 一次取 5 件，5 件中有 2 件是次品的概率.

解 (1) 50 件产品中取一件，其可能结果有 50 个基本事件(每件产品被取到的可能性相等)，即 $n=50$.

设 $A=\{$取到次品$\}$，则 A 包含 3 个基本事件，即 $m=3$. 由古典定义得

$$P(A)=\frac{m}{n}=\frac{3}{50}=0.06$$

(2) 50 件产品中任取 5 件，其可能结果有 C_{50}^5 个基本事件(C_{50}^5 种机会均等的取法)，即 $n=C_{50}^5$.

设 $B=\{5$ 件中有 2 件次品$\}$，则事件 B 包含的基本事件数 $m=C_3^2C_{47}^3$，故所求概率

$$P(B)=\frac{C_3^2C_{47}^3}{C_{50}^5}=\frac{9}{392}\approx 0.023$$

例 3 袋中有 2 个白球和 8 个黑球，现在无放回地一个个抽出来，求第 k 次抽到的是白球的概率($1\leqslant k\leqslant 10$).

解法一 把 10 个球当成是有区别的，即设想把它们按 1,2,…,10 进行编号，若将抽出的球依次排成一排，则全部可能的结果相当于把 10 个元素进行全排列，即全部基本事件数为 10!.

第 k 次抽到白球，即排在第 k 号位置上的那一个白球，只能在 2 个白球中取得，故有 2 种抽法. 而另外 9 次抽的球可在余下的 9 个中任取，故有 9！种抽法. 以事件{第 k 次抽到白球}包含的基本事件数为 $2\times 9!$，故第 k 次抽到白球的概率 $p=\frac{2\times 9!}{10!}=\frac{2}{10}$.

解法二 把 2 个白球看成一样，8 个黑球看成一样，把抽出的球仍依次放在 10 个位置上，由于白球看成一样，黑球看成一样，所以当白球位置选好，其他位置必放黑球，故总的排法即总的基本事件数为 C_{10}^2，而事件{第 k 次抽到白球}所包含的基本事件数为 $C_{10-1}^{2-1}=C_9^1$(因为 2 个位置中已有 1 个位置，即第 k 号位置固定放了白球)，所以

$$p=\frac{C_9^1}{C_{10}^2}=\frac{2}{10}$$

两种解法结果一样，抽到白球的概率 $p=2/10$，与次数无关，这正好说明广泛应用于生产和生活中的抽签方法是公平合理的，先抽后抽都一样，机会均等.

需要说明的是，无论是概率的统计定义，还是古典定义，都在概率计算中起一定的作用，但又有着各自的局限性. 古典概率是以试验的所有可能结果只有有限个且具有等可能性为基础，

实际上这种条件很难满足. 至于统计概率，则要求试验次数 n 充分大，并以事件频率的稳定值近似地作为该事件的概率，这里的 n 大到什么程度，稳定值是什么都是不确切的. 因此，人们需要对概率有个严格的定义，使之能适用于一般的随机试验. 经过人们不断地探索和总结，终于在1933年，由苏联数学家科尔莫戈罗夫提出了概率公理化结构，明确定义了基本概念，使概率论成为严谨的数学分支. 至于公理化体系的内容，有兴趣的读者可参阅概率论专著，此处不再赘述.

§1-3 概率的运算

把复杂事件的概率分解成简单事件的概率来计算，可以借助概率的运算法则.

1-3.1 加法定理

一、互斥事件加法定理

若事件 A 与 B 互斥，则

$$P(A+B)=P(A)+P(B) \tag{1-4}$$

证 设试验的全部结果包含 n 个基本事件，而事件 A 包含其中 m_1 个基本事件. 事件 B 包含其中的 m_2 个基本事件. 由于 A 与 B 互斥，因而它们各包含的基本事件应该完全不同，所以事件 $A+B$ 所包含的基本事件数为 m_1+m_2，按古典定义有

$$P(A+B)=\frac{m_1+m_2}{n}=\frac{m_1}{n}+\frac{m_2}{n}=P(A)+P(B)$$

这个定理给出了计算两个互斥事件的并事件的概率的方法. 它不难推广到 n 个互斥事件的情形

$$P(A_1+A_2+\cdots+A_n)=P(A_1)+P(A_2)+\cdots+P(A_n) \tag{1-5}$$

简记为

$$P\left(\sum_{i=1}^{n}A_i\right)=\sum_{i=1}^{n}P(A_i)$$

如果 n 个事件构成互斥完备群，就有

$$P\left(\sum_{i=1}^{n}A_i\right)=P(\Omega)=1.$$

特别地，若 A 与 B 对立，则

$$P(A+B)=P(A)+P(B)=1$$

从而

$$P(A)=1-P(B)$$

即

$$P(A)=1-P(\bar{A}) \tag{1-6}$$

例 1 8 个乒乓球队中，有两个强队，将 8 个球队任意分为两组(每组 4 个队)进行比赛，求这两个强队被分在一个组内的概率是多少?

解法一 把 8 个球队任意分成两组(每组 4 个队)的分法有 C_8^4 种. 设 $A=\{$两个强队分在同一组$\}$，$A_1=\{$两个强队在第一组$\}$，$A_2=\{$两个强队在第二组$\}$，则 $A=A_1+A_2$ 且 A_1 与 A_2 互斥. 又

$$P(A_1)=\frac{C_2^2\cdot C_6^2}{C_8^4}=\frac{C_6^2}{C_8^4},\quad P(A_2)=\frac{C_2^2\cdot C_6^2}{C_8^4}=\frac{C_6^2}{C_8^4}$$

于是

$$P(A)=P(A_1)+P(A_2)=\frac{2C_6^2}{C_8^4}=\frac{3}{7}$$

解法二 设 $A=\{$两个强队分在同一组$\}$，则 $\overline{A}=\{$两个组中各有一个强队$\}$，

$$P(\overline{A})=\frac{C_2^1 \cdot C_6^3}{C_8^4}=\frac{4}{7}$$

$$P(A)=1-P(\overline{A})=1-\frac{4}{7}=\frac{3}{7}$$

如果不是互斥两事件，而是任意两事件，那么它的并事件的概率则应由下面的定理计算.

二、一般加法定理

对于任意两事件 A 与 B 有

$$P(A+B)=P(A)+P(B)-P(AB) \tag{1-7}$$

证 事件 $A+B$ 可以表示成三个互斥事件 $A\overline{B}$,$\overline{A}B$,AB 的并事件，即

$$A+B=A\overline{B}+\overline{A}B+AB$$

按互斥事件加法定理得

$$P(A+B)=P(A\overline{B})+P(\overline{A}B)+P(AB) \tag{1-8}$$

因为 $A=AB+A\overline{B}$，而 AB 与 $A\overline{B}$ 互斥，所以

$$P(A)=P(AB)+P(A\overline{B})$$

由此得

$$P(A\overline{B})=P(A)-P(AB)$$

同理可得

$$P(\overline{A}B)=P(B)-P(AB)$$

把最后两式代入(1-8)式得

$$P(A+B)=P(A)+P(B)-P(AB)$$

不难把这一定理推广到有限个事件的情形.

例如，A_1,A_2,A_3 为任意三个随机事件，则有

$$P(A_1+A_2+A_3)=P(A_1)+P(A_2)+P(A_3)-P(A_1A_2)-P(A_1A_3)-P(A_2A_3)+P(A_1A_2A_3)$$

一般地，对于任意 n 个事件 $A_1,A_2,\cdots,A_n$，可以用归纳法证得

$$\begin{aligned}P(A_1+A_2+\cdots+A_n)=&\sum_{i=1}^{n}P(A_i)-\sum_{1\leqslant i<j\leqslant n}P(A_iA_j)\\&+\sum_{1\leqslant i<j<k\leqslant n}P(A_iA_jA_k)+\cdots+(-1)^{n-1}P(A_1A_2\cdots A_n)\end{aligned} \tag{1-9}$$

例 2 某药厂自动生产线上有两个料仓，在一天内甲料仓装满需清理的概率为 0.15，乙料仓装满需清理的概率为 0.25，两料仓同时装满需清理的概率为 0.08，问一天至少有一个料仓装满需清理的概率是多少？

解 令 $A=\{$甲料仓装满需清理$\}$，$B=\{$乙料仓装满需清理$\}$，则有

$$AB=\{\text{两料仓同时装满需清理}\}$$

$$A+B=\{\text{至少有一个料仓装满需清理}\}$$

$$P(A+B)=P(A)+P(B)-P(AB)=0.15+0.25-0.08=0.32$$

即一天至少有一个料仓装满需清理的概率是 0.32.

1-3.2 条件概率、概率的乘法定理

一、条件概率

定义 1 在事件 B 已发生的条件下，事件 A 发生的概率称为 A 的条件概率，记为 $P(A|B)$，

读作在条件 B 下事件 A 的概率.

条件概率当然具有普通概率的性质,即

$$0\leqslant P(A|B)\leqslant 1,\quad P(\Omega|B)=1,\quad P(\varnothing|B)=0$$

相对地,$P(A)$可以称为无条件概率.在一般情况下,无条件概率 $P(A)$与条件概率 $P(A|B)$是不相等的.

例如,在 1-2.2 例 3 中我们算得第 k 次抽到白球的概率是 2/10,与先后次序无关.现在考虑一下,如果已知第一个人抽得了白球,那么第二个人抽得白球的概率是多少?

设 $A=\{$第一个人抽得白球$\}$,$B=\{$第二个人抽得白球$\}$,于是上面的问题就可写成 $P(B|A)$.由于 A 已发生且 $P(A)=2/10$,故剩下的 9 个球中只有一个白球,所以 $P(B|A)=1/9$.

显然,就事件{抽到白球}来说,无条件概率和条件概率不相等,亦即 $P(A)\neq P(A|B)$.

二、独立事件

在某些情况下,若无条件概率和条件概率相等,即 $P(A)=P(A|B)$.这说明事件 A 的概率与事件 B 出现与否无关,也就是说,A 与 B 是相互独立的.

定义 2　若 $P(A)=P(A|B)$,就称事件 A 与 B 相互独立.由对称性,此时必有 $P(B)=P(B|A)$.

如果 A 与 B 独立,易知 A 与$\overline{B}$,$\overline{A}$与 B,$\overline{A}$与$\overline{B}$也独立,四对事件中有一对独立,则其余三对也独立.

例 3　为研究某种方剂对风热外感证的疗效,随机选取 400 名患者,有的服药,有的不服药,经过一段时间后,有的有疗效,有的无效,结果见表 1-2.试判断用此方剂治疗风热外感证是否有效.

表 1-2

	B(服药)	$\overline{B}$(未服药)	合计
A(有效)	127	190	317
$\overline{A}$ (无效)	33	50	83
合计	160	240	400

解　如果事件 A(有效)与事件 B(服药)独立,就说明有效与服药无关,方剂未起作用.

$P(A)=317/400=0.793$,$P(A|B)=127/160=0.794$,可见 $P(A)\approx P(A|B)$,两者几乎相等.由定义 2,认为事件 A 与 B 相互独立,即该方剂对风热外感证没有确实疗效.

需要注意的是,如果单看条件概率,该方剂对风热外感证的有效率高达 0.794,效果似乎不错.但一经比较,发现无条件概率已高达 0.793,当然不能认为方剂确实有效.这说明判断一种医学方案的客观效果,往往不能只凭单方面的数据下结论,而应当进行必要的对照.

三、乘法定理

一般乘法定理　对任意两事件 A 与 B 有

$$P(AB)=P(A)P(B|A)=P(B)P(A|B) \tag{1-10}$$

证　设实验的全部结果包含有 n 个基本事件,而事件 A,B,AB 分别包含其中的 m_1 个,m_2 个,m 个基本事件,显然这 m 个基本事件就是 A 所包含的 m_1 个和 B 所包含的 m_2 个基本事件中共有的基本事件.按古典定义有 $P(A)=m_1/n$,$P(B)=m_2/n$,$P(AB)=m/n$.

在事件 A 已经发生的前提下,事件 B 所包含的基本事件就是事件 AB 所包含的那些基本事件,有且仅有 m 个,所以

$$P(B|A)=\frac{m}{m_1}=\frac{m/n}{m_1/n}=\frac{P(AB)}{P(A)}$$

由此得

$$P(AB)=P(A)P(B|A)$$

同理可得

$$P(AB)=P(B)P(A|B)$$

对于前一个式子要求 $P(A)\neq 0$，对于后一个式子要求 $P(B)\neq 0$.

设 A,B,C 是三个事件，如果它们满足等式

$$P(AB)=P(A)P(B)$$
$$P(AC)=P(A)P(C)$$
$$P(BC)=P(B)P(C)$$
$$P(ABC)=P(A)P(B)P(C)$$

中的前三个，则称事件 A,B,C 两两独立，如果满足上述四个等式，则称事件 A,B,C 是互相独立的.

一般地，设 $A_1,A_2,\cdots,A_n$ 是任意 n 个事件，如果对任意的 $k(1\leqslant k\leqslant n)$ 与任意的 $1\leqslant i_1<i_2<\cdots<i_k\leqslant n$，满足等式 $P(A_{i_1}A_{i_2}\cdots A_{i_k})=P(A_{i_1})P(A_{i_2})\cdots P(A_{i_k})$，则称事件 $A_1,A_2,\cdots,A_n$ 为相互独立.

独立事件乘法定理 若事件 A 与 B 独立，则

$$P(AB)=P(A)P(B) \tag{1-11}$$

因为此时

$$P(B|A)=P(B),\quad P(A|B)=P(A)$$

将其代入(1-10)式，即得

$$P(AB)=P(A)P(B)=P(B)P(A)$$

这个定理其逆亦真.

对于 n 个独立事件，容易推出

$$P(A_1A_2\cdots A_n)=P(A_1)P(A_2)\cdots P(A_n) \tag{1-12}$$

还应指出，实际应用中，事件的独立性常常不是根据定义而是根据实际意义来作出判断的.

例 4 若每人血清中有肝炎病毒的概率为 0.4%，今混合 100 人的血清，求混合血清无肝炎病毒的概率.

解 设 $A_i=\{$第 i 个人血清中有病毒$\}$，则 $\overline{A}_i=\{$第 i 个人血清中无病毒$\}$.

$$P(A_i)=0.004,\quad P(\overline{A}_i)=1-P(A_i)=0.996$$

因为 100 个事件 $\overline{A}_1,\overline{A}_2,\cdots,\overline{A}_{100}$ 独立，所以混合血清无病毒的概率为

$$P(\text{混合血清无病毒})=P(\overline{A}_1\overline{A}_2\cdots\overline{A}_{100})=P(\overline{A}_1)P(\overline{A}_2)\cdots P(\overline{A}_{100})=0.996^{100}\approx 0.67$$

应用概率的加法和乘法定理时，必须注意到事件的互斥性和独立性，并且要注意到如下命题成立：具有非零概率的两事件，互斥就不独立，独立就不互斥.

例 5 由例 4 知，当混合的份数减少时，混合血清无病毒的概率就会加大. 如果要求混合血清无病毒的概率在 95%以上，那么混合的份数 n 应当不超过多少?

解 因为 $0.996^n=0.95$，所以

$$n=\frac{\lg 0.95}{\lg 0.996}\approx 12.8$$

故应不超过 12 份. 也就是说，只要用不超过 12 份的血清混合，所得血清无病毒的可靠程度就高达 95%以上.

例 6 某药厂针剂车间灌装一批注射液需用 4 道工序. 已知由割锯(安瓿割口)时掉入玻璃屑而造成废品的概率为 0.5%，由于安瓿洗涤不洁而造成废品的概率为 0.2%，由于灌装药时污染而造成废品的概率为 0.1%，由于封口不严而造成废品的概率为 0.8%，试求产品

合格的概率?

解　从实际意义看,4 道工序造成废品的原因互不影响. 因此,可以认为它们是相互独立的.

由对立事件的概率关系可求得各道工序合格的概率:1－0.5%,1－0.2%,1－0.1%,1－0.8%,产品合格(A)要求四道工序全部合格,即

$$P(A)=(1-0.5\%)(1-0.2\%)(1-0.1\%)(1-0.8\%)\approx 94.8\%$$

即针剂车间灌装一批注射液产品合格的概率为 94.8%.

例 5,例 6 两例的计算体现了可靠性思想. 在当代,建立在概率论基础上的可靠性理论已经迅速发展起来.

§1-4　全概率与逆概率公式

1-4.1　全概率公式

为了计算一个复杂事件的概率,经常把该事件分解为若干个互斥的简单事件之并关系,然后分别计算这些简单事件的概率,再利用加法和乘法定理来解决. 把这个方法一般化便得到下述公式:

全概率公式　若事件组 $A_1,A_2,\cdots,A_n$ 构成互斥完备群,则对任意事件 B 有

$$P(B)=\sum_{i=1}^{n}P(A_i)P(B\mid A_i) \tag{1-13}$$

证　因为 $A_1,A_2,\cdots,A_n$ 构成互斥完备群,即 $A_1,A_2,\cdots,A_n$ 互斥且 $\sum_{i=1}^{n}A_i=\Omega$,所以

$$B=B\Omega=B\left(\sum_{i=1}^{n}A_i\right)=\sum_{i=1}^{n}A_iB$$

由于事件 $A_1,A_2,\cdots,A_n$ 互斥,故事件 $A_1B,A_2B,\cdots,A_nB$ 也互斥(图 1-2). 于是

$$\begin{aligned}P(B)&=P\left(\sum_{i=1}^{n}A_iB\right)=P(A_1B)+P(A_2B)+\cdots+P(A_nB)\\&=P(A_1)P(B\mid A_1)+P(A_2)P(B\mid A_2)+\cdots+P(A_n)P(B\mid A_n)\end{aligned}$$

即

$$P(B)=\sum_{i=1}^{n}P(A_i)P(B\mid A_i)$$

全概率公式提供了一种思想方法:当计算复杂事件 B 的概率比较困难时,可以把事件 B 分割成诸互斥事件 A_iB ($i=1,2,\cdots,n$)的并事件,而事件 A_i 和 A_iB 的概率计算又比较容易,就可以先计算每个 $P(A_i)$和 $P(B|A_i)$,对应乘积之和便是全概率 $P(B)$(图 1-2).

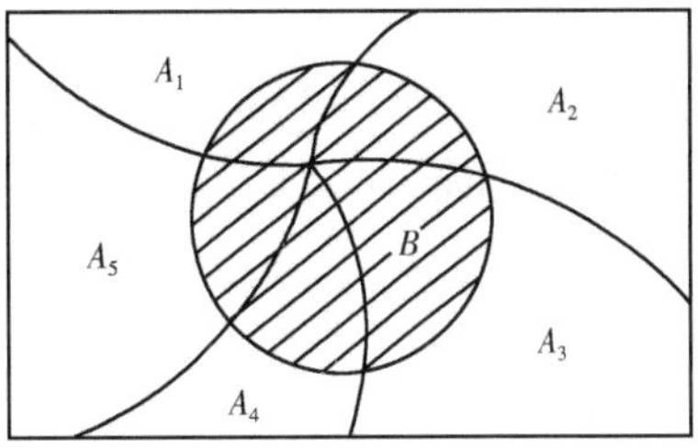

图 1-2

把事件 A_i 看成是导致事件 B 发生的原因,一般地,能在 B 发生之前由经验得出其概率 $P(A_i)$,故也称 $P(A_i)$为**先验概率**. 而事件 B 是由各互斥事件 A_iB 的全体之并构成,故称 $P(B)$为**全概率**.

例 1　设药房的某种药品由三个不同的厂家生产的,其中,第一家药厂生产的药品占 1/2,第二和第三家药厂生产的药品分别占 1/4,已知第一、第二两家药厂生产的药品有 2%的次品,第三家药厂生产的药品有 4%的次品,现从中任取一份药品,问拿到次品的概率是多少?

解　设 B=\{取得的是次品\},A_i=\{取得的药品是属于第 i 家药厂生产的\}($i=1,2,3$). 由于

事件 A_1, A_2, A_3 构成互斥完备群，又

$$P(A_1)=\frac{1}{2},\quad P(A_2)=\frac{1}{4},\quad P(A_3)=\frac{1}{4}$$

$$P(B|A_1)=2\%,\quad P(B|A_2)=2\%,\quad P(B|A_3)=4\%$$

如果事件 B 发生，则该次品必属于某一个(第 i 个)药厂生产的，即 B 与且仅与 $A_i(i=1,2,3)$ 中某一个同时发生，故 B 的概率用全概率公式求之

$$P(B)=\sum_{i=1}^{3}P(A_i)P(B\mid A_i)=\frac{1}{2}\times\frac{2}{100}+\frac{1}{4}\times\frac{2}{100}+\frac{1}{4}\times\frac{4}{100}=2.5\%$$

1-4.2 逆概率公式(贝叶斯公式)

在实际工作中经常会遇到与全概率问题相逆的问题：已知诸先验概率 $P(A_i)$ 和对应的条件概率 $P(B|A_i)$，如果事件 B 已经发生，那么，在此条件下，事件 A_i 发生的条件概率 $P(A_i|B)$ 是多少？利用逆概率公式计算可以解答这类问题.

逆概率公式(Bayes 公式) 若事件组 $A_1, A_2, \cdots, A_n$ 构成互斥完备群，则在事件 B 已发生的条件下，

$$P(A_i\mid B)=\frac{P(A_i)P(B\mid A_i)}{\sum_{i=1}^{n}P(A_i)P(B\mid A_i)},\quad i=1,2,\cdots,n \tag{1-14}$$

证 由乘法定理得

$$P(B)P(A_i|B)=P(A_i)P(B|A_i)$$

所以

$$P(A_i|B)=\frac{P(A_i)P(B|A_i)}{P(B)}$$

右边的分母 $P(B)$ 用全概率公式代换就得到

$$P(A_i\mid B)=\frac{P(A_i)P(B\mid A_i)}{\sum_{i=1}^{n}P(A_i)P(B\mid A_i)}$$

为了区别于条件概率 $P(B|A_i)$，称 $P(A_i|B)$ 为**"后验概率"**，它表示在事件 B 发生的情况下事件 A_i 发生的概率. 如果计算得到某个 $P(A_i|B)$ 相对较大，则意味事件 A_i 对 B 的影响也较大，便可推断出 B 来自这个 A_i 的可能性也较大.

例 2 在本节例 1 中，用全概率公式已计算出拿到次品的概率. 现在把问题改成：已知拿到的药品是次品，问该次品由哪家药厂生产的可能性较大？

解 由例 1 的条件及计算结果，

$$P(A_1)=\frac{1}{2},\quad P(A_2)=\frac{1}{4},\quad P(A_3)=\frac{1}{4},\quad P(B|A_1)=P(B|A_2)=2\%$$

$$P(B|A_3)=4\%,\ P(B)=\sum_{i=1}^{3}P(A_i)P(B\mid A_i)=2.5\%$$

所以

$$P(A_1|B)=\frac{P(A_1)P(B|A_1)}{P(B)}=0.5\times0.02/0.025=0.4$$

$$P(A_2|B)=\frac{P(A_2)P(B|A_2)}{P(B)}=0.25\times0.02/0.025=0.2$$

$$P(A_3|B)=\frac{P(A_3)P(B|A_3)}{P(B)}=0.25\times0.04/0.025=0.4$$

这说明次品产于第一或第三家药厂的可能性较大，因为第一家药厂量多，第三家药厂的次品率高.

例 3　用血清甲胎蛋白法诊断肝癌，设 $A=\{$患有肝癌$\}$，$B=\{$被判有肝癌$\}$. 若人群中 $P(A)=4/10000$，检验阳性的正确率（实有肝癌被判有肝癌的概率）为 $P(B|A)=0.95$，检验阴性的正确率（实无肝癌被判无肝癌的概率）为 $P(\overline{B}|\overline{A})=0.90$，若一人被此法判为有肝癌，求这个人实有肝癌的概率.

解　互斥完备群由对立事件 A 与 $\overline{A}$ 构成. 由贝叶斯公式，被判为有肝癌的人确实有肝癌的概率为

$$P(A|B)=\frac{P(A)P(B|A)}{P(A)P(B|A)+P(\overline{A})P(B|\overline{A})}=\frac{0.0004\times 0.95}{0.0004\times 0.95+0.9996\times 0.1}\approx 0.0038$$

可见，尽管这种检验方法可靠度较高，但是被判有肝癌的人确实有肝癌的可能性并不太大，所以不能偏信单项医学检查的结果.

应用贝叶斯公式逆求概率，回顾性地判别事件发生的原因，这种方法称为贝叶斯判别法，它属于一门新兴学科——模式识别的范畴.

习　题　一

1. 设 A,B,C 为三事件，用 A,B,C 的运算关系表示下列事件：

(1) A 发生，B 与 C 不发生；

(2) A 与 B 都发生，而 C 不发生；

(3) A,B,C 都发生；

(4) A,B,C 中至少有一个发生；

(5) A,B,C 都不发生；

(6) A,B,C 中不多于一个发生；

(7) A,B,C 中不多于两个发生；

(8) A,B,C 中至少有两个发生.

2. 对三人做舌诊，设 $A=\{$三人正常$\}$，$B=\{$至少一人不正常$\}$，$C=\{$只有一人正常$\}$，$D=\{$只有一人不正常$\}$. 指出这四个事件中的互斥事件、对立事件，$A+D$，BD 各表示什么意思.

3. 某市在某年的第一季度出生婴儿的情况为一月份，男孩 145 个，女孩 135 个；二月份男孩 125 个，女孩 136 个；三月份男孩 152 个，女孩 140 个，问该季度生男孩的频率是多少？

4. 40 个药丸中 3 丸已失效，现任取 5 丸，求其中有 2 丸失效的概率.

5. 一批针剂共 100 支，其中，有 10 支次品，求

(1) 这批针剂的次品率；

(2) 从中任取 5 支，全部是次品的概率；

(3) 从中任取 5 支，恰有 2 支次品的概率.

6. 某地居民血型分布为 P(O 型)$=50\%$，P(A 型)$=14.5\%$，P(B 型)$=31.2\%$，P(AB 型)$=4.3\%$，若有一个 A 型血型患者需要输血，问当地居民任一人可为他输血的概率是多少？

7. 药房有包装相同的六味地黄丸 100 盒，其中，5 盒为去年产品，95 盒为今年产品. 现随机发出 4 盒，求

(1) 有 1 盒或 2 盒陈药的概率；

(2) 有陈药的概率.

8. 从 1,2,3,4,5 号小白鼠中任取两只做新药试验，计算所取两只中一只是 4 号小白鼠的概率.

9. 某药检所从送检的 10 件药品中先后抽取了两件，如果 10 件中的三件次品

(1) 求第一次检得次品的概率?

(2) 第一次检得次品后，第二次检得次品的概率?

(3) 两次都检得是次品的概率.

10. 某厂生产的产品中，36%为一等品，54%为二等品，10%为三等品，任取一件产品，已知它不是三等品，求它是一等品的概率.

11. 经调查，在 50 个聋耳人中有 4 人色盲，在 950 个非聋耳人中有 76 人色盲，试说明聋耳与色盲无关.

12. 假如某人群中患结核病的概率为 0.003，患沙眼的概率为 0.04，现从该人群中任意抽查一人，求下列事件的概率：

(1) 此人患结核病且患沙眼病；

(2) 此人既无结核病又无沙眼病；

(3) 此人至少有这两种病的一种；

(4) 此人只有其中一种病.

13. 设 $A=\{$甲市有雨$\}$，$B=\{$乙市有雨$\}$，由以往的气象记录知 $P(A)=0.3$，$P(B)=0.4$ 且 $P(AB)=0.28$.

(1) 说明两市下雨有牵连(非独立)；

(2) 求 $P(A|B)$，$P(B|A)$，$P(A+B)$.

(注意：A，B 不互斥也不独立.)

14. 设某产品进行验收检查，发现次品率为 0.02.

(1) 今独立地检验 100 件产品，问至少发现一件产品为次品的概率是多少?

(2) 如保证至少发现一件次品的概率为 0.9，问应检验多少件产品?

15. 三家工厂生产同一种产品，每厂产量分别占总产量的 25%，35%，40%，又知每厂的次品率分别为 5%，4%，2%，求从这种产品中取一件，取到次品的概率.

16. 仓库里有 10 箱规格相同的产品，已知其中有 5 箱、3 箱、2 箱依次是甲厂、乙厂、丙厂生产的，且甲厂、乙厂、丙厂的产品次品率分别为 1/10，1/15，1/20，从这 10 箱中取 1 箱，再从中任取 1 件产品，求取得正品的概率.

17. 把甲乙两种外观一样、数量相等的药片混在一起，若甲种药片的次品率为 0.05，乙种药片的次品率为 0.0025，现从中抽出 1 片发现是次品，求该药片来自甲、乙种的概率.

18. 已知一批产品中 96%是合格品，检查时，一个合格品误认为不合格的概率是 0.02，一个不合格品误认为合格的概率是 0.05，求在检查合格的产品中确是合格品的概率.

19. 用 X 线透视诊断肺结核，设 $A=\{$实有肺结核$\}$，$B=\{$被判有肺结核$\}$. 若某市成人中 $P(A)=0.001$，这种检查阳性的正确率 $P(B|A)=0.95$，阴性的正确率 $P(\overline{B}|\overline{A})=0.998$.

(1) 求该市一个人经透视被判有肺结核的概率；

(2) 若一个人经透视被判有肺结核，求他实际患有肺结核的概率.

第一章 PPT

第二章

随机变量的概率分布与数字特征

许多随机试验的结果是直接用数量表示的，如人的身高、体重、血压、脉搏；抽检产品时出现的废品个数；掷骰子出现的点数等. 也有一些随机试验的结果不是数量性的，如新生儿的性别只能是男或女，生化检验的结果是阴性或阳性，但这些定性的结果可以给它们以数值标识，如用 0 表示女，1 表示男；用 0 表示为阴性，1 表示为阳性；对生产的产品，用 2 表示为优质品，1 表示为次品，0 表示为废品等. 这样，任何一个随机试验的结果都可用一个变量来表示，随机试验的不同结果(随机事件)表现为变量取不同的值. 要完整地描述一个随机试验，不仅要知道它可能取哪些值，而且还要知道它以多大的概率取这些值. 因此，本章先引入随机变量的概念，把对随机试验及其概率的研究转变为对随机变量及其概率分布的研究，本章主要讨论两类随机变量的概率分布及常用的数字特征.

§2-1　随机变量与离散型随机变量的概率分布

2-1.1　随机变量

例如，给予青蛙按每单位体重注射一定剂量的洋地黄，由以往的实验经验知道，致死的概率是 0.6，存活的概率是 0.4，今给 2 只青蛙注射，试列出死亡只数及其对应的概率.

设 X 表示青蛙死亡的只数，则其可能的取值为 0，1，2. A_i={第 i 只青蛙注射后死亡}，则有

$$P(A_1)=P(A_2)=0.6,\quad P(\overline{A}_1)=P(\overline{A}_2)=0.4$$

$$P(X=0)=P(\overline{A}_1\,\overline{A}_2)=0.4\times 0.4=0.16$$

$$P(X=1)=P(A_1\,\overline{A}_2+\overline{A}_1A_2)=0.6\times 0.4+0.4\times 0.6=0.48$$

$$P(X=2)=P(A_1A_2)=0.6\times 0.6=0.36$$

通过该例，我们可对表示随机试验结果的变量下一个定义.

定义 1　对于随机试验，若其试验结果可用一个取值带有随机性的变量来表示，且变量取这些可能值的概率是确定的，则称这种变量是随机变量，常用 X,Y,Z 等表示.

随机变量通过取不同的值把随机事件与概率联系起来，对任何形式的随机变量都有

性质 1　随机变量取任何值的概率均为非负.

性质 2　随机变量取所有可能取值的概率之和为 1.

按随机变量的取值情况通常将其分为两种基本类型，即离散型随机变量和非离散型随机变量，而非离散型随机变量中最重要的，也是实际工作中经常遇到的是连续型随机变量. 本书只简单介绍离散型及连续型这两种随机变量.

定义 2　如果随机变量只能取有限个或无限可列个数值，则称它为离散型随机变量，简称离散变量.

例如，动物毒性试验小白鼠存活的只数、显微镜下载玻片上某种细胞的个数都是离散型随

机变量,它的取值是无限可列的,0,1,2,3,….

定义 3 随机变量的可能取值为某一区间的所有实数,无法一一列举,则称它为连续型随机变量,简称连续变量.

例如,正常人的身高、体重;同一批片剂中每片药的重量.

对一个随机变量进行研究,首先要判断它的取值范围以及可能取哪些值,其次还要知道它取这些值的概率,也就是要知道它的取值规律.

定义 4 随机变量 X 的取值规律称为 X 的概率分布,简称分布.

2-1.2 离散型随机变量的概率函数

定义 5 设离散型随机变量 X 的所有可能取值为 $x_i(i=1,2,\cdots,n)$,X 取各个值的对应概率为 $p_i(i=1,2,\cdots,n)$,则称

$$P(X=x_i)=p_i,\quad i=1,2,\cdots,n \tag{2-1}$$

为离散型随机变量 X 的概率函数(又称分布律).

概率函数也可用列表的方式来表示(表 2-1).

表 2-1

X	x_1	x_2	$\cdots$	x_i	$\cdots$	x_n
$P(X=x_i)$	p_1	p_2	$\cdots$	p_i	$\cdots$	p_n

表 2-1 称为 X 的概率分布表(又称分布列).

概率函数具有下列基本性质:

(1) $p_i\geqslant 0,\quad i=1,2,\cdots,n$;

(2) $\sum_{i=1}^{n}p_i=1$. (2-2)

一般地,若有一数列 p_i 满足(2-2)式的两个条件,就可把 p_i 看成某一离散型随机变量的分布律.

2-1.3 离散型随机变量的分布函数

从概率函数中能够得到所有像"$X=x_i$"这样的事件的概率,但有时更关心如"$X\leqslant x_i$"或"$X\geqslant x_i$"这类事件的概率.如患者的身体状况至多能承受多大剂量的放射治疗;从失效率为 1% 的针剂中任取 10 支,取到 2 支以上失效的概率是多少等,就需要计算事件 $X\leqslant x_i$ 或 $X\geqslant x_i$ 的概率,即 $P(X\leqslant x_i)$或 $P(X\geqslant x_i)$.

定义 6 设 X 是随机变量(可以是离散型的,也可以是连续型的),对任何实数 x,令

$$F(x)=P(X\leqslant x),\quad -\infty<x<+\infty \tag{2-3}$$

称 $F(x)$是随机变量 X 的分布函数.

它具有下列性质:

(1) $0\leqslant F(x)\leqslant 1,\quad -\infty<x<+\infty$;

(2) $F(x)$是 x 的不减函数;

(3) $F(-\infty)=\lim\limits_{x\to-\infty}F(x)=0,\quad F(+\infty)=\lim\limits_{x\to+\infty}F(x)=1$;

(4) $F(x)$至多有可列个间断点且在间断点右连续.

对于离散型随机变量有

$$F(x_i)=P(X\leqslant x_i)=P(X=x_1)+P(X=x_2)+\cdots+P(X=x_i) \tag{2-4}$$

即

$$F(x_i)=p_1+p_2+\cdots+p_i$$

而

$$p_i=P(X=x_i)=P(X\leqslant x_i)-P(X\leqslant x_{i-1})=F(x_i)-F(x_{i-1}) \tag{2-5}$$

例　设某药检所从送检的药品中先后抽检 3 件，如果送检的 10 件中有 2 件失效，试列出检得次品数的概率分布表，求出分布函数.

解　检得次品数为随机变量，设为 X，则 X 的可取值为 0，1，2，由第 1 章中概率的古典定义可计算得

$$P(X=0)=\frac{C_2^0C_8^3}{C_{10}^3}\approx 0.4667$$

$$P(X=1)=\frac{C_2^1C_8^2}{C_{10}^3}\approx 0.4667$$

$$P(X=2)=\frac{C_2^2C_8^1}{C_{10}^3}\approx 0.0666$$

所以，其概率分布表为表 2-2.

表 2-2

X	0	1	2
p_i	0.4667	0.4667	0.0666

X 的分布函数为

当 $x<0$ 时，$F(x)=P(X\leqslant x)=0$；

当 $0\leqslant x<1$ 时，$F(x)=P(X\leqslant x)=p_1=0.4667$；

当 $1\leqslant x<2$ 时，$F(x)=P(X\leqslant x)=p_1+p_2=0.9334$；

当 $x\geqslant 2$ 时，$F(x)=P(X\leqslant x)=p_1+p_2+p_3=1$.

于是，X 的分布函数为

$$F(x)=\begin{cases}0, & x<0,\\ 0.4667, & 0\leqslant x<1,\\ 0.9334, & 1\leqslant x<2,\\ 1, & 2\leqslant x\end{cases}$$

如果取 X 的值于横轴，p_i 的值于纵轴，便得到 X 的概率函数图，它由几条函数线组成，每条线长的值等于该点上的概率；如果仍取 X 的值于横轴，而取 $F(x)$ 的值于纵轴，便得到 X 的概率分布函数图，它的图形呈递增台阶形，在分段点右连续. 本例 X 的概率函数图如图 2-1 所示，分布函数图如图 2-2 所示.

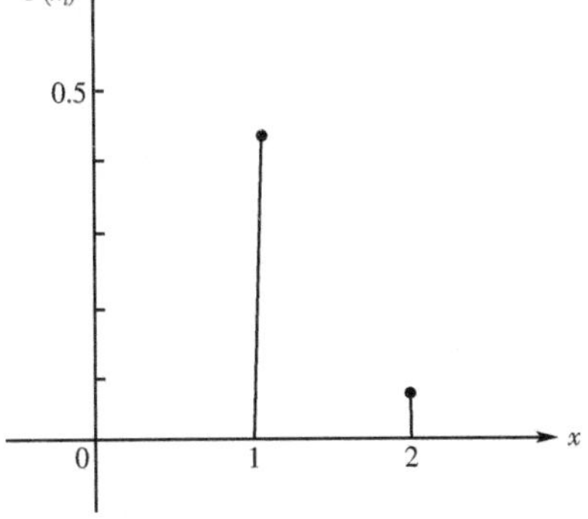

图 2-1

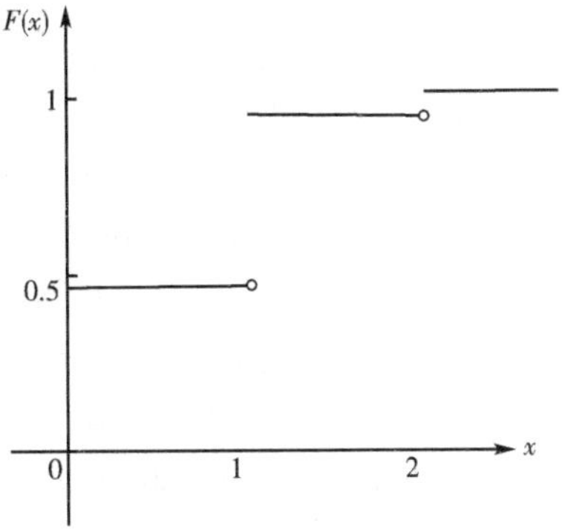

图 2-2

§ 2-2 常用的离散型随机变量的概率分布

医药学中,许多随机现象都可用二项分布和泊松分布来描述,本节来介绍这两种常用的概率分布.

2-2.1 二项分布

一、伯努利(Bernoulli)试验

在医药领域内,许多试验只有两种互斥的结果,如对患者治疗的结果——有效或无效;生化检验的结果——阴性或阳性;毒性试验的结果——存活或死亡;射击试验的结果——击中与未击中等. 为了找到这些试验结果的规律性,往往需要在相同条件下做 n 次独立重复试验,把这种试验结果具有对立性的 n 次独立重复试验称为 **n 重伯努利试验**,简称**伯努利试验**. 伯努利试验的共同特点是

(1) 对立性. 每次试验的结果只能是对立事件中的一个,要么出现 A,要么出现 $\overline{A}$;

(2) 独立重复性. 每次重复试验时,其试验结果互不影响. 设在一次试验中,事件 A 发生的概率为 p,事件 $\overline{A}$ 出现的概率设为 q,则有 $q=1-p$,事件 A 与 $\overline{A}$ 发生的概率一般是不相等的.

例 1 某药治某病的治愈率为 p,今用此药试治该病 5 例,问治愈 3 例的概率是多少?

解 设 $A_i=\{$第 i 例治愈$\}$,则 $\overline{A_i}=\{$第 i 例未愈$\}(i=1,2,\cdots,5)$,$B=\{$治愈 3 例$\}$,在 5 例治疗中各例的治愈率都相等,即 $P(A_i)=p(i=1,2,\cdots,5)$,且各例间的治疗结果是独立的,故治疗 5 例就是做 5 次伯努利试验.

治疗 5 例治愈 3 例的情况有 C_5^3 种,

$$A_1A_2A_3\overline{A}_4\overline{A}_5,\quad \overline{A}_1A_2A_3A_4\overline{A}_5,\quad \overline{A}_1\overline{A}_2A_3A_4A_5,\quad A_1\overline{A}_2\overline{A}_3A_4A_5,\quad \cdots$$

于是

$$B=A_1A_2A_3\overline{A}_4\overline{A}_5+\overline{A}_1A_2A_3A_4\overline{A}_5+\overline{A}_1\overline{A}_2A_3A_4A_5+A_1\overline{A}_2\overline{A}_3A_4A_5+\cdots$$

由于各例治疗是相互独立的,故有

$$\begin{aligned}P(A_1A_2A_3\overline{A}_4\overline{A}_5)&=P(A_1)P(A_2)P(A_3)P(\overline{A}_4)P(\overline{A}_5)=p^3(1-p)^2\\&=P(\overline{A}_1A_2A_3A_4\overline{A}_5)=P(\overline{A}_1\overline{A}_2A_3A_4A_5)\\&=P(A_1\overline{A}_2\overline{A}_3A_4A_5)=\cdots\end{aligned}$$

又由于 C_5^3 种事件 $A_1A_2A_3\overline{A}_4\overline{A}_5$,$\overline{A}_1A_2A_3A_4\overline{A}_5$,$\overline{A}_1\overline{A}_2A_3A_4A_5$,…是互斥的,故

$$P(B)=P(A_1A_2A_3\overline{A}_4\overline{A}_5)+P(\overline{A}_1A_2A_3A_4\overline{A}_5)+P(\overline{A}_1\overline{A}_2A_3A_4A_5)+\cdots=C_5^3p^3(1-p)^2$$

即治疗 5 例治愈 3 例的概率为 $C_5^3p^3(1-p)^2$.

这类问题的一般情形如下面的定理所述:

定理 1(伯努利公式) 在伯努利试验中,若事件 A 在一次试验中出现的概率为 p,则在 n 次试验中事件 A 恰好出现 k 次的概率为

$$P(X=k)=C_n^kp^k(1-p)^{n-k} \tag{2-6}$$

如果上例的治愈率为 0.7,那么治疗 5 例治愈 3 例的概率是

$$P(k=3)=C_5^3 0.7^3 0.3^2=0.3087$$

例 2 做抽球试验,每次抽球一个:

(1) 袋中装有白球 20 个和黑球 10 个,做有放回抽取 5 次,求抽到白球 3 次的概率;

(2) 袋中装有白球 20 个和黑球 10 个,做无放回抽取 5 次,求抽到白球 3 次的概率.

解　(1) 有放回抽球属伯努利试验. 令 $A=\{$抽到白球$\}$,则有 $P(A)=\frac{2}{3}$,所以

$$P(k=3)=C_5^3\left(\frac{2}{3}\right)^3\left(\frac{1}{3}\right)^2\approx 0.329$$

(2) 无放回抽球不属伯努利试验. 无放回抽球 5 次,可转换成一次抽 5 个球,此时抽球的概率,参照 1-2.2 节古典概率例 2 的算法有

$$P(\text{抽白球 3 次})=\frac{C_{20}^3\cdot C_{10}^2}{C_{30}^5}\approx 0.360$$

二、二项分布

定义 1　若随机变量 X 的概率函数为

$$P(X=k)=C_n^k p^k(1-p)^{n-k},\quad k=0,1,\cdots,n$$

其中,$0<p<1$,则称 X 服从参数为 n,p 的二项分布,记为 $X\sim B(k;n,p)$ 或 $X\sim B(n,p)$.

由于诸概率函数值 $C_n^k p^k(1-p)^{n-k}(k=0,1,\cdots,n)$,正好是二项式 $[p+(1-p)]^n$ 展开式中按 p 的升幂排列的对应各项,故名二项分布.

二项分布是由瑞士数学家雅各布 · 伯努利(Jacob Bernoulli,1654～1705)在 1713 年出版的专著《猜度术》中提出的. 在医药学中常用于率(死亡率、阳性率、有效率等)的研究.

显然,二项分布对应于 n 重伯努利试验,其概率函数具有离散型随机变量概率函数的两个基本性质,即

(1) $P(X=k)=C_n^k p^k(1-p)^{n-k}\geqslant 0$;　　(2-7)

(2) $\sum_{k=0}^{n}P(X=k)=\sum_{k=0}^{n}C_n^k p^k(1-p)^{n-k}=[p+(1-p)]^n=1$.　　(2-8)

它的分布函数为

$$F(k)=P(X\leqslant k)=\sum_{i=0}^{k}C_n^i p^i(1-p)^{n-i},\quad k=0,1,2,\cdots,n \tag{2-9}$$

对于二项分布的有关计算,可直接用概率函数、分布函数的公式进行计算,但通常 n 较大,计算烦琐,这时可利用书后附表 1,即二项分布累积概率 $P(X\geqslant k)(n\leqslant 30)$ 表进行查表计算.

例 3　设 $X\sim B(k;20,0.20)$,求 $P(X=4)$,$F(4)$,$P(2<X<6)$的值.

解　用公式计算

$$P(X=4)=C_{20}^4 0.2^4\times 0.8^{16}\approx 0.2182$$

用查表法计算较简便,

$$P(X=4)=P(X\geqslant 4)-P(X\geqslant 5)=0.58855-0.37035=0.2182$$

$$F(4)=P(X\leqslant 4)=1-P(X\geqslant 5)=1-0.37035=0.62965$$

$$P(2<X<6)=P(3\leqslant X\leqslant 5)=P(X\geqslant 3)-P(X\geqslant 6)=0.79392-0.19579=0.59813$$

在二项分布中,X 取不同值 $k(k=0,1,2,\cdots,n)$的概率是不同的,使 $P(X=k)$取最大值的 k(记为 k_0)称为**二项分布的最可能值**,即 n 次独立重复试验中事件 A 最可能出现次数. 因为

$$\frac{P(X=k)}{P(X=k-1)}=\frac{C_n^k p^k q^{n-k}}{C_n^{k-1}p^{k-1}q^{n-k+1}}=\frac{(n-k+1)p}{kq}=\frac{(n+1)p-kp}{kq}=1+\frac{(n+1)p-k}{kq}$$

显然,当 $k<(n+1)p$ 时有 $\frac{P(X=k)}{P(X=k-1)}\geqslant 1$,$P(X=k)$单调增加;当 $k>(n+1)p$ 时有 $\frac{P(X=k)}{P(X=k-1)}\leqslant 1$,$P(X=k)$单调下降. 因此,当 k 在$(n+1)p$ 附近时,$P(X=k)$达最大值. 若 $k=(n+1)p$ 为整数,则$\frac{P(X=k)}{P(X=k-1)}=1$,$P(X=k)=P(X=k-1)$,故最可能值 k_0 为$(n+1)p$ 和

$(n+1)p-1$；若$(n+1)p$为非整数时，则最可能值k_0为$[(n+1)p]$(取整函数值).

例 4(药效试验) 设某种老鼠正常情况下，受某种病毒感染的概率为 20%，试求正常情况下，25 只健康老鼠受感染的最可能只数是多少？

解 问题可归结为$n=25$的伯努利试验，令

$$X=\{25\text{只健康老鼠受感染的只数}\}$$

则 25 只健康老鼠被感染的只数$X\sim B(k,25,0.2)$. 故 25 只健康老鼠取可能感染的只数$p(n+1)=5.2$，不是整数，故最可能感染的只数为 5 只.

例 5 据报道，有 10%的人对某药有肠道反应. 为考察此药的质量，现随机选 5 人服用此药，试求(1) 其中k个人$(k=0,1,2,3,4,5)$有反应的概率；(2) 不多于 2 人有反应的概率；(3) 有人有反应的概率.

解 随机选 5 人服药，各人之间对药物的反应具有独立性，且每人服药后有反应的概率均可视为 0.10，这相当于做 5 次独立重复试验，即$p=0.10$，$n=5$的伯努利试验. 因而有反应的人数X服从二项分布$B(k;5,0.10)$. 按二项分布公式计算得概率分布表如下：

(1) k个人$(k=0,1,2,3,4,5)$有反应的概率如表 2-3 所示.

表 2-3

$X=k$	0	1	2	3	4	5
$P(X=k)$	0.59049	0.32805	0.07290	0.00810	0.00045	0.00001

(2) 不多于 2 人有反应的概率为

$$P(X\leqslant 2)=\sum_{k=0}^{2}P(X=k)=0.59049+0.32805+0.07290=0.99144=99.144\%$$

这就是说，服药的人中不多于 2 人有反应几乎是肯定的，而多于 2 人有反应几乎不可能. 因此，如果试验结果超过 2 人有反应，则可认为 10%的人有反应的报道是值得怀疑的.

(3) 有人有反应的概率

$$P(X\geqslant 1)=1-P(X=0)=1-0.59049=0.40951$$

例 6 某批产品有 80%的一等品，若进行重复抽样试验，共取出 4 个样品，求其中一等品数X的最可能值k_0，并用二项分布公式验证这一结果. 若 4 个样品中没有或只有 1 个一等品，试说明此产品的质量.

解 依题意，抽检 4 个样品，相当于做 4 重伯努利试验，其中，一等品的个数X应服从二项分布$B(k;4,0.8)$，因为$(n+1)P=5\times 0.8=4$为整数，所以X的最可能值为 4 和 3，即k取$k_0=3$和$k_0=4$时，概率为最大. 若用二项分布公式计算X取各值的概率，如表 2-4 所示.

表 2-4

$X=k$	0	1	2	3	4
$P(X=k)$	0.0016	0.0256	0.1536	0.4096	0.4096

由表 2-4 可以看出，当$X=3$和$X=4$时概率最大，与前面所推测结果一致. 另从表 2-4 中可知，4 个样品中没有或只有一个一等品的概率为

$$P(X\leqslant 1)=0.0016+0.0256=0.0272$$

通常约定，概率不超过 0.05 的事件算作小概率事件. 因为概率小，可以认为这种事件在一次试验中几乎不会出现，此谓“小概率原理”. 如果它一旦出现，便被视为反常，从而有理由怀疑以至否定导致它出现的原因. 例 6 中事件发生的概率为 0.0272，属于小概率事件. 可见出现这种情况的可能性很小，如果在一次抽检中出现，说明 80%一等品的说法是可疑的.

2-2.2　泊松分布(稀有事件模型)

在很多实际问题中,n 次独立重复试验中的 n 往往很大,p 往往很小.例如,某人独立射击,每次射击的命中率为 0.02,射击 400 次,按二项分布 $B(k;400,0.02)$来计算击中次数 k 的概率分布是很麻烦的,如果 $np\approx\lambda$ 接近常数时,便可根据下面的泊松分布公式进行近似计算.

定义 2　如果随机变量 X 的概率函数为

$$P(X=k)=\frac{\lambda^k e^{-\lambda}}{k!},\quad k=0,1,2,\cdots \tag{2-10}$$

其中,$\lambda>0$,则称 X 服从参数为λ 的泊松分布,记为 $X\sim P(k;\lambda)$.

泊松分布是法国数学家泊松(Poisson,Simeon-Denis,1781～1840)于 1837 年在《关于判断的概率之研究》中提出的一种离散型概率分布.

泊松分布同样有性质

(1) $P(X=k)=\dfrac{\lambda^k}{k!}e^{-\lambda}\geqslant 0,\quad k=0,1,2,\cdots;$　　(2-11)

(2) $\displaystyle\sum_{k=0}^{\infty}\frac{\lambda^k}{k!}e^{-\lambda}=e^{-\lambda}\sum_{k=0}^{\infty}\frac{\lambda^k}{k!}=e^{-\lambda}\cdot e^{\lambda}=1.$　　(2-12)

它的分布函数为

$$F(k)=P(X\leqslant k)=\sum_{i=0}^{k}\frac{\lambda^i}{i!}e^{-\lambda},\quad k=0,1,2,\cdots \tag{2-13}$$

此外,它还有一个规律

$$P(X=k)=\frac{\lambda^k}{k!}e^{-\lambda}=\frac{\lambda}{k}\cdot\frac{\lambda^{k-1}}{(k-1)!}\cdot e^{-\lambda}=\frac{\lambda}{k}P(X=k-1) \tag{2-14}$$

当需要计算一连串概率函数值时,可利用此规律进行递推计算.

服从泊松分布的随机变量在实际中是很多的,如三胞胎出生次数、癌症发病人数、放射的粒子个数、特大洪水发生的年数、抽检大量产品中出现次品的件数、同类型的设备在工作中出现故障的台数等.

例 7　某种彩票每周开奖一次,每次中大奖的概率为十万分之一(10^{-5}),若你每周买一张彩票,坚持买了 10 年(一年 52 周),试求你从未中过大奖的概率?

解　每周买一张彩票,10 年共买了 $10\times52=520$ 张.设

$$A_i=\{第\ i\ 次买彩票中大奖\},\quad i=1,2,3,\cdots,520$$

$$\overline{A_i}=\{第\ i\ 次买彩票未能中大奖\},\quad i=1,2,3,\cdots,520$$

则

$$P(A_i)=10^{-5}$$

$$P(\overline{A_i})=1-10^{-5}$$

由于每周开奖都是相互独立的,因为 $n=520$,$P(A_i)=10^{-5}$充分小,可以认为中大奖的次数 $X\sim P(k;\lambda)$,

$$\lambda\approx np=520\times10^{-5}=0.0052$$

$$P(X\leqslant0)=P(X=0)=\frac{\lambda^0}{0!}e^{-\lambda}\approx0.9948$$

结果表明,坚持买了 10 年彩票,从未中过大奖的概率是非常大的.

例 8　某人在一次试验中遇到危险的概率是 1%,如果他在一年里每天都要独立重复做一次这样的试验,那么他在一年中至少遇到一次危险的概率是多少?

解 因为他要独立重复做365次试验,所以$n=365,p=0.01,\lambda\approx np=365\times0.01=3.65$.

$$P\{365次试验中至少遇到一次危险\}=1-P\{365次试验都未遇到危险\}$$
$$=1-\frac{3.65^0}{0!}\times e^{-3.65}=1-e^{-3.65}\approx0.97$$

此结果表明,即使在一次试验中很难碰到危险,当试验经常重复时,至少遇到一次危险的概率仍然可以达到很大.

2-2.3 其他离散型变量的分布

一、二点分布

定义3 设随机变量X的概率函数为

$$P(X=k)=p^kq^{1-k},\quad k=0,1 \tag{2-15}$$

即

$$\begin{cases}P(X=1)=p,\\P(X=0)=q=1-p\end{cases}$$

其中,$0<p<1$,则称X服从二点分布.

例9 一批产品共100件,其中,有95件正品,5件废品,从中任取一件,其结果用随机变量X来描述,试求X的概率分布.

解 设$X=0$表示"抽到正品",$X=1$表示"抽到废品",由古典概型可知

$$P(X=0)=\frac{C_{95}^1}{C_{100}^1}=0.95$$

$$P(X=1)=\frac{C_5^1}{C_{100}^1}=0.05$$

即X服从二点分布

二点分布是特殊的伯努利概型,即为$n=1$时的二项分布.

二、几何分布

定义4 设随机变量X的概率函数为

$$P(X=k)=pq^{k-1},\quad k=1,2,\cdots \tag{2-16}$$

其中,$0<p<1,q=1-p$,则称X服从几何分布.

在伯努利试验中,若事件A的概率为p,那么首次出现A时做过的试验次数X(包括A出现的那一次)服从几何分布,pq^{k-1}就是等待A出现共等了$k-1$次的概率.例如,袋中装有白球3个,黑球2个,今有放回地多次抽球,每次抽一个球,有$p=P(白)=0.6$,那么到第6次才首次抽到白球的概率是

$$P(X=6)=0.6\times0.4^5=0.006144$$

三、超几何分布

定义5 设随机变量X的概率函数为

$$P(X=k)=\frac{C_M^kC_{N-M}^{n-k}}{C_N^n},\quad k=0,1,2,\cdots,l \tag{2-17}$$

其中,$n\leqslant N-M,l=\min(M,n)$,则称$X$服从超几何分布.

设N个产品中有M个正品,现在无放回地抽取n次,每次抽一个,那么所抽n个中的正品个数X服从超几何分布.因为它是无放回抽取,各次抽取试验非独立,所以不属于伯努利试验.而

当 $N\to\infty$ 时有 $\dfrac{M}{N}\to p$，能证明

$$\frac{C_M^k C_{N-M}^{n-k}}{C_N^n}\to C_n^k p^k q^{n-k}$$

这就是说，如果产品总数很多，无放回地抽取可以当成有放回抽取来看待，即可按二项分布计算，这时 $p\approx\dfrac{M}{N}$.

§2-3　连续型随机变量的概率分布

由于连续型随机变量可能取某区间中的所有值，它不能像离散型变量那样将其可取值与对应概率一一列出，因而不能用概率函数来描述. 另外，在许多实际问题中，连续型变量 X 取某一值的概率常常为零，如人在 0～15 岁任何时刻都可能死亡，如果有人问"某人恰好在时刻 t 死亡概率是多少?"可以肯定地回答：概率是零. 因此，用概率函数来描述连续变量的概率分布没有现实意义，我们关心的是在某一年龄范围内正常人死亡的概率. 在这一节中，引入概率密度函数来描述连续型随机变量的概率分布，并介绍一些常见的连续型变量的概率分布.

2-3.1　连续型随机变量的概率分布

对于连续型随机变量 X 来说，它取任意一指定的实数值 k 的概率为零. 因此有

$$P(a\leqslant X\leqslant b)=P(a<X\leqslant b)=P(a\leqslant X<b)=P(a<X<b)$$

即在计算 X 落在某区间里的概率时，可以不考虑区间是开的、闭的或半开半闭的情况.

将区间 $[a,b]$ 分割成 n 份，

$$a=x_0<x_1<x_2<\cdots<x_{n-1}<x_n=b,\quad \Delta x_i=x_{i+1}-x_i$$

则有

$$\begin{aligned}P(a\leqslant X\leqslant b)&=P(x_o\leqslant X\leqslant x_1)+P(x_1\leqslant X\leqslant x_2)+\cdots+P(x_{n-1}\leqslant X\leqslant x_n)\\&=\sum_{v=0}^{n-1}P(x_i\leqslant X\leqslant x_i+\Delta x_i)\end{aligned}\tag{2-18}$$

令

$$f(x_i)=\lim_{\Delta x_i\to 0}\frac{P(x_i\leqslant X\leqslant x_i+\Delta x_i)}{\Delta x_i}\tag{2-19}$$

则 $f(x)$ 表示了随机变量 X 在区间 $(x,x+\Delta x)$ 上的平均概率，它与物理学中线密度的定义类似，故称 $f(x)$ 为密度函数. 它一般是连续函数. 由拉格朗日中值定理可得

$$P(x_i\leqslant X\leqslant x_i+\Delta x_i)=f(\xi_i)\Delta x_i$$

其中，ξ_i 介于 x_i 与 x_{i+1} 之间. 于是当分割无限增多时，(2-18)式可表示为

$$P(a\leqslant X\leqslant b)=\lim_{n\to\infty}\sum_{i=0}^{n-1}f(\xi_i)\Delta x_i=\int_a^b f(x)\mathrm{d}x$$

定义 1　对于随机变量 X，如果存在一个非负的可积函数 $f(x)(-\infty<x<+\infty)$，使对任意 $a,b(a<b)$ 都有

$$P(a<x<b)=\int_a^b f(x)\mathrm{d}x$$

则称 X 为连续型随机变量，称 $f(x)$ 为 X 的概率密度函数，有时简称为概率密度或密度函数.

概率密度函数具有以下性质：

(1) $f(x)\geqslant 0$；

(2) $\int_{-\infty}^{+\infty} f(x)\mathrm{d}x = 1$.

密度函数 $f(x)$一般是连续函数. 介于概率密度函数曲线 $y=f(x)$与 x 轴间平面图形的面积为 1(图 2-3),而 X 落在区间$(x,x+\Delta x)$里的概率等于图 2-4 中阴影部分的面积.

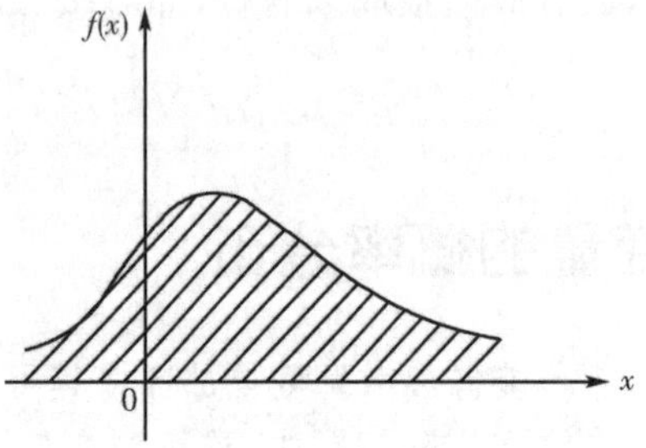

图 2-3

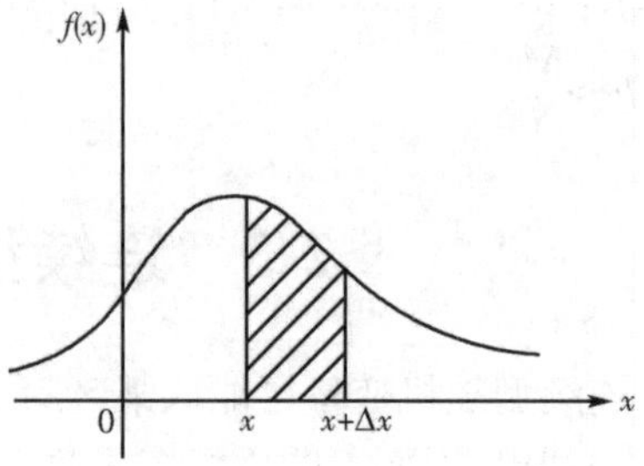

图 2-4

这里要说明一点,对于随机变量 X,$P(X=x_0)=0$ 并不意味着$\{X=x_0\}$为不可能事件,它是可能会发生的. 也就是说,零概率事件也是有可能发生的,如 X 为被测试某地大学生的身高,若大学生的身高都在 1.60m 以上,则 $P(X=1.60)=0$,但事件$\{X=1.60\}$是可能发生的. 可见,不可能事件的概率为零,但概率为零的事件不一定是不可能事件. 同理,必然事件的概率为 1,但概率为 1 的事件不一定是必然事件.

同样可确定连续型随机变量 X 的分布函数 $F(x)$.

定义 2 设 X 为连续型随机变量,称

$$F(x) = P(X \leqslant x) = \int_{-\infty}^{x} f(t)\mathrm{d}t \tag{2-20}$$

为随机变量 X 的分布函数. 可以证明,它与离散型随机变量的分布函数具有完全相同的性质(见 P16 定义 6).

(1) $0 \leqslant F(x) \leqslant 1$;

(2) $F(x)$是不减的函数,至多只有可列个间断点且右连续;

(3) $\lim\limits_{x\to-\infty} F(x)=0$, $\lim\limits_{x\to+\infty} F(x)=1$.

另由定义 2 有

$$P(x_1 < X < x_2) = \int_{x_1}^{x_2} f(t)\mathrm{d}t = F(x_2) - F(x_1), \quad x_1 < x_2 \tag{2-21}$$

$$P(X>x)=1-P(X\leqslant x)=1-F(x)$$

从几何上看 $F(x)$等于曲线 $y=f(x)$与 x 轴间平面图形在点 x 处左边部分的面积.

分布函数 $F(x)$的导数与概率密度函数相等,即

$$F(x) = \int_{-\infty}^{x} f(t)\mathrm{d}t, \quad F'(x) = f(x)$$

连续型随机变量的概率分布就是指概率密度函数和分布函数.

2-3.2 正态分布(高斯分布)

一、正态分布的定义

正态分布是德国数学家高斯(J. C. F. Gauss,1777～1855)于 1809 年在研究温差理论时提出的,常用于连续型变量的统计研究.

定义 3 若随机变量 X 的概率密度函数为

$$f(x)=\frac{1}{\sigma\sqrt{2\pi}}e^{-\frac{(x-\mu)^2}{2\sigma^2}},\quad -\infty<x<+\infty \tag{2-22}$$

其中,μ,σ 是常数且 $\sigma>0$,则称随机变量 X 服从参数为 μ 和 σ 的正态分布(或高斯分布),记为 $X\sim N(\mu,\sigma^2)$. 其分布函数为

$$F(x)=\int_{-\infty}^{x}f(t)\mathrm{d}t=\int_{-\infty}^{x}\frac{1}{\sigma\sqrt{2\pi}}e^{-\frac{(t-\mu)^2}{2\sigma^2}}\mathrm{d}t \tag{2-23}$$

二、正态分布的图形与性质

正态分布的概率密度函数 $f(x)$和分布函数 $F(x)$的图形如图 2-5,图 2-6 所示.

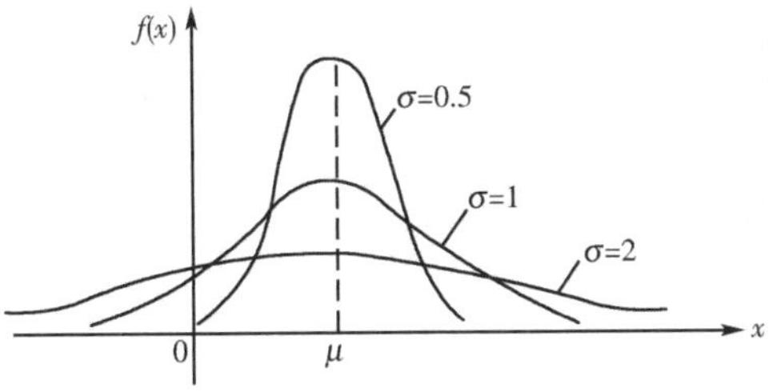

图 2-5

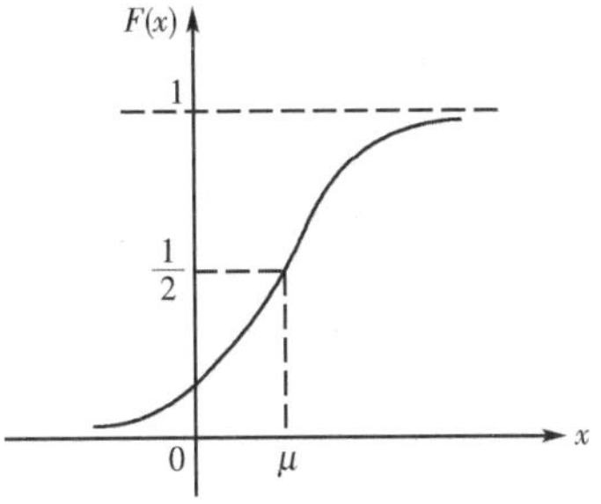

图 2-6

从正态分布的概率密度曲线可以看出正态分布具有以下性质:

(1) 概率密度函数 $f(x)>0$,曲线 $y=f(x)$以 $x=\mu$ 为对称轴,以 x 轴为水平渐近线,在 $x=\mu\pm\sigma$ 处有拐点,当 $x=\mu$ 时取得最大值$\frac{1}{\sigma\sqrt{2\pi}}$是单峰钟形曲线;

(2) $\int_{-\infty}^{+\infty}f(x)\mathrm{d}x=1$,即曲线与 x 轴间平面图形的面积恒为 1. 当 σ 固定时,改变 μ 的值,$y=f(x)$的图形沿 x 轴平行移动而不改变形状,故 μ 又称为位置参数. 若 μ 固定,改变 σ 的值,则 $y=f(x)$的图形的形状随 σ 的增大而变得平坦,随 σ 的减小而变得陡峭,故 σ 称为形状参数.

三、标准正态分布

定义 4 称参数 $\mu=0$,$\sigma^2=1$ 的正态分布为标准正态分布,记为 $X\sim N(0,1)$. 其概率密度函数记为

$$\varphi(x)=\frac{1}{\sqrt{2\pi}}e^{-\frac{x^2}{2}},\quad -\infty<x<+\infty \tag{2-24}$$

其分布函数记为

$$\Phi(x)=\frac{1}{\sqrt{2\pi}}\int_{-\infty}^{x}e^{-\frac{t^2}{2}}\mathrm{d}t \tag{2-25}$$

标准正态分布具有正态分布的一切性质,只是因为$\mu=0$,$y=\varphi(x)$的图形关于 $x=0$ 对称,因而具有更特殊的性质:$\varphi(-x)=\varphi(x)$,$\Phi(-x)=1-\Phi(x)$。如图 2-7 所示.

标准正态分布非常重要,它是解决一般正态分布和许多其他统计分布的工具和桥梁. 为了使用方便,前人已编制了标准正态分布概率密度函数 $\varphi(x)$值表(附表 3)和标准正态分布分布函数 $\Phi(x)$值表(附表 4),以供查用.

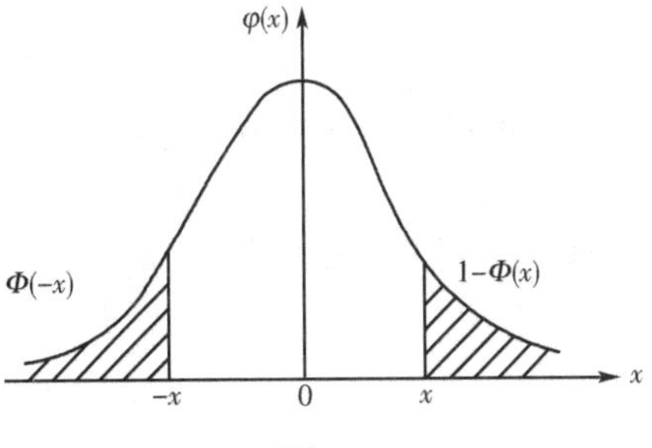

图 2-7

四、正态分布的有关计算

(1) 对标准正态分布，$\Phi(x)$和$\varphi(x)$的值可借助于附表3，附表4进行查表计算. 例如，查表得

$$\varphi(0)=0.3989,\quad \varphi(-1.45)=\varphi(1.45)=0.1394$$
$$\Phi(-2.42)=0.007760$$

或

$$\Phi(-2.42)=1-\Phi(2.42)=1-0.992240=0.007760$$

(2) 对于一般正态分布，可先将其标准化. 设$X\sim N(\mu,\sigma^2)$，则

$$f(x)=\frac{1}{\sigma}\frac{1}{\sqrt{2\pi}}e^{-\frac{1}{2}\left(\frac{x-\mu}{\sigma}\right)^2}=\frac{1}{\sigma}\varphi\left(\frac{x-\mu}{\sigma}\right) \tag{2-26}$$

$$F(x)=\int_{-\infty}^{x}\frac{1}{\sigma\sqrt{2\pi}}e^{-\frac{(t-\mu)^2}{2\sigma^2}}dt=\int_{-\infty}^{\frac{x-\mu}{\sigma}}\frac{1}{\sqrt{2\pi}}e^{-\frac{1}{2}\left(\frac{t-\mu}{\sigma}\right)^2}d\left(\frac{t-\mu}{\sigma}\right)=\Phi\left(\frac{x-\mu}{\sigma}\right) \tag{2-27}$$

通过上两式可将一般正态分布转化成标准正态分布再利用$\varphi(x)$和$\Phi(x)$值表进行计算.

例1 设$X\sim N(1.5,4)$，计算

(1) $f(5.5)$；

(2) $P(-4<X<2)$.

解 (1) $f(5.5)=\frac{1}{2}\varphi\left(\frac{5.5-1.5}{2}\right)=\frac{1}{2}\varphi(2)=\frac{1}{2}\times 0.05399=0.026995$.

(2) $P(-4<X<2)=F(2)-F(-4)$

$$=\Phi\left(\frac{2-1.5}{2}\right)-\Phi\left(\frac{-4-1.5}{2}\right)=\Phi(0.25)-\Phi(-2.75)$$
$$=0.5987-0.00298=0.59572.$$

例2 某高校高考采用标准化计分方法，并认为考生成绩近似服从正态分布$N(500,100^2)$，如果该省的本科生录取率为42.8%，问该省本科生录取分数线应该划定在多少分数线上?

解 设录取分数线应该划定在K分以上，则应有

$$P(X>K)=0.428$$

$$P(X>K)=1-P(X\leqslant K)=1-F(K)=1-\Phi\left(\frac{K-\mu}{\sigma}\right)=0.428$$

从而

$$\Phi\left(\frac{K-\mu}{\sigma}\right)=1-0.428=0.572$$

查附表4得

$$\frac{K-\mu}{\sigma}\approx 0.18$$

故

$$K=\mu+0.18\sigma=500+0.18\times 100=518$$

即该省的本科录取线应该划定在518分以上.

例3 设$X\sim N(\mu,\sigma^2)$，求X以95%的概率所落入的区间(关于μ的对称区间).

解 设X落入的区间是$(\mu-m\sigma,\mu+m\sigma)$，由题意知

$$P(\mu-m\sigma<X<\mu+m\sigma)=0.95$$

$$\Phi\left(\frac{\mu+m\sigma-\mu}{\sigma}\right)-\Phi\left(\frac{\mu-m\sigma-\mu}{\sigma}\right)=0.95$$

$$\Phi(m)-[1-\Phi(m)]=0.95$$
$$2\Phi(m)-1=0.95$$
$$\Phi(m)=0.975$$

反查 Φ 值表得 $m=1.96$. 故 X 以 95%的概率落入的区间是

$$(\mu-1.96\sigma,\mu+1.96\sigma)$$

用同样的方法可求出 X 以 99%的概率落入的区间是

$$(\mu-2.58\sigma,\mu+2.58\sigma)$$

医学上，常把正态随机变量的 95%或 99%的概率的落入区间即 $(\mu\pm1.96\sigma)$ 或 $(\mu\pm2.58\sigma)$ 称为**正常值范围**.

在自然现象和社会现象中，存在许多服从正态分布的随机变量. 如测定正常人的各项生理指标、一台机器所生产药丸的丸重、对一个物理量在相同的条件下进行多次重复测试的结果、一种农作物的产量等都服从正态分布，它们都可以看成由许多微小的、独立的随机因素作用的结果，且每种因素都不起压倒其他因素的主导作用. 凡具有这种特点的随机变量，都可认为近似地服从正态分布，故正态分布又称为随机误差模型. 另外，许多其他分布在一定条件下也常用正态分布作为近似分布，因此正态分布在概率论与数理统计中特别重要.

2-3.3　其他连续型变量的分布

一、均匀分布

定义 5　若随机变量 X 的概率密度函数为

$$f(x)=\begin{cases}\dfrac{1}{b-a}, & a\leqslant x\leqslant b,\\ 0, & \text{其他}\end{cases}\tag{2-28}$$

则称 X 在区间 $[a,b]$ 上服从均匀分布.

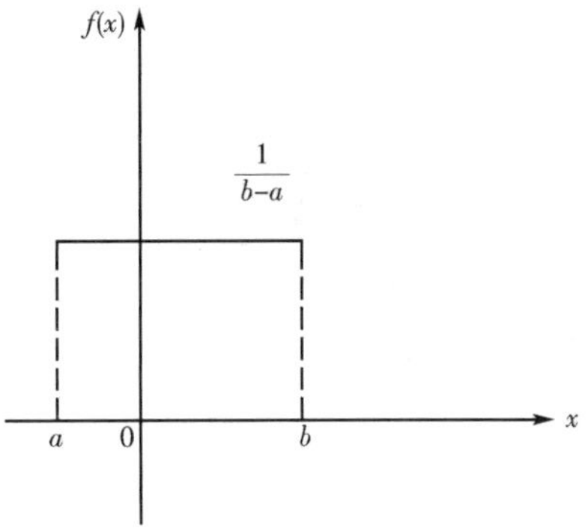

图 2-8

由定义 5 显然有

$$f(x)\geqslant 0,\quad \int_{-\infty}^{+\infty}f(x)\mathrm{d}x=\int_a^b\frac{1}{b-a}\mathrm{d}x=1$$

$f(x)$ 的图形如图 2-8 所示. 显然，X 落在区间 (a,b) 以外的概率为零. 考虑 X 落在区间 $(c,c+l)$ $(a\leqslant c<c+l\leqslant b)$ 上的概率

$$P(c<X<c+l)=\int_c^{c+l}f(x)\mathrm{d}x=\int_c^{c+l}\frac{1}{b-a}\mathrm{d}x=\frac{l}{b-a}$$

这表明 X 落在区间 (a,b) 中任意长度相同的子区间的概率是相同的，或者说，X 落在子区间的概率只与子区间的长度有关而与子区间的位置无关.

在 $[a,b]$ 上服从均匀分布的随机变量 X 的分布函数为

$$F(x)=\begin{cases}0, & x<a,\\ \dfrac{x-a}{b-a}, & a\leqslant x<b,\\ 1, & x\geqslant b\end{cases}\tag{2-29}$$

分布函数 $F(x)$ 的图形如图 2-9 所示.

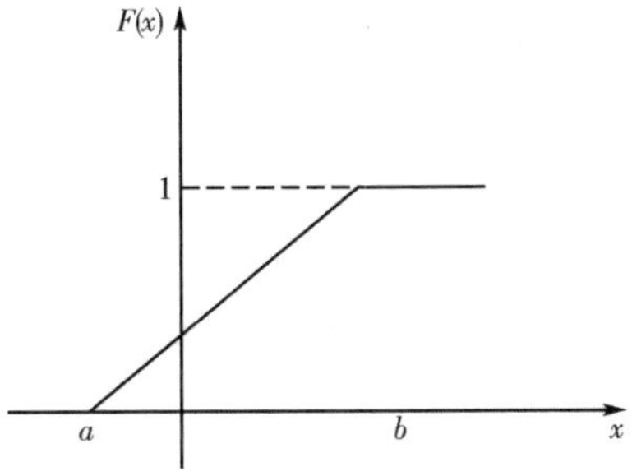

图 2-9

二、对数正态分布

定义 6　若随机变量 X 的概率密度函数为

$$f(x)=\begin{cases}\dfrac{\lg e}{\sqrt{2\pi}\sigma x}e^{-\frac{(\lg x-\mu)^2}{2\sigma^2}}, & x>0,\\ 0, & x\leqslant 0\end{cases} \tag{2-30}$$

其中，$\sigma>0,\mu$ 为常数，则称 X 服从对数正态分布，因变量 X 的对数 $\lg X \sim N(\mu,\sigma^2)$ 而得名.

显然有 $f(x)\geqslant 0$ 且

$$\int_{-\infty}^{\infty} f(x)\mathrm{d}x = \int_0^{\infty} \frac{\lg e}{\sqrt{2\pi}\sigma x}e^{-\frac{1}{2}\left(\frac{\lg x-\mu}{\sigma}\right)^2}\mathrm{d}x = \frac{1}{\sqrt{2\pi}}\int_{-\infty}^{+\infty} e^{-\frac{y^2}{2}}\mathrm{d}y = 1 \quad \left(令\ y=\frac{\lg x-\mu}{\sigma}\right)$$

在实际中，当验证某一随机变量服从正态分布失败时，接着考虑的常常是对数正态分布.

三、韦布尔分布

定义 7 若随机变量 X 的概率密度函数为

$$f(x)=\begin{cases}\dfrac{m}{\beta}(x-\alpha)^{m-1}e^{-\frac{(x-\alpha)^m}{\beta}}, & x\geqslant\alpha,\\ 0, & x<\alpha\end{cases} \tag{2-31}$$

则称 X 服从**韦布尔分布**，其中，$m>0$ 称为形状参数，α 称为位置参数，$\beta>0$ 称为尺度参数.

显然有 $f(x)\geqslant 0$ 且

$$\int_{-\infty}^{+\infty} f(x)\mathrm{d}x = \int_{\alpha}^{+\infty} \frac{m}{\beta}(x-\alpha)^{m-1}e^{-\frac{(x-\alpha)^m}{\beta}}\mathrm{d}x = \int_0^{+\infty} e^{-u}\mathrm{d}u \quad \left(令\ u=\frac{(x-\alpha)^m}{\beta}\right)=1$$

韦布尔分布的概率密度函数和分布函数的图形分别如图 2-10(a)，(b)所示.

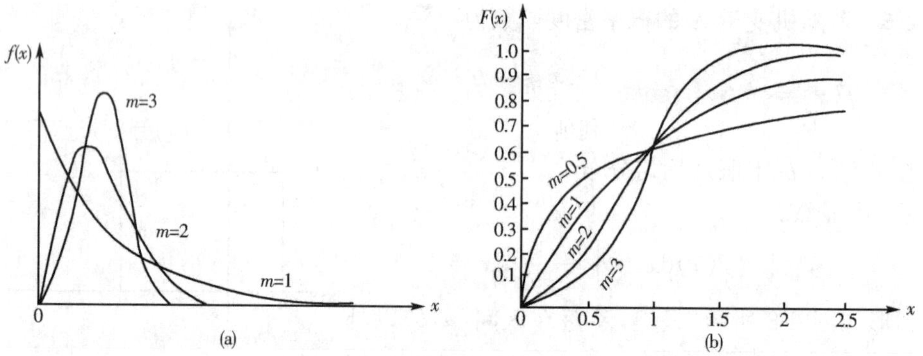

图 2-10

韦布尔分布最有用的特殊情况之一是指数分布，它的密度函数为

$$f(x)=\begin{cases}\lambda e^{-\lambda(x-\alpha)}, & x\geqslant\alpha,\\ 0, & x<\alpha\end{cases} \tag{2-32}$$

它是在(2-31)式中取参数 $m=1,\beta=\dfrac{1}{\lambda}$ 的结果. 指数分布在实际中也有重要意义，许多元件或设备的寿命、一些动物的寿命等都服从指数分布.

凭借形状参数 m 的调节，韦布尔分布可以概括许多不同类型的情况. 近年来，它在药学领域中获得了广泛的应用.

四、Γ 分布

定义 8 若随机变量 X 的概率密度函数为

$$f(x)=\begin{cases}\dfrac{1}{\beta^{\alpha+1}\Gamma(\alpha+1)}x^{\alpha}e^{-\frac{x}{\beta}}, & x\geqslant 0,\\ 0, & x<0\end{cases} \tag{2-33}$$

其中，$\alpha>-1,\beta>0$，则称 X 服从 Γ 分布. 记为 $X\sim\Gamma(\alpha,\beta)$. 这里

$$\Gamma(\alpha)=\int_0^{+\infty}x^{\alpha-1}\mathrm{e}^{-x}\mathrm{d}x$$

是微积分中所熟知的 Γ 函数.

顺便指出，当 $\alpha=0$ 时，再次由 Γ 分布密度函数得出了指数分布的密度函数

$$f(x)=\begin{cases}\dfrac{1}{\beta}\mathrm{e}^{-\frac{x}{\beta}}, & x\geqslant 0,\\ 0, & \text{其他}\end{cases}$$

Γ 分布在推导统计学中有重要地位的 χ^2 分布，t 分布，F 分布中很有用，它是一种非常重要的非正态分布.

§2-4　随机变量的数字特征

前面介绍的概率分布能完整地描述随机变量的统计规律，然而在一些实际问题中要确定一个随机变量的概率分布却并非容易，且有些实际问题并不需要知道它的完整的分布，而只需知道它的某些特征，对随机变量的全貌有个概括的了解就可以了. 这些描述随机变量趋势特征的数字表示就称为随机变量的数字特征. 这节将介绍常用的数字特征有两类：一类是表征随机变量取值的集中程度的，另一类是表征随机变量取值离散程度的，也是最常用的两类数字特征.

2-4.1　均数(数学期望)

例 1　设有一批药材是由 1 等、2 等、3 等这三个等级的药材组成的，今任取一件药材观察它的等级 X. 显然 X 是随机变量且它所有可能的取值为 1，2，3. 如果有放回地抽取 10 件，在取得的 10 件中有 5 件 1 等，3 件 2 等，2 件 3 等，那么所取的 10 件产品的平均等级是多少?

解　如果用 $(1+2+3)/3=2$ 作为平均等级显然不合理，因为 1，2，3 三个等级在所取 10 件药材中的地位不平等，如 1 等品的件数比 3 等品的件数的两倍还多. 那么自然会想到按算术平均的方法去计算，

$$\frac{(1+1+1+1+1)+(2+2+2)+(3+3)}{10}=1.7(\text{等})$$

把上式换个写法

$$1\times\frac{5}{10}+2\times\frac{3}{10}+3\times\frac{2}{10}=1.7(\text{等})$$

这种把每个等级与相应的频率乘积的和，称为 1，2，3 等分别以 $\frac{5}{10},\frac{3}{10},\frac{2}{10}$ 为权的加权平均. 我们知道，如果这一批药材只有 10 件，则 1，2，3 等品出现的概率就是 $\frac{5}{10},\frac{3}{10},\frac{2}{10}$，因此设 p_i 表示第 i $(i=1,2,3)$ 等药材出现的概率. 在求药材平均等级时，所得平均等级数

$$1\times p_1+2\times p_2+3\times p_3$$

就是一个确定的数，它表示该批药材的平均等级.

称这种加权平均值为均数(数学期望). 下面分别对离散型随机变量和连续型随机变量的均数给出定义.

定义 1　设离散型随机变量 X 的概率分布表如表 2-5 所示，则规定 X 的均数

$$EX=\sum_i x_i p_i \tag{2-34}$$

这里，当 X 的可取值为无穷可数多个时，等式右端是一个无穷级数. 由于平均值应该与 x_1，

$x_2,\cdots,x_i\cdots$的排列次序无关，故要求这级数绝对收敛. 所以，只有当级数 $\sum_i x_i p_i$ 绝对收敛时才说 X 的均数存在. 均数是反映随机变量取值的平均大小与集中趋势的一个数字特征.

表 2-5

X	x_1	x_2	$\cdots$	x_i	$\cdots$
$P(X=x_i)$	p_1	p_2	$\cdots$	p_i	$\cdots$

例 2 甲、乙两批原料在同样条件下过筛，过筛后知颗粒的概率分布如表 2-6 所示，平均说来，哪批颗粒较粗？

表 2-6

粗度/目	180	200	220	240	260
甲概率	0.20	0.20	0.20	0.20	0.20
乙概率	0.05	0.15	0.6	0.15	0.05

解 由定义 1 得甲批原料的平均粒径为

$$EX=180\times0.2+200\times0.2+220\times0.20+240\times0.20+260\times0.20=220(\text{目})$$

乙批原料的平均粒径为

$$EY=180\times0.05+200\times0.15+220\times0.6+240\times0.15+260\times0.05=220(\text{目})$$

可见两批原料的颗粒粗细相同.

对于连续型随机变量，由于它没有像离散型变量那样的分布律，故不能以级数 $\sum_{k=1}^{\infty}x_k p_k$ 去定义它的均数. 但是可设想把连续型变量 X 的取值区间分成无穷多个小区间$(x_k,x_k+\Delta x_k)$，然后求出它在每个小区间上取值的概率. 设 $f(x)$为连续型随机变量 X 的分布密度，当 Δx_k 很小时有

$$P\{x_k<X<x_k+\Delta x_k\}\approx f(x_k)\Delta x_k$$

仿定义 1 得

$$EX\approx\sum_{k=1}^{n}x_k f(x_k)\Delta x_k$$

这样自然会想到利用此式右端的极限(若存在)，即$\int_{-\infty}^{+\infty}xf(x)\mathrm{d}x$ 去定义 X 的均数.

定义 2 设连续型随机变量 X 的概率密度函数为 $f(x)$，则规定 X 的均数为

$$EX=\int_{-\infty}^{+\infty}xf(x)\mathrm{d}x \tag{2-35}$$

与离散型变量类似，这里只有在右端的广义积分绝对收敛时，才说 EX 存在.

例 3 求在区间$[a,b]$上服从均匀分布的随机变量 X 的均数.

解 依题意有

$$f(x)=\begin{cases}\dfrac{1}{b-a}, & a\leqslant x\leqslant b,\\ 0, & \text{其他}\end{cases}$$

由(2-35)式得 X 的均数为

$$EX=\int_a^b x\cdot\frac{1}{b-a}\mathrm{d}x=\frac{a+b}{2}$$

下面再求常见的二项分布、泊松分布和正态分布的均数.

例 4　若 $X \sim B(k;n,p)$，求 EX.

解

$$EX=\sum_{k=0}^{n}kC_n^kp^k(1-p)^{n-k}=np\sum_{k=1}^{n}C_{n-1}^{k-1}p^{k-1}(1-p)^{n-k}=np[p+(1-p)]^{n-1}=np$$

例 5　若 $X \sim P(k;\lambda)$，求 EX.

解

$$EX=\sum_{k=0}^{\infty}k\cdot\frac{\lambda^k}{k!}e^{-\lambda}=\lambda e^{-\lambda}\cdot\sum_{k=1}^{\infty}\frac{\lambda^{k-1}}{(k-1)!}=\lambda e^{-\lambda}\sum_{k'=0}^{\infty}\frac{\lambda^{k'}}{k'!}=\lambda e^{-\lambda}e^{\lambda}=\lambda$$

例 6　若 $X \sim N(\mu,\sigma^2)$，求 EX.

解

$$EX=\int_{-\infty}^{\infty}xf(x)\mathrm{d}x=\int_{-\infty}^{\infty}\frac{x}{\sigma\sqrt{2\pi}}e^{-\frac{(x-\mu)^2}{2\sigma^2}}\mathrm{d}x$$

令 $u=\dfrac{x-\mu}{\sigma}$有 $x=\sigma u+\mu$，$\mathrm{d}x=\sigma\mathrm{d}u$，则

$$EX=\frac{1}{\sqrt{2\pi}}\int_{-\infty}^{\infty}(\sigma u+\mu)e^{-\frac{u^2}{2}}\mathrm{d}u=\frac{\sigma}{\sqrt{2\pi}}\int_{-\infty}^{\infty}ue^{-\frac{u^2}{2}}\mathrm{d}u+\mu\int_{-\infty}^{\infty}\frac{1}{\sqrt{2\pi}}e^{-\frac{u^2}{2}}\mathrm{d}u=0+\mu\cdot 1=\mu$$

均数有如下一些基本性质：

(1) $E(c)=c$，c 为常数；

(2) $E(kX)=kEX$，k 为常数；

(3) $E(kX+b)=kEX+b$，k,b 为常数；

(4) $E(X\pm Y)=EX\pm EY$，可推广到有限个变量的情形；

(5) $E(XY)=EX\cdot EY$，X 与 Y 独立.

2-4.2　方差和标准差

均数反映了随机变量取值的平均情况，它是随机变量的一个重要数字特征. 但只看均数是不够的，还应该知道随机变量的取值对均数的偏离程度. 例如，设有甲、乙两台制丸机生产同一种药丸的直径(单位：mm)的概率分布表分别如表 2-7，表 2-8 所示. 如果药丸的标准直径为 7，问哪台机器的性能更好？

表 2-7

X	5	6	7	8	9
$P(X=x_i)$	0.05	0.1	0.7	0.1	0.05

表 2-8

Y	4	5	6	7	8	9	10
$P(Y=y_i)$	0.05	0.1	0.2	0.3	0.2	0.1	0.05

容易算出 $EX=EY=7$，可见两台机器都是按标准生产的. 但是从分布表 2-7，表 2-8 可见，甲机器生产的丸径比乙稳定，也就是甲机器生产的丸径与标准丸径的总离差要小. 因此，甲机器的生产性能比乙更好.

为了用一个数字来刻画随机变量 X 取值对其均数 EX 的偏离程度，容易想到取$(X-EX)$的均数 $E(X-EX)$，但这样常常会造成正、负抵消，从而掩盖实际偏差的大小. 如果用 $E(|X-EX|)$则可以反映全部偏差的大小，但绝对值运算起来不方便. 因此常用 $E[(X-EX)^2]$来刻画随机变量 X 的取值对其均数 EX 的偏离程度，或刻画 X 取值对其均数的波动程度.

定义 3　设 X 是一个随机变量，则称 $E[(X-EX)^2]$为 X 的方差，记作 DX，即

$$DX=E[(X-EX)^2] \tag{2-36}$$

而$\sqrt{DX}$称为 X 的标准差.

离散型随机变量 X 的方差为

$$DX=\sum_i (x_i-EX)^2 p_i \tag{2-37}$$

其中,

$$p_i=P(X=x_i),\quad i=1,2,\cdots$$

连续型随机变量 X 的方差为

$$DX=\int_{-\infty}^{\infty}(x-EX)^2 f(x)\mathrm{d}x \tag{2-38}$$

其中,$f(x)$是 X 的概率密度函数

为了便于计算方差,可以由 $DX=E[(X-EX)^2]$推导出实用计算公式为

$$DX=EX^2-(EX)^2 \tag{2-39}$$

因为根据均数的性质有

$$\begin{aligned}DX&=E[(X-EX)^2]=E[X^2-2XEX+(EX)^2]\\&=EX^2-2(EX)\cdot(EX)+(EX)^2=EX^2-(EX)^2\end{aligned}$$

例 7 设 X 的概率分布表如表 2-9 所示,求 DX.

表 2-9

X	0	1
P_i	$1-p$	p

解

$$EX=0\cdot(1-p)+1\cdot p=p,\quad EX^2=p$$

若记 $1-p=q$,则

$$DX=E[(X-EX)^2]=(0-p)^2(1-p)+(1-p)^2\cdot p=p^2(1-p)+(1-p)^2p=p(1-p)=pq$$

或

$$DX=E(X^2)-(EX)^2=p-p^2=p(1-p)=pq$$

例 8 设 X 的概率密度为

$$f(X)=\begin{cases}\dfrac{1}{b-a}, & a\leqslant x\leqslant b,\\ 0, & \text{其他}\end{cases}$$

求 DX.

解 由本节例 3 已知

$$EX=\frac{1}{2}(b+a)$$

又

$$E(X^2)=\int_{-\infty}^{\infty}x^2 f(x)\mathrm{d}x=\int_a^b x^2\cdot\frac{1}{b-a}\mathrm{d}x=\frac{1}{b-a}\cdot\frac{x^3}{3}\bigg|_a^b=\frac{1}{3}\cdot\frac{b^3-a^3}{b-a}=\frac{1}{3}(b^2+ab+a^2)$$

于是

$$DX=E(X^2)-(EX)^2=\frac{1}{3}(b^2+ab+a^2)-\left(\frac{a+b}{2}\right)^2=\frac{1}{12}(b-a)^2$$

下面再计算常用的二项分布、泊松分布和正态分布的方差及标准差.

例 9 若 $X\sim B(k;n,p)$,求 DX 和$\sqrt{DX}$.

解 由本节例 4 知 $EX=np$,又

$$\begin{aligned}E(X^2) &= \sum_{k=0}^{n} k^2 C_n^k p^k q^{n-k} = np\sum_{k=1}^{n} kC_{n-1}^{k-1} p^{k-1} q^{n-k} \\ &= np\sum_{k=0}^{n-1}(k+1)C_{n-1}^{k} p^k q^{n-1-k} \\ &= np\left[\sum_{k=0}^{n-1} kC_{n-1}^{k} p^k q^{(n-1)-k} + \sum_{k=0}^{n-1} C_{n-1}^{k} p^k q^{(n-1)-k}\right] \\ &= np[(n-1)p+1] = np(np+q) \\ &= (np)^2 + npq\end{aligned}$$

所以

$$DX=E(X^2)-(EX)^2=(np)^2+npq-(np)^2=npq$$

$$\sqrt{DX}=\sqrt{npq}$$

例 10　若 $X\sim P(k;\lambda)$，求 DX 和 $\sqrt{DX}$.

解　由本节例 5 知 $EX=\lambda$，又

$$\begin{aligned}E(X^2) &= \sum_{k=0}^{+\infty} k^2\cdot\frac{\lambda^k}{k!}e^{-\lambda} = \lambda\sum_{k=1}^{+\infty} k\frac{\lambda^{k-1}}{(k-1)!}e^{-\lambda} \\ &= \lambda\sum_{k=0}^{+\infty}(k+1)\frac{\lambda^k}{k!}e^{-\lambda} = \lambda\left[\sum_{k=0}^{+\infty} k\cdot\frac{\lambda^k}{k!}e^{-\lambda} + \sum_{k=0}^{+\infty}\frac{\lambda^k}{k!}e^{-\lambda}\right] \\ &= \lambda[\lambda+1] = \lambda^2+\lambda\end{aligned}$$

所以

$$DX=E(X^2)-(EX)^2=\lambda^2+\lambda-\lambda^2=\lambda,\ \sqrt{DX}=\sqrt{\lambda}$$

例 11　若 $X\sim N(\mu,\sigma^2)$，求 DX 和 $\sqrt{DX}$.

解　由本节例 6 知 $EX=\mu$，又

$$DX = \int_{-\infty}^{+\infty}(x-\mu)^2\frac{1}{\sigma\sqrt{2\pi}}e^{-\frac{(x-\mu)^2}{2\sigma^2}}dx$$

令 $u=\dfrac{x-\mu}{\sigma}$，$x=\sigma u+\mu$，$dx=\sigma du$ 得

$$\begin{aligned}DX &= \frac{\sigma^2}{\sqrt{2\pi}}\int_{-\infty}^{+\infty}u^2e^{-\frac{u^2}{2}}du = \frac{\sigma^2}{\sqrt{2\pi}}\left[-ue^{-\frac{u^2}{2}}\Big|_{-\infty}^{+\infty} + \int_{-\infty}^{+\infty}e^{-\frac{u^2}{2}}du\right] \\ &= \sigma^2\int_{-\infty}^{+\infty}\frac{1}{\sqrt{2\pi}}e^{-\frac{u^2}{2}}du = \sigma^2\cdot 1 = \sigma^2\end{aligned}$$

$$\sqrt{DX}=\sigma$$

从以上例题可以看出，上述三种重要分布的均数和方差完全可由它们的参数确定.

方差有如下一些基本性质：

(1) $D(C)=0$，C 为常数；

(2) $D(kX)=k^2DX$，k 为常数；

(3) $D(X\pm Y)=DX+DY$，X 与 Y 相互独立，可推广到任意有限个相互独立随机变量的情况.

2-4.3　变异系数(相对标准差)

用方差或标准差来描述一个随机变量取值的离散程度固然满意，但在比较两个变量取值的离散程度时，若两个变量的均数相差悬殊或者取值单位不同，这时用方差或标准差就不行了，要通过变异系数(相对标准差)才能进行比较，记为 CV(或者 RSD)，即

$$CV(\text{或 RSD})=\frac{\sqrt{DX}}{EX} \tag{2-40}$$

变异系数是标准差相对于均数的变化率，它同样是描述随机变量的离散程度的数字特征，因其无量纲，更便于对不同随机变量之间波动程度的比较.

例 12 对一个气相色谱仪的实验人员进行技术考核，已知测试合格的实验人员其测试数据的波动性要达到 $CV<1\%$. 现有一个实验人员测试数据如下：$\sqrt{DX}=3\text{mm}$，$EX=146.98\text{mm}$. 试对其技术水平进行评价.

解

$$CV=\frac{\sqrt{DX}}{EX}=\frac{3}{146.98}\approx 2.04\%>1\%$$

可以认为该实验人员的测试技术波动性大，技术水平不够稳定，测试不合格.

§2-5 三种重要分布的渐近关系

离散型变量的二项分布、泊松分布和连续型变量的正态分布是三种最基本也是最重要的概率分布，它们之间有着密切的渐近关系，也即

当 $n\to\infty$ 时，二项分布 $B(k;n,p)$ 以泊松分布 $P(k;np)$ 为极限分布；

当 $n\to\infty$ 时，二项分布 $B(k;n,p)$ 以正态分布 $N(np,npq)$ 为极限分布；

当 $n\to\infty$ 时，泊松分布 $P(k;\lambda)$ 以正态分布 $N(\lambda,\lambda)$ 为极限分布.

2-5.1 二项分布的泊松近似

定理 1 对于二项分布 $B(k;n,p)$，若 $\lim\limits_{n\to\infty}np=\lambda$，则

$$\lim_{n\to\infty}C_n^k p^k q^{n-k}=\frac{\lambda^k}{k!}e^{-\lambda} \tag{2-41}$$

证明从略.

由此可得当 n 充分大时，二项分布的概率函数可用泊松分布近似表示.

例 1 某车间送检一批针剂，其中，次品的概率是 0.01，问抽检 500 支针剂，有 5 支次品的概率是多少？

解 抽检 500 支针剂，检出次品的支数为 $X\sim B(k;500,0.01)$，有 5 支次品的概率为

$$P(X=5)=C_{500}^5 0.01^5 0.99^{495} \tag{2-42}$$

由于用二项分布公式直接计算难度很大，又 $n=500$，故可以近似化为泊松分布来计算，即

$$P(X=5)=C_{500}^5 0.01^5 0.99^{495}\approx P(5;np)=\frac{5^5}{5!}e^{-5}\approx 0.1755 \tag{2-43}$$

因此有 5 支次品的概率是 0.1755.

2-5.2 二项分布的正态近似

定理 2 如果 X 表示在 n 次独立试验中的成功次数，p 为每单一试验成功的概率，则当试验次数无限增大时，变量 X 的分布趋于具有均数为 np，标准差为 $\sqrt{npq}$ 的正态分布.

定理 2 表明，当 n 为充分大时，某事件成功的概率的近似值，可用正态分布求得.

二项分布的正态近似的几何意义如图 2-11 所示.

当 n 充分大时，二项分布概率函数的包络近似于正态概率密度曲线 $f(x)$. 从数值上看，二项分布概率函数值 $P(X=k)$ 近似于正态分布概率密度 $f(k)$ 值，即

$$P(X=k)=C_n^k p^k q^{n-k}\approx\frac{1}{\sigma}\varphi\left(\frac{k-\mu}{\sigma}\right)\tag{2-44}$$

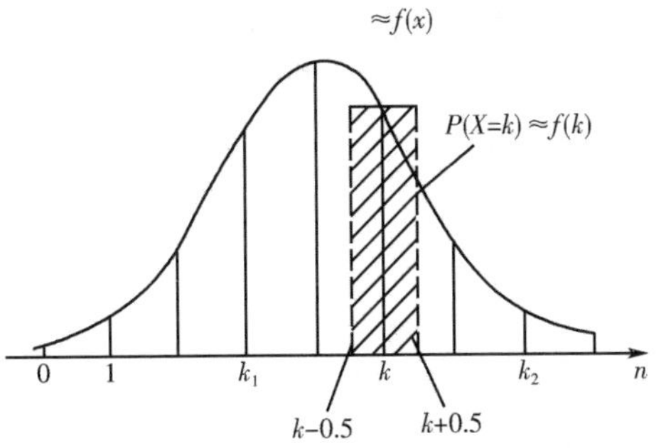

图 2-11

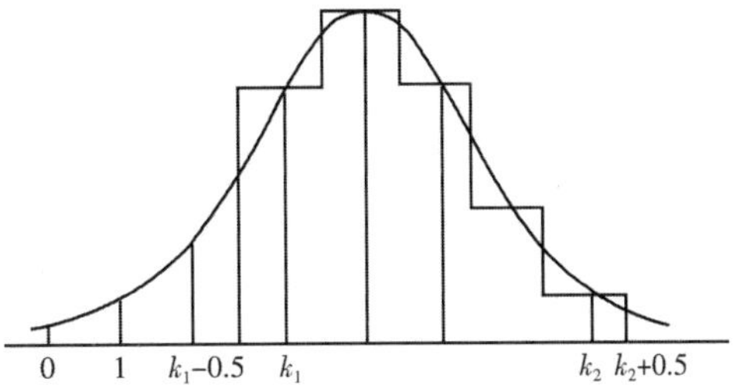

图 2-12

接着讨论二项分布累积概率的正态近似. 设二项分布 $B(k;n,p)$ 的概率函数如图 2-12 所示，则其累积概率 $P(k_1\leqslant X\leqslant k_2)$ 等于从 k_1 到 k_2 共 k_2-k_1+1 条概率函数线之和. 注意到小区间 $[k-0.5,k+0.5]$ 的长度为 1，因而概率函数 $P(X=k)$，在数值上正好等于该小区间上，高为 $P(X=k)$ 的矩形面积，又因为 X 每相邻两个取值点的间隔为 1. 因此，二项分布累积概率 $P(k_1\leqslant X\leqslant k_2)$ 在数值上应等于区间 $[k_1-0.5,k_2+0.5]$ 上的 k_2-k_1+1 个矩形所组成的阶梯形的面积，而这面积可以近似等于该区间上那条近似正态曲线所围成的曲边梯形的面积. 因此，可得二项分布累积概率的正态近似

$$P(k_1\leqslant X\leqslant k_2)=\sum_{i=k_1}^{k_2}C_n^i p^i q^{n-i}\approx F(k_2+0.5)-F(k_1-0.5)\approx F(k_2)-F(k_1)\tag{2-45}$$

若化成标准正态近似可得

$$P(k_1\leqslant X\leqslant k_2)=\sum_{i=k_1}^{k_2}C_n^i p^i q^{n-i}\approx\Phi\left(\frac{k_2-\mu}{\sigma}\right)-\Phi\left(\frac{k_1-\mu}{\sigma}\right)\tag{2-46}$$

其中，$\mu\approx np,\sigma\approx\sqrt{npq}$.

有了二项分布的两个近似计算，可以总结一下二项分布问题中的计算方法的选择：

(1) 当 n 为一个小的数时，可直接应用二项分布公式计算；

(2) 当 n 是一个充分大的数，而且 p 值很小或接近于 1，np 不很大时，则应用泊松分布近似计算；

(3) 当 n 是一个大的数，p 不是很小或不是接近于 1 时，可应用正态分布近似计算.

例 2 对某一癌症高发病地区进行普查的结果中，患癌症的概率是 0.005，现有这地区 1 万人的乡村，试推测

(1) 这个乡有 70 人患癌症的概率；

(2) 有 30 至 50 人患癌症的概率；

(3) 有不少于 50 人患癌症的概率.

解 全乡 1 万人中患癌症人数 X 服从二项分布. 因为 $n=10^4$，$p=0.005$，$np=10^4\times0.005=50$，可用正态近似计算.

$$\mu=np=50,\quad q=0.995,\quad \sigma^2=npq=10^4\times0.005\times0.995=49.75$$

(1)

$$P(X=70)=B(70;10^4,0.005)\approx f(70)\approx\frac{1}{\sigma}\varphi\left(\frac{70-\mu}{\sigma}\right)=\frac{1}{\sqrt{49.75}}\varphi\left(\frac{70-50}{\sqrt{49.75}}\right)$$

$$=0.148\varphi(2.84)\approx0.001$$

有 70 人患癌症的概率为 0.001.

(2)

$$P(30\leqslant X\leqslant 50)=\sum_{i=30}^{50}B(i;10^4,0.005)\approx\Phi\left(\frac{50-50}{\sqrt{49.75}}\right)-\Phi\left(\frac{30-50}{\sqrt{49.75}}\right)$$
$$=\Phi(0)-\Phi(-2.84)=0.4977$$

有 30 至 50 人患癌症的概率为 0.4977.

(3)

$$P(X\geqslant 50)=1-P(0\leqslant X\leqslant 49)=1-\sum_{i=0}^{49}B(i;10^4,0.005)$$
$$=1-\left[\Phi\left(\frac{49-50}{\sqrt{49.75}}\right)-\Phi\left(\frac{0-50}{\sqrt{49.75}}\right)\right]$$
$$=1-[\Phi(-0.14)-\Phi(-7.09)]$$
$$=1-0.4443=0.5557$$

全乡不少于 50 人患癌症的概率为 0.5557.

2-5.3 泊松分布的正态近似

上面已讨论过，当 n 充分大时，二项分布 $B(k;n,p)$ 近似于泊松分布 $P(k;np)$，同时它又近似于正态分布 $N(np,npq)$，由此可推出当 n 充分大时，泊松分布也会近似于正态分布，一般说，当变量 X 服从泊松分布时，p 的值较小，因此 q 的值可以近似看为 1，则从二项分布的参数推算可得 $\mu\approx np\approx\lambda,\sigma^2\approx npq\approx np\approx\lambda$，所以，对于 $P(k;\lambda)$ 向 $N(\mu,\sigma^2)$ 逼近的参数替换为 $\mu\approx\lambda,\sigma\approx\sqrt{\lambda}$. 经标准化，可得到泊松分布的标准正态近似.

$$P(X=k)=\frac{\lambda^k}{k!}e^{-\lambda}\approx\frac{1}{\sigma}\varphi\left(\frac{k-\mu}{\sigma}\right)\tag{2-47}$$

$$P(k_1\leqslant x\leqslant k_2)=\sum_{i=k_1}^{k_2}\frac{\lambda^i}{i!}e^{-\lambda}\approx\Phi\left(\frac{k_2-\mu}{\sigma}\right)-\Phi\left(\frac{k_1-\mu}{\sigma}\right)\tag{2-48}$$

其中，

$$\mu\approx\lambda,\quad \sigma\approx\sqrt{\lambda}$$

例 3 某药厂大批量生产外用药，平均每个月的废品数为 35 件，试估计该厂

(1) 下个月内出现废品件数为 65 件的概率；

(2) 下个月内出现废品少于 40 件的概率.

解 此厂出现废品属于伯努利试验之稀有事件，可认为其每月出现废品的件数 X 服从参数 $\lambda=35$ 的泊松分布，泊松分布可用正态近似，$\mu\approx\lambda=35,\sigma\approx\sqrt{\lambda}=\sqrt{35}$.

(1) $P(X=65)=\dfrac{35^{65}}{65!}e^{-35}\approx\dfrac{1}{\sqrt{35}}\varphi\left(\dfrac{65-35}{\sqrt{35}}\right)=\dfrac{1}{\sqrt{35}}\varphi(5.07)\approx 0$

该厂下个月内出现废品为 65 件的概率为 0.

(2) $P(X<40)=\displaystyle\sum_{i=0}^{39}\frac{35^i}{i!}e^{-35}\approx\Phi\left(\frac{39-35}{\sqrt{35}}\right)-\Phi\left(\frac{0-35}{\sqrt{35}}\right)=\Phi(0.68)-\Phi(-5.92)=0.7517$

出现废品少于 40 件的概率为 0.7517.

习　题　二

1. 设一离散型变量 X 的概率函数为

$$P(X=k)=C_4^k 0.3^k 0.7^{4-k},\quad k=0,1,2,3,4$$

(1) 列出 X 的概率函数表；

(2) 画出 X 的概率函数图；

(3) 验证全部概率函数值之和为 1；

(4) 求 $F(2)$；

(5) 求 $P(0<X\leqslant 3)$；

(6) 求 $P(X\neq k)$.

2. 上海虚证患者中，气虚型占 33%，现随机抽查 20 名虚证患者，求其中没有气虚型的概率，有 5 名气虚型的概率.

3. 若一批出厂半年的人参养荣丸的潮解率为 8%，从中抽取 20 丸，求恰有 1 丸潮解的概率，不超过 1 丸潮解的概率，有 1 至 5 丸潮解的概率.

4. 某种疾病的自然痊愈率为 0.3，为试验一种新药对该疾病是否有效，把它给 30 个患者服用. 如果有半数以上痊愈，试说明可以认为这种药有效.

5. 设平均每 n 次(n 大)伯努利试验中事件 A 出现 9.3 次，

(1) 指出 n 次试验中 A 出现的次数 X 服从什么样的分布；

(2) 求 n 次试验中 A 出现 18 次的概率.

6. 在 200ml 当归浸液里含某种颗粒 300 个，求 1ml 浸液中含 2 个颗粒的概率，超过 2 个颗粒的概率.

7. 150 颗花粉孢子随机落入大小相同的 500 个格子里，

(1) 约有多少个格子中没有孢子；

(2) 约有多少个格子中有 2 颗孢子；

(3) 约有多少个格子中的孢子多于 2 颗.

8. 一只鼠笼有 3 扇同样大小的门，其中，只有 1 扇是开着的，笼内的小鼠只能从开着的门出去，试考虑下列问题：

(1) 以 X 表示一只无记忆小鼠为了跑出笼子试跑次数，求 X 的分布律；

(2) 一只有记忆的小鼠(它跑向任一扇门的尝试不多于一次)，以 Y 表示这只聪明的小鼠为了跑出笼子试跑的次数，试求 Y 的分布律；

(3) 求试跑次数 X 小于 Y 的概率.

9. 设随机变量 X 服从正态分布 $N(\mu,\sigma^2)$，通过查阅正态分布表求：

(1) $P(\mu-0.32\sigma<X<\mu+0.32\sigma)$；

(2) $P(\mu+0.32\sigma<X<\mu+0.69\sigma)$；

(3) $P(\mu+0.69\sigma<X<\mu+1.15\sigma)$；

(4) $P(\mu+1.15\sigma<X<\mu+2.58\sigma)$；

(5) $P(|X-\mu|>2.58\sigma)$.

10. 若 $X\sim N(\mu,\sigma^2)$，求 X 以 68.3%的概率所落入的(关于 μ 对称的)区间.

11. 某市 12 岁正常男孩身高 Xcm，服从正态分布 $N(143.10,5.67^2)$，求该市 12 岁男孩身高的 95%正常值范围和 99%正常值范围，并说明这范围的实际意义.

12. 某地胃癌的发病率是 0.01%，现检查 5 万人，求其中没有发现胃癌患者的概率，发现胃癌患者不超过 5 人的概率.

13. 设出院患者回某医院复查等待检查的时间 X(以 min 计)服从指数分布，其概率密度函数为

$$f(x)=\begin{cases}\dfrac{1}{5}e^{-\frac{x}{5}}, & x>0,\\ 0, & x\leqslant 0\end{cases}$$

某患者去医院复查，若等待检查时间超过 10min，他就离开. 医院要求他一个月要来检查 5

次，以 Y 表示他未等到检查而离开医院的次数，求 Y 的分布律，并求 $P(Y\geqslant 1)$.

14. 随机变量 X 的分布律如表 1 所示，试求 EX,DX.

表 1

X	-2	0	2
P_i	0.5	0.3	0.2

15. 某地白血病发病率为 0.0001，求该地 100 万人中有 100 人患白血病的概率.

16. 甲乙两批药料，过筛后得知颗粒分布如表 2 所示.

平均说来，哪一批颗粒较细，哪一批颗粒的均匀性较好？

表 2

粒度		180 目	200 目	220 目	240 目	260 目
百分比	甲	0.05	0.15	0.60	0.15	0.05
	乙	0.20	0.20	0.30	0.20	0.10

17. 设某幼儿群体身长的均数 $\mu_1=85\text{cm}$，标准差 $\sigma_1=4\text{cm}$；某运动员群体身长的均数 $\mu_2=185\text{cm}$，标准差 $\sigma_2=4\text{cm}$. 试比较两群人身长的波动情况.

18. 写出下列分布的均数、方差、标准差和变异系数：

(1) $X\sim B(k;20,0.3)$；

(2) $X\sim P(k;2.25)$；

(3) $X\sim N(5.4,2.5^2)$.

19. 5 家中药材店联营，它们每两周售出某中药材的数量(以 kg 计)分别为 $X_1,X_2,\cdots,X_5$，已知

$$X_1\sim N(200,225)$$
$$X_2\sim N(240,240)$$
$$X_3\sim N(180,225)$$
$$X_4\sim N(260,265)$$
$$X_5\sim N(320,270)$$

X_i 相互独立.

(1) 求 5 家店两周的总销量的均值与方差；

(2) 药材店每隔两周进货一次，为了使新的供货到达前；药材店不会脱销的概率大于 0.99，问药材店的仓库应至少储存多少 kg 的该药材？

20. 某打片机打出的药片，平均每片重 0.5g，方差是 0.0009g^2，随机抽取 1 片，求

(1) 重量介于 0.44g 到 0.56g 之间的概率；

(2) 重量介于 0.47g 到 0.56g 之间的概率.

21. 已知某种药片的片重 $X\sim N(135,\sigma^2)$，

(1)若已知 $\sigma=5$，试求药片重 X 在 130～150 的概率；

(2)σ 为何值时，$P(130\leqslant X\leqslant 140)=0.8$.

第二章 PPT

22. 某项动物试验难度颇高，稍有疏忽便需换个动物重新做起. 长期以来，由学生来做，用 1 个动物即告成功的概率为 0.25，用 2 个动物获得成功的概率为 0.40，需 3 个动物方能成功的概率为 0.20，需 4 个、5 个才达成功的概率分别为 0.10 和 0.05. 问做成该项试验，平均每个学生需要多少个动物？今有 80 名学生进行该项试验，约需准备多少个动物？

第三章

随机抽样和抽样分布

在前两章的讨论中,我们知道了随机现象常常通过随机变量及其概率分布和数字特征来描述.然而,在实际问题中,要准确知道概率分布和数字特征,有时是很困难的.例如,我们要以药丸的崩解时间或药片的溶解速度为指标来考察某一批药品的质量.若把这批药品全部进行一下试验,其分布函数及其有关的数字特征都可求出.但是,由于测定这些指标的试验,一般是破坏性的,报废了全部药品即使求出了有关指标也无意义.还有一些检验指标,如蜜丸的重量、体积等,对它们的检验虽不是破坏性的,但要成批逐个检验,无论从人力还是物力上都会受到条件限制.事实上,人们总是通过对部分产品的试验结果作分析,推断出全部产品的情况.这就是数理统计研究的一个主要问题.

本章先讨论样本和统计量等基本概念,然后讨论常见的几种抽样分布,为进一步讨论统计推断方法打下必要的理论基础.

§3-1 随 机 抽 样

3-1.1 总体与样本

总体与样本是数理统计中两个主要概念.**总体是指研究对象的全体,组成总体的每个单元称为个体**.总体可以包含有限个个体,也可以包含无限多个个体.数理统计并不笼统地研究所关心的对象,而只是从数量的角度探讨随机现象的规律性.例如,考察某批中成药丸重量时,只是关心丸重数值分布的规律性,当然,每一丸都有一个确定的重量,如 6g,6.1g,6.01g,5.9g,….我们就把所有这些丸重数值当成丸重的总体,每个丸重值就是一个个体.由于种种微小、偶然因素的影响,其丸重的数值不尽相同,但却服从一定的统计规律,这样,丸重 X 实际上是一个随机变量,它的取值的全体是一个总体,每一个可能取值就是它的个体.由于随机变量是用其概率分布 $F(x)$[或密度函数 $f(x)$]来刻画,所以若 X 具有分布函数 $F(X)$,则称这一总体为具有分布函数 $F(X)$的总体.

为了研究总体,需在总体中抽取若干个个体,这就得出样本的概念.

定义 1 在一个总体 X 中抽取 n 个个体 $X_1,X_2,\cdots,X_n$,这 n 个个体组成的集合称为总体 X 的一个样本.样本中含有个体的数目称为**样本容量**,也称样本的大小.

由于 $X_1,X_2,\cdots,X_n$ 是从总体中随机抽出来的,可以看成是 n 个随机变量.但在一次抽取后,它们都是具体的数值,记作 $x_1,x_2,\cdots,x_n$,称为样本值.一般情况下,两次各抽取 n 个个体的抽样,得到的两批样本值一般是不同的.这样,每当提到一个容量为 n 的样本时,常有双重含义:有时是指某一次抽样的具体数值 $x_1,x_2,\cdots,x_n$,有时是泛指一次抽出的可能结果,就表示 n 个随机变量.

3-1.2 简单随机抽样

抽样的目的是通过样本对总体的统计规律作出估计和推断，因而对所抽取的样本要求能够良好地反映总体的特征．因此在抽样时，既要考虑抽样结果的代表性，又要考虑抽样本身的可行性、简便性．抽样方法很多，有单纯随机抽样、系统抽样、分层抽样等．对于不同的抽样方法，使用的统计推断方法也将不同，这里主要讨论简单随机抽样．所谓简单随机抽样是指在抽取样本单位时，总体的每一个可能的样本被抽中的概率相同．

定义 2 样本 $X_1,X_2,\cdots,X_n$ 相互独立且与总体 X 有相同的分布函数，这样的样本称为简单随机样本．本书主要讨论简单随机样本，以下简称样本．

由定义 2 可见，简单随机样本是满足下述两点要求的样本：其一，抽样随机，总体中每个个体被抽到的机会均等．例如，在检查药品质量指标时，有意识地选优，就违反了随机性原则，所得指标必然不能反映总体的质量情况，不具代表性；其二，样本 $X_1,X_2,\cdots,X_n$ 具有独立性，即抽取一个个体后，总体成分不变．例如，从一小批产品中，抽样检查合格品，要求有放回地抽样，可满足独立性条件，若无放回地抽样则不满足独立性条件．对于无限总体，由于抽出的一个样品放回与否不改变总体成分，可看成不影响抽样的独立性．但实际应用中，即使总体个数 N 有限，只要被抽取的个体数 n 较小，如不超过总体的 5%，也可看成近似满足独立性条件，按无放回抽样，这样做可简化计算．

§3-2 样本的数字特征

3-2.1 统计量

抽取样本之后，一般说来，并不直接利用样本进行推断，而是根据实际需要，把样本中我们关心的信息集中起来，即针对不同的问题构造出样本的某种函数（样本函数）作为推测的基础．例如，当随机变量的某些总体数字特征未知时，就需要通过样本构造相应的函数．

定义 1 设 $X_1,X_2,\cdots,X_n$ 为总体 X 的一个样本，$g(X_1,X_2,\cdots,X_n)$ 为一个样本函数．如果 g 中不含有任何未知参数，则称 g 为一个统计量．

例如，设 $X\sim N(\mu,\sigma^2)$ 且 μ 为已知，σ^2 为未知，$X_1,X_2,\cdots,X_n$ 是 X 的一个样本，则 $\sum\limits_{i=1}^{n}(X_i-\mu)^2$ 是一个统计量；而 $\sum\limits_{i=1}^{n}(X_i-\mu)^2/\sigma^2$ 仅是样本函数，不是统计量，因为其中含有未知参数 σ^2．

3-2.2 样本的数字特征

下面来构造统计推断中最常使用的几种样本数字特征，它是估计总体数字特征的方法之一．

一、样本均数

定义 2 设有容量为 n 的样本 $X_1,X_2,\cdots,X_n$，称 $\overline{X}=\dfrac{1}{n}(X_1+X_2+\cdots+X_n)$ 为样本均数，亦可写为

$$\overline{X}=\frac{1}{n}\sum_{i=1}^{n}X_i \text{ 或 } \overline{X}=\frac{1}{n}\sum X_i \tag{3-1}$$

明显地，由于容量为 n 的样本是 n 个独立同分布的随机变量，所以样本均数也是一个随机变量. 样本均数的计算公式表明，它不含任何未知参数，是一个统计量. 它反映了一组数据的集中趋势.

二、样本方差、标准差、相对标准差(变异系数)

定义 3　设有容量为 n 的样本 $X_1, X_2, \cdots, X_n$，称

$$S^2 = \frac{1}{n-1}\sum_{i=1}^{n}(X_i - \overline{X})^2$$

或

$$S^2 = \frac{1}{n-1}\left[\sum_{i=1}^{n}X_i^2 - n\overline{X}^2\right] = \frac{1}{n-1}\left[\sum_{i=1}^{n}X_i^2 - \frac{1}{n}\left(\sum_{i=1}^{n}X_i\right)^2\right] \tag{3-2}$$

为样本方差，S 称为样本标准差.

样本方差、标准差和样本均数一样，都是随机变量，同时也都是统计量. 它反映的是一组数据的离散程度.

若两组数据观测单位不同，或单位相同但均数相差较大时，不能用方差或标准差来比较两组间的离散程度，这时可以用相对标准差进行比较.

定义 4　设 S 为样本标准差，$\overline{X}$ 为样本均数，则 $\frac{S}{\overline{X}}$ 称为样本相对标准差(变异系数)，记为 RSD. RSD 也是刻画数据离散程度的指标.

例 1　某地区 7 岁男童身高的均数为 123.10cm，标准差为 4.71cm；体重的均数为 22.29kg，标准差为 2.26kg. 试问该地区 7 岁男童身高与体重哪一项的离散程度大?

解　显然不能因为 4.71>2.26 而说身高的离散程度大于体重的离散程度，不同单位量的值是不能比较的. 上述 7 岁男童身高、体重的相对标准差分别为

身高 RSD=3.83%

体重 RSD=10.14%

可见同一批儿童中体重的变异比身高大，说明该地区 7 岁男童的胖瘦程度明显高于高矮程度.

样本均数与样本方差具有如下运算性质：

(1) 若样本值 x_i 与 y_i 有如下关系：

$$y_i = cx_i, \quad i = 1, 2, \cdots, n$$

则

$$\overline{y} = c\overline{x}, \quad s_y = cs_x$$

(2) 若样本值 x_i 与 y_i 有如下关系：

$$y_i = \frac{x_i - a}{b}$$

则

$$\overline{y} = \frac{\overline{x} - a}{b}, \quad s_y = \frac{1}{b}s_x$$

其中，a, b, c 为非零常数. 在样本个体数很多、值很大的情况下，利用上述运算性质可使计算简化，节省工作量.

三、样本偏度系数、峰度系数

集中趋势和离散程度是数据分布的两个重要特征，但要全面了解数据分布的特点，还需要知道数据分布的形状是否对称、偏斜的程度等. 偏度和峰度就是关于数据分布形状的测试.

定义 5 偏度系数(又称偏度)是对数据分布非对称性的测度，记为 SK. 计算的方法有很多，通常采用下面的计算公式：

$$SK=\frac{n\sum_{i=1}^{n}(x_i-\overline{x})^3}{(n-1)(n-2)s^3}$$

偏度 SK 反映了数据分布的非对称性程度，当分布对称时，$SK=0$. 当分布不对称时，若 $SK>0$，表示正偏离差值大，故称为正偏或右偏；反之，若 $SK<0$，表示负偏离差值较大，称为负偏或左偏，其偏度绝对值越大，说明偏斜程度越大.

当 x 为连续型随机变量时，x 的偏态系数 SK 反映了它的概率密度曲线关于其分布中心 EX 的偏斜程度.

定义 6 峰度系数(又称对称峰度)，通常是与标准正态分布比较而言，是对数据分布平峰或尖峰程度的测度，记为 Ku. 通常采用下面的计算公式：

$$Ku=\frac{n(n+1)\sum_{i=1}^{n}(x_i-\overline{x})^4-3(n-1)\left[\sum_{i=1}^{n}(x_i-\overline{x})^2\right]^2}{(n-1)(n-2)(n-3)s^4}$$

如果一组数据服从标准正态分布，则 $Ku=0$. 若 $Ku\neq0$，表明数据分布比正态分布更平或更尖. 若随机变量 x 服从正态分布 $N(\mu,\sigma^2)$，则可算得 $SK=0$，$Ku=3$，二者都与参数 μ,σ^2 无关. 因此，当某个随机变量的概率分布不是正态分布时，它的偏度与峰度系数中至少有一个会偏离正态分布的偏度与峰度系数. 一般地，当 $Ku>3$ 时，称该分布曲线呈陡峭状态；当 $Ku<3$ 时，称该分布曲线呈平坦状态. 在统计中，检验某分布是否为正态分布所使用的检验方法，就是依据上述基本思想而设计的.

例 2 在某种西药的合成过程中，测得 40 次 SO_2 试验的转化率如下：

94.3，92.8，92.6，93.3，92.9，91.8，92.4，93.4，92.6，92.2，92.7，93.0，92.9，92.2，
93.9，92.0，93.5，93.6，92.8，92.4，93.0，93.0，93.4，94.2，92.8，93.2，92.2，91.8，
92.5，93.6，93.9，92.4，91.8，93.8，93.6，92.1，92.0，90.8，92.4，92.2

试计算出样本的偏度和峰度系数.

解 $n=40$，$\overline{X}=92.8$，$S=0.7568$

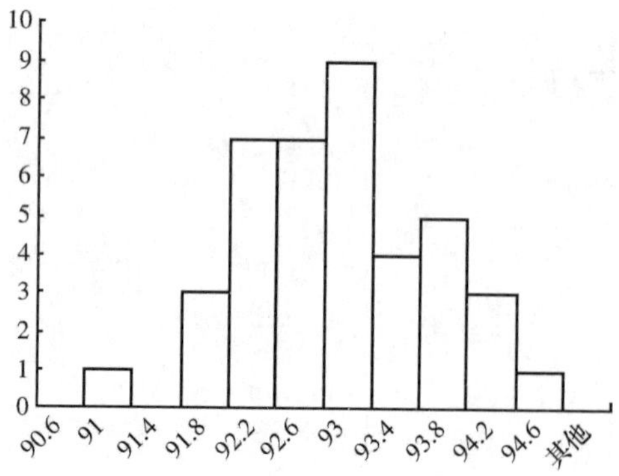

图 3-1

$$SK=\frac{n\sum_{i=1}^{n}(x_i-\overline{x})^3}{(n-1)(n-2)s^3}=\frac{40\times(-1.224)}{39\times38\times0.7568^3}$$

$$\approx-0.0762$$

$$Ku=\frac{n(n+1)\sum_{i=1}^{n}(x_i-\overline{x})^4-3(n-1)\left[\sum_{i=1}^{n}(x_i-\overline{x})^2\right]^2}{(n-1)(n-2)(n-3)s^4}$$

$$=\frac{40\times41\times35.345-3\times39\times22.34^2}{39\times38\times37\times0.7568^4}$$

$$\approx-0.02368$$

转化率的数据分布与正态分布有显著差异. 图 3-1 是数据的直方图.

四、样本标准误

样本均数是随机变量，按样本均数、方差的定义、性质，可以给出样本均数的均数及方差. 若在总体中抽取样本容量为 n 的样本 k 批次，则

$$\overline{\overline{X}}=\frac{1}{k}\sum_{i=1}^{k}\overline{X}_i,\quad S_{\overline{X}}=\sqrt{\frac{\sum_{i=1}^{k}(\overline{X}_i-\overline{\overline{X}})^2}{k-1}} \tag{3-3}$$

统计学中称样本均数的标准差为标准误.一般用 $S_{\overline{X}}$ 来表示,可以证明

$$S_{\overline{X}}=\frac{S}{\sqrt{n}} \tag{3-4}$$

五、其他常用的数字特征

医药科研的统计中,还广泛地使用一些样本的数字特征.关于刻画随机变量平均水平的还有

中位数　它是累积概率分布或分布函数等于50%所对应的变量值.换言之,随机变量的取值大于它的概率和小于它的概率恰好相等,在概率意义上它位于正中.

众数　它是随机变量的概率函数或概率密度函数最大值所对应的变量值.换言之,当大量独立重复试验时,样本值较多地集中在这个值附近.

关于刻画随机变量分散程度的还有

极差　它等于随机变量有限个样本中最大值与最小值之差.在计算上较标准差方便,因而受到实际工作者的欢迎.但是,它对随机变量的分布情况毕竟只能提供少量信息,因此远不能取代标准差的重要性.

例3　设某药厂生产的开胸顺气丸,崩解时间 $X\sim N(\mu,\sigma^2)$,其中,μ,σ^2 均未知.今随机抽取5丸测得崩解时间如下(单位:min):

36,40,32,41,36

计算样本均数和方差.

解　为运算方便,可列表3-1.

$$\left(\sum_{i=1}^{5}x_i\right)^2=34225,\quad n=5$$

所以

$$\overline{X}=\frac{1}{5}\times185=37$$

$$s^2=\frac{1}{5-1}\left[6897-\frac{1}{5}(185)^2\right]=13$$

表3-1

x_i	x_i^2
36	1296
40	1600
32	1024
41	1681
36	1296
$\sum_{i=1}^{5}x_i=185$	$\sum_{i=1}^{5}x_i^2=6897$

§3-3　抽样分布

统计量都是随机变量.数理统计中常要知道统计量的分布函数(抽样分布),由此去推断所研究的总体性质.常用的统计量,除3-2节讨论过的样本均数、方差外,还有 χ^2,t,F 等统计量,

这节将讨论这些统计量的分布.

3-3.1 样本均数的 u 分布

先不加证明地给出正态变量的如下性质:

(1) 两个相互独立的随机变量 $X_1 \sim N(\mu_1, \sigma_1^2)$, $X_2 \sim N(\mu_2, \sigma_2^2)$ 的代数和 $X = X_1 \pm X_2$ 仍服从正态分布且有 $X \sim N(\mu_1 \pm \mu_2, \sigma_1^2 + \sigma_2^2)$;

(2) n 个相互独立的随机变量 $X_i \sim N(\mu_i, \sigma_i^2)$ 的和 $X = \sum_{i=1}^{n} X_i$ 仍服从正态分布且 $X \sim N\left(\sum_{i=1}^{n} \mu_i, \sum_{i=1}^{n} \sigma_i^2\right)$, 其中, $i = 1, 2, \cdots, n$;

(3) 随机变量 $X \sim N(\mu, \sigma^2)$ 的线性函数 $Y = aX + b$ 仍服从正态分布且 $Y \sim N(a\mu + b, a^2\sigma^2)$, 其中, a, b 均为常数;

(4) n 个相互独立的随机变量 $X_i \sim N(\mu_i, \sigma_i^2)$ 的线性组合 $X = \sum_{i=1}^{n} c_i X_i$ 仍服从正态分布且有 $X \sim N\left(\sum_{i=1}^{n} c_i \mu_i, \sum_{i=1}^{n} c_i^2 \sigma_i^2\right)$, 其中, c_i 是不全为零的常数.

下面来讨论样本均数的分布.

定理 1 首先考虑样本来自正态总体时, 即 $X_i \sim N(\mu, \sigma^2)$. 由样本均数的定义 $\overline{X}$, 是 n 个相互独立同分布的随机变量的线性组合, $\overline{X} = \frac{1}{n}\sum_{i=1}^{n} X_i = \sum_{i=1}^{n} \frac{X_i}{n}$, 则由正态变量的性质(4)容易推出

$$\overline{X} \sim N\left(\sum_{i=1}^{n} \frac{\mu}{n}, \sum_{i=1}^{n} \frac{\sigma^2}{n^2}\right)$$

即

$$\overline{X} \sim N\left(\mu, \frac{\sigma^2}{n}\right) \tag{3-5}$$

这个结论表明: 来自正态总体的样本均数仍旧服从正态分布, 该分布的均数等于原总体的均数, 方差是原总体方差的 $\frac{1}{n}$ 倍. 由此可见, 样本均数这一随机变量所服从的正态分布与总体的正态分布相比较在分散性方面有改善, 且 n 越大, 方差就越小, $\overline{X}$ 就越接近总体的均数 μ. 所以, 在许多实际问题中, 用数据的均数来表示真实值往往比一次实验测定的值更好地表示真实值.

再考虑样本来自非正态总体时的情况. 当抽样为小样本时, 问题没有一般的确定解答; 当抽样为大样本时, 则由统计学的中心极限定理知, 若 $X_1, X_2, \cdots, X_n, \cdots$ 为相互独立的随机变量且 $E(X_k) = \mu$, $D(X_k) = \sigma^2$, $x_1, x_2, \cdots, x_n$ 是 $X_1, X_2, \cdots, X_n$ 的简单随机抽样, 则有

$$u = \frac{\overline{X} - \mu}{\sigma/\sqrt{n}} \sim N(0, 1) \tag{3-6}$$

也就是说, 对于大样本, 无论总体分布如何, (3-6)式总是成立的.

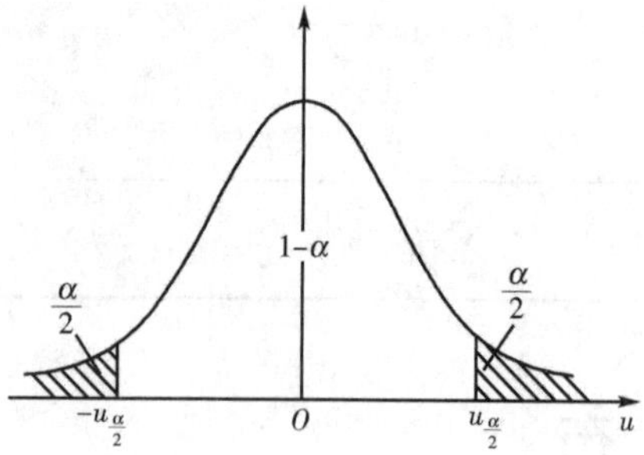

图 3-2

定义 1 对于给定的概率 $1 - \alpha$, 满足

$$P(|u| \leqslant u_{\frac{\alpha}{2}}) = 1 - \alpha$$

的数值 $u_{\frac{\alpha}{2}}$ 称为标准分布(u 分布)的临界值, 即有

$$P(u > u_{\frac{\alpha}{2}}) = \frac{\alpha}{2} \text{ 或 } P(u < -u_{\frac{\alpha}{2}}) = \frac{\alpha}{2}$$

如图 3-2 所示, 临界值可以查附表 5 得到.

3-3.2　χ^2 分布

定义 2　设 $X_1,X_2,\cdots,X_n$ 是相互独立且同服从于 $N(0,1)$ 分布的随机变量，则称随机变量

$$\chi^2=X_1^2+X_2^2+\cdots+X_n^2 \tag{3-7}$$

服从参数为 n 的 χ^2 分布，记为 $\chi^2\sim\chi^2(n)$.

χ^2 分布的概率密度函数是

$$f(x)=\begin{cases}\dfrac{1}{2^{\frac{n}{2}}\Gamma\left(\dfrac{n}{2}\right)}\mathrm{e}^{-\frac{x}{2}}x^{\frac{n}{2}-1}, & x>0,\\ 0, & x\leqslant 0\end{cases}$$

其中，参数 n 称为自由度，它表示(3-7)式中独立变量的个数.

"自由度"的含义为：(3-7)式中的统计量 χ^2 是 n 个独立的随机变量 X_i 的平方和，X_i 之间没有约束条件，每个 X_i 均可自由变动，故称 χ^2 的自由度为 n. 又如，在(3-2)式中，

$$S^2=\frac{1}{n-1}\sum_{i=1}^{n}(X_i-\overline{X})^2$$

有 n 个变量 $X_1-\overline{X},X_2-\overline{X},\cdots,X_n-\overline{X}$，它们之间存在着唯一的约束条件

$$(X_1-\overline{X})+(X_2-\overline{X})+\cdots+(X_n-\overline{X})=X_1+X_2+\cdots+X_n-n\overline{X}=0$$

因此，n 个变量 $X_1-\overline{X},X_2-\overline{X},\cdots,X_n-\overline{X}$ 中只有 $n-1$ 个可以自由变动，所以样本方差 S^2 的自由度为 $n-1$.

$f(x)$的图形如图 3-3 所示，是一条偏向左侧的曲线. 自由度越小越偏，自由度相当大时，接近正态分布.

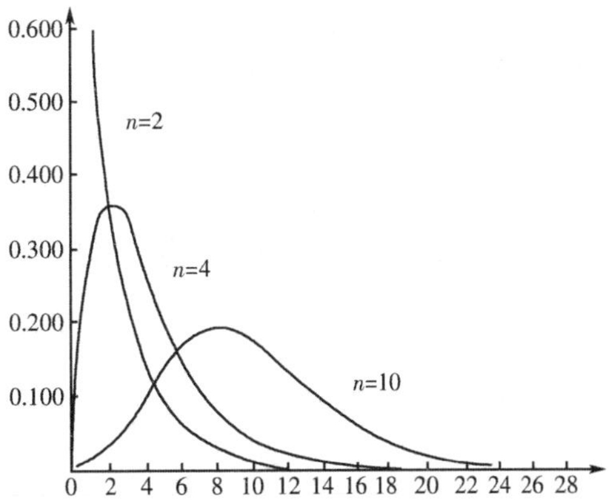

图 3-3

$\chi^2(n)$分布是 Γ 分布在 $\beta=2,\alpha=\dfrac{n}{2}-1$ 时的特例.

χ^2 分布具有可加性：

设随机变量 $\chi_1^2\sim\chi^2(n_1),\chi_2^2\sim\chi^2(n_2)$且它们互相独立，则

$$\chi_1^2+\chi_2^2\sim\chi^2(n_1+n_2)$$

这个性质也可推广到多个独立的 χ^2 变量和的情形. 由此性质还可推出下列结果：

定理 2　若 $X_1,X_2,\cdots,X_n$ 为正态总体 $N(\mu,\sigma^2)$的一个样本，则有

$$\frac{(n-1)S^2}{\sigma^2}\sim\chi^2(n-1) \tag{3-8}$$

证明从略.

这个结论表明，$(n-1)S^2/\sigma^2$ 是一个服从 χ^2 分布的随机变量，自由度为 $n-1$.

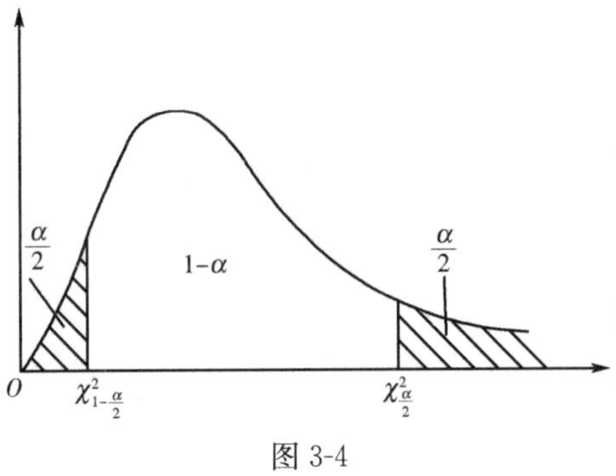

图 3-4

定义 3　对于给定的概率 $1-\alpha$，满足

$$P(\chi^2_{1-\frac{\alpha}{2}}<\chi^2<\chi^2_{\frac{\alpha}{2}})=1-\alpha$$

的数值 $\chi^2_{1-\frac{\alpha}{2}},\chi^2_{\frac{\alpha}{2}}$称为 χ^2 分布的临界值.

由定义 3 即有 $P(\chi^2>\chi^2_{\frac{\alpha}{2}})=\dfrac{\alpha}{2}$或 $P(\chi^2<\chi^2_{1-\frac{\alpha}{2}})=\dfrac{\alpha}{2}$，如图 3-4 所示，临界值可以查附表 6 得到.

例 1 查附表 6 写出 $\chi^2_{0.05}(9)$，$\chi^2_{0.025}(11)$，$\chi^2_{0.95}(7)$.

解 查附表 6 有

$$\chi^2_{0.05}(9)=16.919,\quad \chi^2_{0.025}(11)=21.920$$
$$\chi^2_{0.95}(7)=2.167$$

3-3.3 t 分布

定义 4 设随机变量 $U\sim N(0,1)$，$V\sim\chi^2(n)$，并且 U 与 V 相互独立，则称随机变量

$$t=\frac{U}{\sqrt{V/n}}$$

服从自由度为 n 的 t 分布，记为 $t\sim t(n)$.

在不至于弄错的情况下，括号中的自由度可以省略.

t 分布的概率密度函数为

$$f(t)=\frac{\Gamma\left(\frac{n+1}{2}\right)}{\sqrt{n\pi}\,\Gamma\left(\frac{n}{2}\right)}\left(1+\frac{t^2}{n}\right)^{-\frac{n+1}{2}},\quad -\infty<t<+\infty$$

其中，n 为自由度.

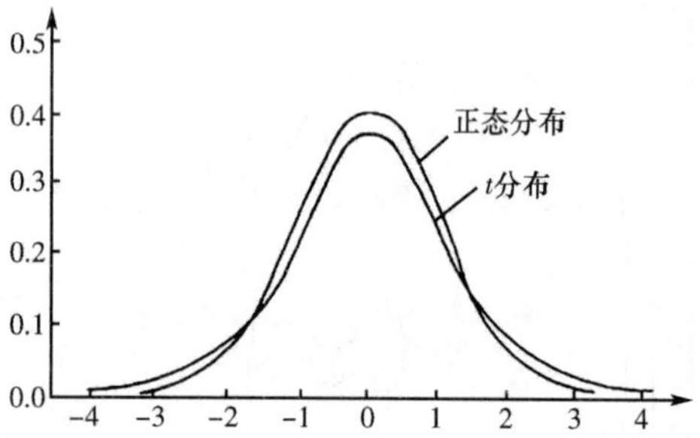

图 3-5

$f(t)$ 的图形如图 3-5 所示. 曲线关于 $t=0$ 对称，形状类似于标准正态概率密度函数的图形. 当 $n\to\infty$ 时，它的极限分布是标准正态分布. 但当 n 较小时，对于相同的变量值，t 分布的尾部比标准正态分布的尾部有着更大的概率，它们差异较大.

t 分布是统计学中极为重要的分布，应用最为广泛，其应用的重要依据是下面的定理：

定理 3 设 $X_1,X_2,\cdots,X_n$ 为正态总体 $N(\mu,\sigma^2)$ 的一个样本，则

$$\frac{\overline{X}-\mu}{S/\sqrt{n}}\sim t(n-1)$$

证 因为

$$\overline{X}\sim N(\mu,\sigma^2/n)$$

所以

$$\frac{\overline{X}-\mu}{\sigma/\sqrt{n}}\sim N(0,1)$$

又知

$$\frac{(n-1)S^2}{\sigma^2}\sim\chi^2(n-1)$$

并且

$$\frac{\overline{X}-\mu}{\sigma/\sqrt{n}}\text{与}\frac{(n-1)S^2}{\sigma^2}$$

相互独立，从而由定义 4，得

$$\frac{\dfrac{\overline{X}-\mu}{\sigma/\sqrt{n}}}{\sqrt{\dfrac{(n-1)S^2}{\sigma^2}\cdot\dfrac{1}{n-1}}}=\frac{\overline{X}-\mu}{S/\sqrt{n}}\sim t(n-1)$$

定理 4　设 $X_1, X_2, \cdots, X_{n_1}$ 和 $Y_1, Y_2, \cdots, Y_{n_2}$ 分别是从同方差的总体 $N(\mu_1, \sigma^2)$ 和 $N(\mu_2, \sigma^2)$ 中抽取的样本，它们相互独立，则

$$\frac{(\overline{X}-\overline{Y})-(\mu_1-\mu_2)}{S_w\sqrt{\dfrac{1}{n_1}+\dfrac{1}{n_2}}} \sim t(n_1+n_2-2)$$

其中，

$$S_\omega^2=\frac{(n_1-1)S_1^2+(n_2-1)S_2^2}{n_1+n_2-2}$$

S_1^2 和 S_2^2 分别是这两个样本的方差.

证　由定理的条件可知

$$(\overline{X}-\overline{Y}) \sim N\left(\mu_1-\mu_2, \frac{\sigma^2}{n_1}+\frac{\sigma^2}{n_2}\right)$$

由已知两个总体方差相等，则

$$U=\frac{(\overline{X}-\overline{Y})-(\mu_1-\mu_2)}{\sigma\sqrt{\dfrac{1}{n_1}+\dfrac{1}{n_2}}} \sim N(0,1)$$

由给定条件知

$$\frac{(n_1-1)S_1^2}{\sigma^2} \sim \chi^2(n_1-1), \quad \frac{(n_2-1)S_2^2}{\sigma^2} \sim \chi^2(n_2-1)$$

且它们相互独立，由 χ^2 分布的可加性，

$$V=\frac{(n_1-1)S_1^2}{\sigma^2}+\frac{(n_2-1)S_2^2}{\sigma^2} \sim \chi^2(n_1+n_2-2)$$

从而按 t 分布的定义得

$$\frac{U}{\sqrt{\dfrac{V}{n_1+n_2-2}}}=\frac{(\overline{X}-\overline{Y})-(\mu_1-\mu_2)}{S_w\sqrt{\dfrac{1}{n_1}+\dfrac{1}{n_2}}} \sim t(n_1+n_2-2)$$

定义 5　对于给定的概率 $1-\alpha$，满足

$$P(|t| \leqslant t_{\frac{\alpha}{2}})=1-\alpha$$

的数值 $t_{\frac{\alpha}{2}}$ 称为 t 分布的双侧临界值.

满足 $P(t>t_\alpha)=\alpha$ 或 $P(t<-t_\alpha)=\alpha$ 的数值 t_α 称为 t 分布的单侧临界值，如图 3-6 所示，临界值可以查附表 7 得到.

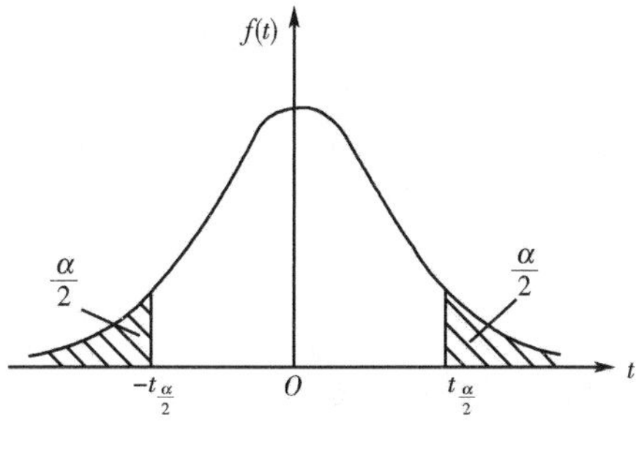

图 3-6

例 2　查附表 7 写出 $t_{\frac{0.05}{2}}(9)$，$t_{0.01}(11)$，$t_{0.40}(7)$.

解　查附表 7 有

$$t_{\frac{0.05}{2}}(9)=2.262, \quad t_{0.01}(11)=2.718, \quad t_{0.40}(7)=0.263$$

3-3.4　F 分布

定义 6　设随机变量 $U \sim \chi^2(n_1)$，$V \sim \chi^2(n_2)$，并且 U, V 相互独立，则称随机变量

$$F=\frac{U/n_1}{V/n_2}=\frac{U}{V}\cdot\frac{n_2}{n_1}$$

服从自由度为 (n_1, n_2) 的 F 分布，记作 $F \sim F(n_1, n_2)$.

F 分布的概率密度函数为

$$f(x)=\begin{cases}\dfrac{\Gamma\left(\dfrac{n_1+n_2}{2}\right)}{\Gamma\left(\dfrac{n_1}{2}\right)\Gamma\left(\dfrac{n_2}{2}\right)}\left(\dfrac{n_1}{n_2}\right)^{\frac{n_1}{2}}x^{\frac{n_1}{2}-1}\left(1+\dfrac{n_1}{n_2}x\right)^{-\frac{n_1+n_2}{2}}, & x\geqslant 0,\\ 0, & x<0\end{cases}$$

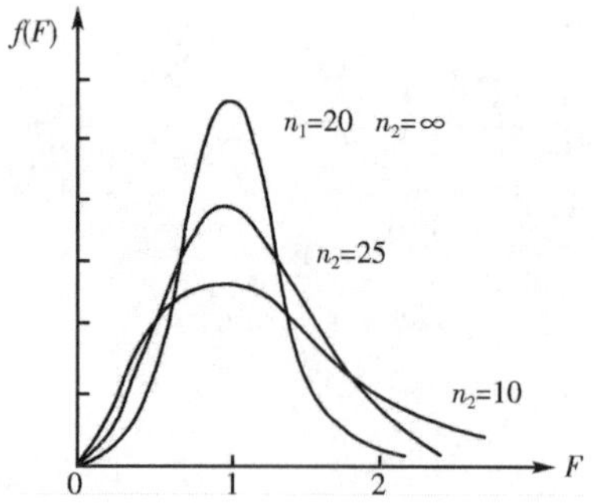

图 3-7

F 分布有两个自由度,第一自由度 n_1 为组成统计量 F 分子的随机变量的自由度,第二自由度 n_2 为分母的随机变量的自由度.

$f(x)$的图形如图 3-7 所示.不对称的山状曲线,峰向左偏斜,随着 n_1 与 n_2 的同时增大,其均数趋近于 1 且 $f(x)$ 的曲线趋向于对称.

再介绍一个常用的服从 F 分布的随机变量.

定理 5 设 $X_1, X_2, \cdots, X_{n_1}$ 为总体 $N(\mu_1, \sigma_1^2)$ 的样本;$Y_1, Y_2, \cdots, Y_{n_2}$ 为总体 $N(\mu_2, \sigma_2^2)$ 的样本且两样本相互独立,样本方差为 S_1^2, S_2^2,则

$$\frac{S_1^2/\sigma_1^2}{S_2^2/\sigma_2^2}\sim F(n_1-1, n_2-1)$$

证 因为

$$\frac{(n_1-1)S_1^2}{\sigma_1^2}\sim\chi^2(n_1-1)$$

$$\frac{(n_2-1)S_2^2}{\sigma_2^2}\sim\chi^2(n_2-1)$$

所以由定义 6 可知

$$\frac{S_1^2/\sigma_1^2}{S_2^2/\sigma_2^2}=\frac{\dfrac{(n_1-1)S_1^2}{\sigma_1^2}}{\dfrac{(n_2-1)S_2^2}{\sigma_2^2}}\cdot\frac{n_2-1}{n_1-1}\sim F(n_1-1, n_2-1)$$

定义 7 对于给定的概率 $1-\alpha$,满足

$$P(F_{1-\frac{\alpha}{2}}<F<F_{\frac{\alpha}{2}})=1-\alpha$$

的数值 $F_{1-\frac{\alpha}{2}}, F_{\frac{\alpha}{2}}$ 称为 F 分布的临界值.

由定义 7 即有 $P(F>F_{\frac{\alpha}{2}})=\dfrac{\alpha}{2}$ 或 $P(F<F_{1-\frac{\alpha}{2}})=\dfrac{\alpha}{2}$,临界值可以查附表 8 得到.

例 3 查附表 8,写出 $F_{0.1}(10,9), F_{0.05}(10,9), F_{0.005}(10,9)$.

解 查附表 8 得

$$F_{0.1}(10,9)=2.42,\quad F_{0.05}(10,9)=3.14,\quad F_{0.005}(10,9)=6.42$$

最后,读者必须注意:本节中介绍的 χ^2 分布、t 分布、F 分布都是对正态总体而言的,就是说,这些样本都是来自正态总体,在以后使用时,必须注意这一前提条件.

§ 3-4 概率分布的拟合及其应用

随机变量的概率密度函数(或分布函数)全面刻画了总体的规律,但在实际问题中,总体的分布情况往往是不清楚的,可用样本资料通过作出适当的统计图来作直观考察.当总体的数量指标是连续型随机变量时,可作出样本频率分布密度的直方图,作为总体概率密度函数的经验近似.

3-4.1 经验分布

为了便于理解,结合例子说明作出样本频率分布密度的直方图的一般方法.

例 1 在颗粒剂分装过程中,随机抽取 100 包颗粒剂称重,结果如下(单位:g):

0.89	0.92	0.98	0.91	0.85	0.93	0.89
0.89	0.86	0.87	0.93	0.88	0.82	0.95
0.86	0.85	0.82	0.93	0.96	0.91	0.98
0.95	0.9	0.87	0.88	0.86	0.9	1
0.9	0.95	0.95	0.87	0.87	0.87	0.92
0.95	0.84	0.94	0.92	0.87	0.91	0.86
0.97	0.92	0.89	0.87	0.91	0.92	0.93
0.92	0.92	0.88	0.94	0.78	0.8	0.89
0.88	0.94	0.96	0.89	0.9	0.92	0.92
0.87	0.87	0.89	0.94	0.87	0.87	0.9
0.86	0.92	0.89	0.95	0.92	0.9	0.94
0.97	0.92	0.9	0.91	0.91	0.84	0.93
0.99	0.89	1.03	0.81	0.92	0.86	0.98
0.92	0.84	0.98	0.85	0.91	0.86	0.84
1.06	0.92					

试近似地确定颗粒剂重量的概率密度,并作出其图形.

解 按下列步骤作出样本直方图:

(1) 找出样本数据的最大值和最小值.这里是 0.78 和 1.06.

(2) 确定分组的组距和组数.一般按等距分组,当样本容量小于 50 时分为 5～7 组,当样本容量为 100 左右时,分为 7～10 组,当样本容量很大时可分为 10～15 组,本例分为 7 组,$R=1.06-0.78=0.28$.由于分 7 组,组距为 0.04,自 0.78 至 1.06 共分为 7 个小区间.

(3) 数出频数,求出频率密度.把位于各小区间的数据个数用“正”字记下,最后数出与小区间相应的频数.再将各组的频数除以样本容量得到各组的样本频率.最后,将各组的频率除以各组相应的组距得到频率密度,如表 3-2 所示.

表 3-2

组号	区间	频数划记	频数	频率	频率密度
1	[0.78,0.82)	正	5	0.05	1.25
2	[0.82,0.86)	正正𠃋	14	0.14	3.5
3	[0.86,0.9)	正正正正正正一	31	0.31	7.33
4	[0.9,0.94)	正正正正正正丅	32	0.32	8
5	[0.94,0.98)	正正𠃋	14	0.14	3.5
6	[0.98,1.02)	丅	2	0.02	0.5
7	[1.02,1.06)	丅	2	0.02	0.5
合计			100		

(4) 画出直方图.在直角坐标系中,以随机变量取值作横坐标,频率密度为纵坐标,在每个小区间上作出小矩形,底长为组距,高为频率密度,即得样本直方图(图 3-8).直方图左右近似对

称，这与正态分布的概率密度函数很相似，故可猜测这种颗粒剂的袋重服从正态分布. 如需作出比较可靠的判断，可用下一节的知识来检验.

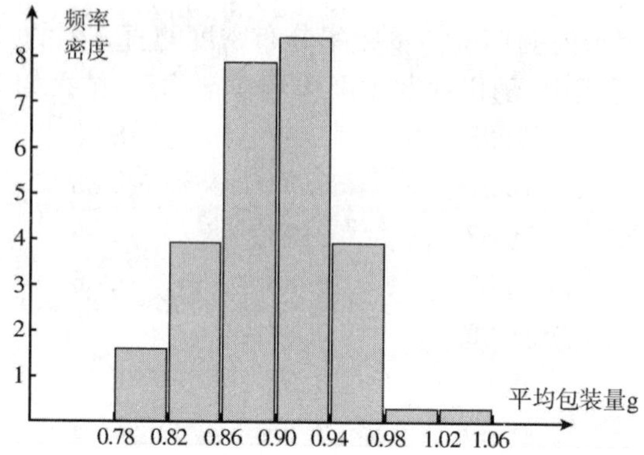

图 3-8

3-4.2 正态概率分布及应用

利用将曲线直线化的原理可判断一组数据是否取自正态总体.

一、正态概率分布函数直线化的原理

设 $X \sim N(\mu, \sigma^2)$，那么 $\frac{X-\mu}{\sigma} \sim N(0,1)$. 令 $u=\frac{X-\mu}{\sigma}$，则 $F(x)=\Phi(u)$.

$$\frac{X-\mu}{\sigma}=\Phi^{-1}[F(x)]$$

$$\Phi^{-1}[F(x)]=\frac{1}{\sigma}X-\frac{\mu}{\sigma}$$

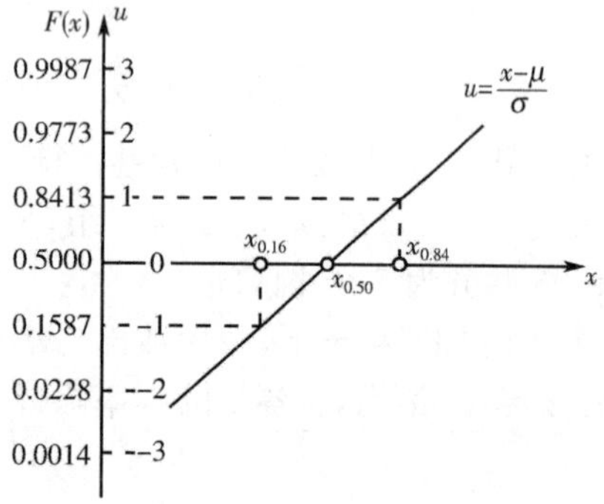

图 3-9

因为 u 是 x 的线性函数，在坐标系 $x-u$ 中，u 对 x 的图形是一条直线(图 3-9). 通过 Φ 值表，把纵轴刻度上的 u 值改写成对应的 $\Phi(u)$值，即 $F(x)$值. 这样一来，在坐标系 $x-F(x)$中，$F(x)$对 x 的图形仍是那一条直线. 于是，以普通均匀尺 x 为横轴，以函数尺 $\Phi^{-1}(F)$为纵轴，在标准坐标纸中作出的散点图近似为一条直线就可以判断样本数据服从正态分布.

二、正态概率分布函数直线化的使用方法

(1) 把样本数据 x 从小到大排队，并计算对应的累积频率 $F(x)$；

(2) 在标准坐标纸上描出点列$(x, \Phi^{-1}[F(x)])$；

(3) 若点列能拟合一条直线，则变量 X 近似服从正态分布 $N(\mu, \sigma^2)$；

(4) 确定正态分布的参数值. 由纵轴上的 $F(x)=0.50, 0.16$(或 0.84)，找到横轴上对应的 $x_{0.50}, x_{0.16}$(或 $x_{0.84}$)，则均数 μ 和标准差 σ 的估计值为 $\hat{\mu}=x_{0.50}$，$\hat{\sigma}=x_{0.50}-x_{0.16}$[或 $\hat{\sigma}=x_{0.84}-x_{0.50}$，或 $\hat{\sigma}=\frac{1}{2}(x_{0.84}-x_{0.16})$].

例 2 某中医药大学对六味地黄丸进行显微定量研究. 为探讨丸剂中熟地的某种特征物(棕色核状物)数目是否服从正态分布，镜检了 67 组载玻片中熟地的特征物数目，得到累积频率分布如表 3-3 所示.

表 3-3　累积频率分布表

特征物数	频数	累积频数	累积频率	$\Phi^{-1}[F(x)]$	特征物数	频数	累积频数	累积频率	$\Phi^{-1}[F(x)]$
56	1	1	0.015	−2.17009	65	13	40	0.597	0.24559
57	1	2	0.030	−1.88079	66	7	47	0.701	0.527279
59	2	4	0.060	−1.55477	67	4	51	0.761	0.709523
60	3	7	0.104	−1.25908	68	5	56	0.836	0.97815
61	2	9	0.134	−1.10768	69	6	62	0.925	1.439531
62	5	14	0.209	−0.8099	70	2	64	0.955	1.695398
63	5	19	0.284	−0.571	71	1	65	0.970	1.880794
64	8	27	0.403	−0.24559	72	2	67	1.000	2.4559

利用标准坐标纸描点，由于散点能拟合一条直线(图 3-10). 说明六味地黄丸中熟地所含该种特征物的数目近似服从正态分布.

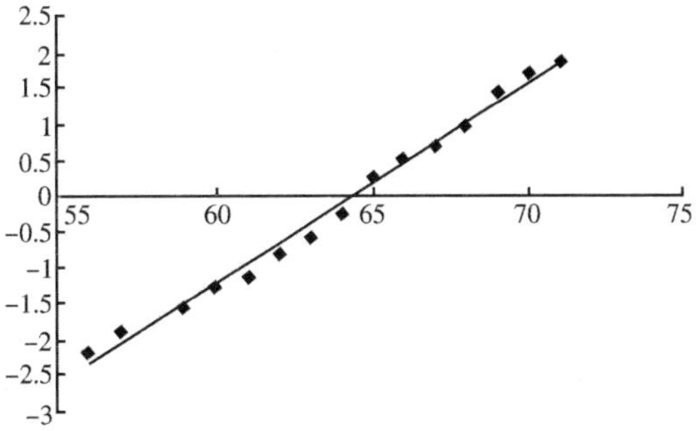

图 3-10

从图 3-10 可求出均数和标准差的估计值

$$\hat{\mu}=x_{0.50}=64.8$$

$$\hat{\sigma}=x_{0.84}-x_{0.50}=68.2-64.8=3.4$$

3-4.3　对数正态概率分布及应用

在药剂学、药理学等领域常可遇见一些不服从正态分布的随机变量，如乳剂中油珠直径的分布、剂量-反应曲线等，其一般特征是概率密度曲线偏向左侧而显出长尾状. 这类随机变量的对数服从正态分布，称其服从对数正态分布.

判断随机变量是否服从对数正态分布，可以对所得样本资料取对数后借助正态概率分布函数直线化原理来完成. 为免去取对数的工作，也可将横轴坐标值改为对数值，直接以样本累积频率 $\Phi^{-1}[F(\lg x)]=F(x)$ 对 $\lg x$ 作图，若呈直线状就可判断随机变量为对数正态变量. 至于均数和标准差的估计，宜分两步进行. 首先，从图上查找 $F(x)=0.50$ 和 0.84(或 0.16)所对应的横坐标值 $x_{0.50}$ 和 $x_{0.84}$(或 $x_{0.16}$)，注意到横轴为对数坐标，读数为 a 时应为 $\lg a$，所以如果将取对数后正态分布的均数和标准差称为对数均数和对数标准差，分别记为 μ' 和 σ'，则类似于正态分布的情形.

$$\hat{\mu}'=\lg x_{0.50}$$

$$\hat{\sigma}'=\lg x_{0.84}-\lg x_{0.50}$$

$$\left[\text{或 } \hat{\sigma}'=\lg x_{0.50}-\lg x_{0.16},\quad \hat{\sigma}'=\frac{1}{2}(\lg x_{0.84}-\lg x_{0.16})\right]$$

然后代入公式

$$\hat{\mu}=10^{\hat{\mu}'+1.15\hat{\sigma}'^2}$$

$$\hat{\sigma}=\hat{\mu}'(10^{2.3\hat{\sigma}'^2}-1)^{\frac{1}{2}}$$

即得对数正态分布本身的均数和标准差的估计值.

例 3　将三阶糖酸锑钾 50 的不同剂量注入小白鼠后，观察存活与死亡情况，结果如表 3-4 所示. 试判断致死剂量接近正态分布还是接近对数正态分布?

表 3-4

对数剂量 lg$D$	剂量 D/(mg/20g)	动物只数		死亡率 F/%	$\Phi^{-1}(F)$
		存活	死亡		
0.30103	2.0	12	1	7.7	−1.42554
0.39794	2.5	7	3	30.0	−0.5244
0.477121	3.0	4	7	63.6	0.347787
0.544068	3.5	2	11	84.6	1.019428
0.60206	4.0	1	16	94.1	1.563224
0.653213	4.5	0	17	100.0	

解　根据表 3-4 的数据，计算对数剂量及 $\Phi^{-1}(F)$ 的值，分别列于表 3-4 的两端. 用 $[D, \Phi^{-1}(F)]$，$[\lg D, \Phi^{-1}(F)]$ 分别在标准坐标纸上描点，如图 3-11，图 3-12 所示. 从坐标图的直线近似程度说明致死剂量更接近对数正态分布.

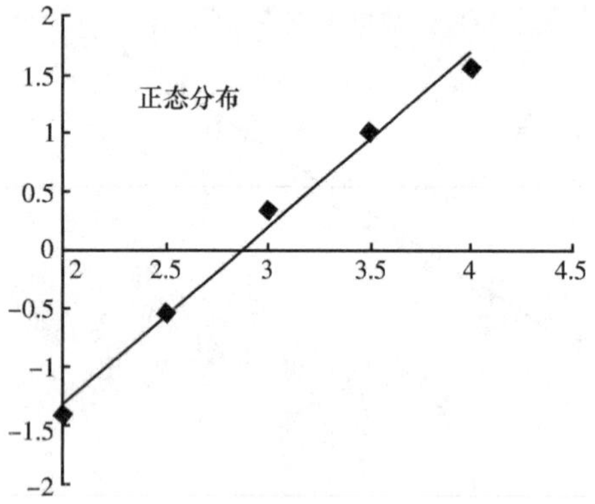

图 3-11

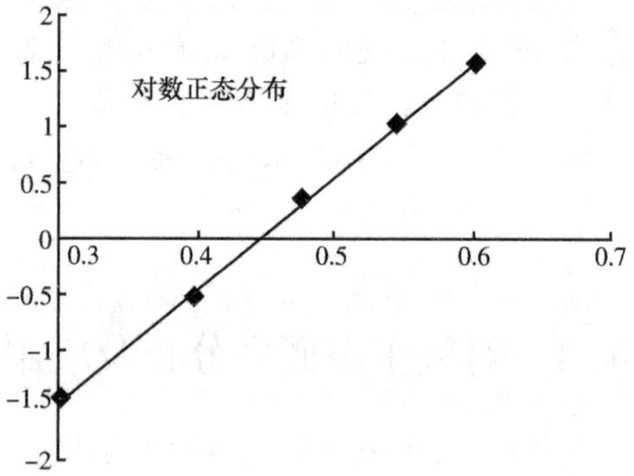

图 3-12

3-4.4　韦布尔概率分布及应用

2-3 节中已给出韦布尔分布的概率密度函数为

$$f(x)=\frac{m}{\beta}(x-\alpha)^{m-1}\mathrm{e}^{-\frac{(x-\alpha)^m}{\beta}},\quad x\geqslant\alpha$$

分布函数为

$$F(x)=1-\mathrm{e}^{-\frac{(x-\alpha)^m}{\beta}} \tag{3-9}$$

其中，有三个参数 α,β 和 m. 对(3-9)式改写后两端取对数有

$$\ln[1-F(x)]=-\frac{(x-\alpha)^m}{\beta}$$

变号后，再取对数，

$$\ln\{-\ln[1-F(x)]\}=m\ln(x-\alpha)-\ln\beta$$

作变量代换

$$X=\ln(x-\alpha),\quad B=-\ln\beta,\quad Y=\ln\{-\ln[1-F(x)]\}$$

则有

$$Y=mX+B$$

可以看出 Y 与 X 存在线性关系. 于是，以一个随机样本的累积频率代替 $F(x)$，以 $\ln\{-\ln[1-F(x)]\}$ 对 $\ln(x-\alpha)$ 作图，如 $\alpha=0$，便以 $\ln\{-\ln[1-F(x)]\}$ 对 $\ln x$ 作图. 如果所得诸点按直线排

布，便可认为该样本来自一个服从韦布尔分布的总体.

为避免多次查取自然对数，以

$$X=\ln x$$

$$Y=\ln\{-\ln[1-F(x)]\}=\ln\ln\frac{1}{1-F(x)}$$

的数值描图，如果所得诸点按直线排布，便可认为该样本来自一个服从韦布尔分布的总体.

在标准坐标纸上，以样本的累积频率代替 $F(x)$，按如下步骤作图估计：

(1) 以 $\ln\ln\frac{1}{1-F(x)}$ 对 $\ln x$ 作图；

(2) 若诸点排布接近直线，则 $\alpha=0$，适当拟合一直线，尤其注意照顾 $F(x)$ 在 30%～70%内的点，使之优先贴近直线；

(3) 若诸点排布呈曲线状，则沿曲线趋势延伸，作切线与 $\ln x$ 轴交点的数值作为 α 的初步估计值. 如此反复修改，直到选定一个较好的 α 作为位置参数的估计值为止；

(4) 在 $\ln\ln\frac{1}{1-F(x)}$ 对 $\ln(x-\alpha)$ 所作的图上拟合一直线，目测该直线的截距，不计正负号即得 $-\ln\beta$ 的估计值，计算得 β 值；

(5) 所拟合的直线与 $\ln(x-\alpha)$ 轴有的斜率值，即为参数 m 的估计值；

(6) 依下式计算均数和标准差的估计值：

$$\mu=\beta^{\frac{1}{m}}\Gamma\left(1+\frac{1}{m}\right)+\alpha$$

$$\sigma=\beta^{\frac{1}{m}}\left[\Gamma\left(1+\frac{2}{m}\right)-\Gamma^2\left(1+\frac{1}{m}\right)\right]^{\frac{1}{2}}$$

即为 μ,σ 的估计值.

例 4　某单位用转篮法测得四环素糖衣片在不同时刻的累积百分溶出率，结果如表 3-5 所示. 试问这个样本是否取自韦布尔分布总体？如果是，估计其参数(包含 α).

表 3-5

对数时间 $\ln(t-\alpha)$	对数时间 $\ln t$	时间 t/hr	累积溶出百分率		$\ln\ln\frac{1}{1-F(x)}$
			$F(x)$	$1-F(x)$	
−1.20397	0.693147	2.0	0.046	0.954	−3.05566
−0.22314	0.916291	2.5	0.11	0.89	−2.14957
0.262364	1.098612	3.0	0.19	0.81	−1.55722
0.587787	1.252763	3.5	0.22	0.78	−1.39247
0.832909	1.386294	4.0	0.27	0.73	−1.1561
1.029619	1.504077	4.5	0.31	0.69	−0.99138
1.193922	1.609438	5.0	0.42	0.58	−0.60747
1.987874	2.197225	9.0	0.59	0.41	−0.11474
2.332144	2.484907	12.0	0.72	0.28	0.241349
2.791165	2.890372	18.0	0.86	0.14	0.676058

解　根据表 3-5 的数据，计算对数时间 $\ln t$ 及 $\ln\ln\frac{1}{1-F(x)}$ 的值，分别列于表 3-5 的两端. 用 $\left(\ln t,\ln\ln\frac{1}{1-F(x)}\right)$ 在标准坐标纸上描点，估计参数 $\alpha=1.7$，如图 3-13 所示.

用$\left(\ln(t-\alpha),\ln\ln\dfrac{1}{1-F(x)}\right)$在标准坐标纸上描点，如图 3-14 所示. 散点近似一条直线，说明这个样本是取自韦布尔分布总体.

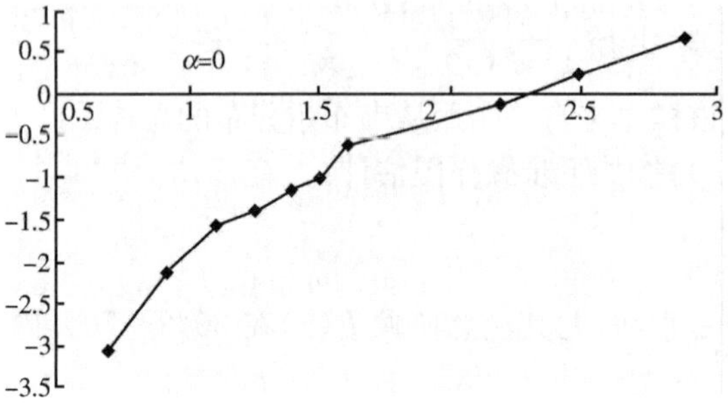

图 3-13

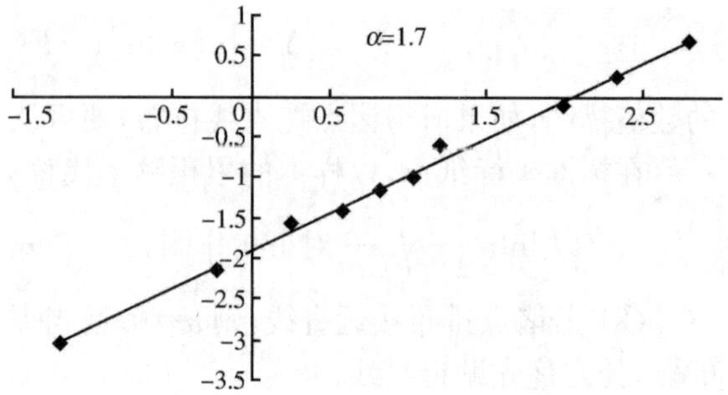

图 3-14

再用§8-2 的知识建立线性回归方程得到$\ln\ln\dfrac{1}{1-F(x)}$关于$\ln(t-\alpha)$的回归方程

$$\ln\ln\frac{1}{1-F(x)}=0.9283\ln(t-\alpha)-1.901$$

$$R^2\approx0.9951,\quad m=0.9283,\quad -\ln\beta=-1.901$$

计算得$\beta\approx6.6926$.

习 题 三

1. 思考下列问题：

(1) 自总体中随机抽取的容量为 n 的样本，可以看成是 n 个随机变量，如何理解？

(2) t 分布与正态分布的区别与联系是什么？

(3) 对一组观察值求平均数就是样本均数，这样说对吗？为什么？

2. 计算下列各样本的均数、方差、标准差及相对标准差：

(1) 5，19，−3，7，1，1；

(2) 5，−3，2，0，8，6；

(3) 10，15，14，15，16；

(4) 0，5，10，−3.

3. 从同一批号的阿司匹林片中随机抽出 5 片，测定其溶解 50%的所需时间分别为

5.3，6.6，5.2，3.7，4.9

试计算其样本方差、样本均数和相对标准差.

4. 洋地黄的生物检定法是将洋地黄制成酊剂，用等渗溶液稀释，然后以一定的速度缓慢注入动物体内，直至动物死亡为止，以求得动物的最小致死量，现用豚鼠及家鸽 10 只，求得每千克致死量如表 1 所示：

表 1

豚鼠组/(mg/kg)	118	134	104	165	116	110	148	116	155	124
家鸽组/(mg/kg)	97.3	91.3	102	129	92.8	96.3	99.0	89.2	90.1	98.4

问家鸽与豚鼠两种动物哪一种更适宜作洋地黄检定？

5. 在总体 $N(12,4)$中随机抽一容量为 5 的样本 $Z_1,Z_2,\cdots,Z_5$.

(1) 求样本均值与总体均值之差的绝对值大于 1 的概率；

(2) 求概率 $P\{\max(Z_1,\cdots,Z_5)>15\}$；

(3) 求概率 $P\{\min(Z_1,\cdots,Z_5)<10\}$.

6. 设随机变量 X 和 Y 相互独立且都服从 $N(0,3^2)$，而 $X_i(i=1,2,\cdots,9)$ 和 $Y_i(i=1,2,\cdots,9)$ 分别是来自总体 X 和 Y 的简单随机样本，求统计量 $K=\sum_{i=1}^{9}X_i\Big/\sqrt{\sum_{i=1}^{9}Y_i^2}$ 服从的分布.

7. 求表 2 中麻疹病毒特异性 LgG 荧光抗体的滴度倒数是否来自对数正态总体?

表 2

LgG 滴度倒数	例数	LgG 滴度倒数	例数
40	3	320	9
80	22	640	3
180	17	1280	1

8. 某地 101 例 30～39 岁健康男子血清总胆固醇测定结果(mg/100ml)如下：

184.0	130.0	237.0	152.5	137.4	163.2	166.3	181.7	219.7
176.0	189.2	168.8	208.0	243.1	201.0	278.8	214.0	151.7
201.0	199.9	222.6	184.9	197.8	200.6	197.0	181.4	183.1
155.4	169.0	188.6	241.2	205.5	173.6	178.8	139.4	171.6
125.1	155.7	225.7	157.9	129.2	157.5	185.1	201.8	191.7
135.2	199.1	196.7	226.3	185.2	206.2	163.8	166.9	184.0
171.1	188.5	214.3	117.5	175.7	129.2	188.0	160.9	225.7
122.7	176.4	168.9	166.3	176.7	220.2	252.9	183.6	177.9
245.6	172.6	131.2	150.9	104.2	177.5	157.9	230.0	211.5
199.2	207.8	150.0	177.9	172.6	140.6	167.5	199.9	237.1
160.8	117.9	159.2	251.4	181.1	164.0	153.4	246.4	196.6
170.0	175.7							

试检验本样本数据是否来自正态总体. 若来自正态总体，试估计其均数和标准差.

9. 慢速搅拌(30r/min)下测得在 pH 为 7.5 的介质中某药物各时刻的累积溶解百分比数据如表 3 所示，问这个样本是否可以认为取自韦布尔分布总体? 如果是取自韦布尔分布，试估测它的参数 α，估测参数 m 和 β 的值.

表 3

时间/min	5	10	15	20	25	30
累积溶解百分比/%	27	58	78	91	96	100

第三章 PPT

第四章

总体的参数估计

总体的参数估计是统计推断的基本问题之一. 当总体的分布形式已知,其所含参数的真值未知时,根据样本提供的信息,构造样本的函数(即统计量),对总体未知参数做估计或推断.

参数估计通常分为两类:一是点估计,就是以某个适当的统计量的观测值作为相应未知参数的估计值;二是区间估计,就是以适当的统计量观测值确定的区间来估计相应未知参数的大致范围.

§ 4-1 参数点估计

如果总体分布的类型已知,而它的某些参数未知,根据样本所取得的信息,估计出未知参数的值,这类问题称为参数的点估计问题. 例如,已知总体服从正态分布 $N(\mu,\sigma^2)$,但未知其参数 μ,σ^2,因此需要根据样本所反映的信息,估计出参数值 μ,σ^2,把总体的未知参数 μ,σ^2 称为待估计参数.

用于求参数点估计的方法有矩估计法、最大似然估计法、最小二乘法,这里只介绍最常用的矩估计法.

4-1.1 点估计

定义 1 设 θ 为总体 X 的一个待估计的未知参数,用样本 $X_1,X_2,\cdots,X_n$ 构造一个统计量 $\hat{\theta}=f(x_1,x_2,\cdots,x_n)$ 作为 θ 的估计,称这个统计量 $\hat{\theta}$ 为 θ 的一个估计量. 由于抽样的随机性,$\hat{\theta}$ 是一个随机变量. 对于样本的一组具体观测值 $x_1,x_2,\cdots,x_n$,估计量 $\hat{\theta}=f(x_1,x_2,\cdots,x_n)$ 称为 θ 的一个具体观测的点估计值,简称估计值. 实际上它是估计量的一个具体值. 这种通过一次具体抽样值 $x_1,x_2,\cdots,x_n$,估计出参数 θ 的可能取值的方法称为参数的点估计方法.

点估计的目的是寻求作为未知参数 θ 的估计量,然后把样本值代入估计量而得到一个具体的估计值. 但是对于同一个参数可以用不同的方法来求其估计量,如估计总体均数 θ 可以用估计量 $\hat{\theta}=\dfrac{1}{n}\sum\limits_{i=1}^{n}x_i$ (样本均数),也可以用 $\hat{\theta}=\dfrac{1}{2}(\max\limits_{1\leqslant i\leqslant n}\{x_i\}+\min\limits_{1\leqslant i\leqslant n}\{x_i\})$等. 究竟哪一个估计量好?一般地,认为参数 θ 的最佳估计量应当是在某种意义下最接近于 θ 的那一个为好,因此衡量估计量好坏的常用的标准有 3 条.

一、无偏性

定义 2 设 θ 为被估计的未知参数,$\hat{\theta}$ 为 θ 的估计量,若

$$E(\hat{\theta})=\theta \tag{4-1}$$

则称 $\hat{\theta}$ 为 θ 的无偏估计量.

对于无偏性的含义可以这样来理解:由于抽样误差的影响,每次抽样算得的估计量 $\hat{\theta}$ 都不

会相同. 但随着抽样次数的增加,计算出的值会逐渐稳定在待估计参数 θ 的附近,即统计量 $\hat{\theta}$ 的抽样值总体平均等于待估计参数 θ.

前面提到样本均数、方差可以作为总体均数、方差的估计量. 从无偏性的定义还可以证明它们是总体均数、方差的无偏估计量. 事实上,设 $X_1, X_2, \cdots, X_n$ 是总体 X 的有相同分布的样本,$\overline{X}$ 为样本均数,μ 为总体均数,

$$E(\overline{X}) = E\left(\frac{1}{n}\sum_{i=1}^{n} X_i\right) = \frac{1}{n}E\left(\sum_{i=1}^{n} X_i\right) = \frac{1}{n}\sum_{i=1}^{n} EX_i = \frac{1}{n}\sum_{i=1}^{n}\mu = \frac{1}{n}\cdot n\mu = \mu$$

由无偏估计量的定义得知,样本均数 $\overline{X}$ 是总体均数 μ 的无偏估计量.

同样,样本方差 $S^2 = \dfrac{1}{n-1}\sum_{i=1}^{n}(X_i - \overline{X})^2$ 是总体方差 σ^2 的无偏估计量. 因为

$$\begin{aligned}
ES^2 &= E\left[\frac{1}{n-1}\sum_{i=1}^{n}(X_i-\overline{X})^2\right] \\
&= \frac{1}{n-1}E\left\{\sum_{i=1}^{n}\left[(X_i-EX)-(\overline{X}-EX)\right]^2\right\} \\
&= \frac{1}{n-1}E\left\{\sum_{i=1}^{n}(X_i-EX)^2 - 2\sum_{i=1}^{n}(X_i-EX)(\overline{X}-EX) + n(\overline{X}-EX)^2\right\} \\
&= \frac{1}{n-1}\left\{\sum_{i=1}^{n}E(X_i-EX)^2 - nE(\overline{X}-EX)^2\right\} \\
&= \frac{1}{n-1}\left\{\sum_{i=1}^{n}DX - nD\overline{X}\right\} \\
&= \frac{1}{n-1}\left\{n\cdot DX - n\cdot\frac{DX}{n}\right\} = DX
\end{aligned}$$

还可以用样本的平均波动 $S_n^2 = \dfrac{1}{n}\sum_{i=1}^{n}(X_i - \overline{X})^2$ 来估计总体的方差 DX,而

$$ES_n^2 = E\left(\frac{n-1}{n}S^2\right) = \frac{n-1}{n}ES^2 = \frac{n-1}{n}DX$$

可以看出,S_n^2 不是总体方差 DX 的无偏估计量,因此将样本方差定义为 S^2,而不是 S_n^2. 但是当 n 相当大时,两者相差甚微,n 较小时,相差就比较大,所以当取的样本为大样本时,也可以用 S_n^2 作为 DX 的估计量. 在医学统计上,由于临床病历数一般比较大,常用 S_n^2 来代替 S^2,而在药学研究中,由于取样值的数量一般不超过 50,必须用 S^2 作 DX 的统计估计值. 否则,估计 DX 的偏差会增大.

这里还要指出一点:S^2 是总体方差 DX 的无偏估计量,但 S 却不是总体标准差 $\sqrt{DX}$ 的无偏估计量(证明从略),只能作为 $\sqrt{DX}$ 的估计量.

无偏性决不是衡量估计值好坏的唯一标准,有时同一个参数可以有多个不同的无偏估计量,那么究竟哪一个无偏估计量好呢? 引进点估计的另一个标准:有效性.

二、有效性

定义 3　设 $\hat{\theta}_1$ 及 $\hat{\theta}_2$ 都是未知参数 θ 的无偏估计量,若

$$D(\hat{\theta}_1) \leqslant D(\hat{\theta}_2) \tag{4-2}$$

则称 $\hat{\theta}_1$ 较 $\hat{\theta}_2$ 有效.

实际上,为了使抽样误差尽量地小,要求估计量围绕被估计值的变动越小越好. 也就是说,要求估计量的离散程度要小,即方差要小. 例如,在正态总体的情况下,样本均数 $\overline{X}$ 及样本中位数 M 都是总体均数的无偏估计量. 比较它们的有效性,均数 $\overline{X} \sim N\left(\mu, \dfrac{\sigma^2}{n}\right)$,而样本中位数 $M \sim$

$N\left(\mu,\frac{\pi\sigma^2}{2n}\right)$(证明从略).可以看出,$\overline{X}$ 的方差 $D\overline{X}$ 比 M 的方差 DM 小,说明用 $\overline{X}$ 来估计总体均数比 M 有效.

应当指出的是统计量与样本容量 n 有关,为了明确起见,不妨记作 $\hat{\theta}_n$.很自然地,我们希望当 n 越大时,对 θ 的估计越精确,于是引进点估计的第三个标准:一致性.

三、一致性

定义 4 设 $\hat{\theta}_n$ 是未知参数 θ 的一个估计量,n 为样本容量,若对任意一个 $\varepsilon>0$ 有

$$\lim_{n\to\infty}P(|\hat{\theta}_n-\theta|<\varepsilon)=1 \tag{4-3}$$

则称 $\hat{\theta}_n$ 为 θ 的一致估计量.

例如,由大数定理知,对任意 $\varepsilon>0$ 有 $\lim_{n\to\infty}P(|\bar{x}-\mu|<\varepsilon)=1$,所以,$\overline{X}$ 也是总体均数 μ 的一致估计量,也可验证样本方差是总体方差的一致估计量.

综上所述,可知样本均数 $\overline{X}$ 及样本方差 S^2 分别是总体均数 μ 及总体方差 σ^2 的无偏、有效、一致估计量,因此利用样本均数及样本方差代替总体均数及总体方差时,所产生的误差将不含有系统误差.

4-1.2 正态分布总体参数的点估计

设总体 $X\sim N(\mu,\sigma^2)$,$X_1,X_2,\cdots,X_n$ 为 X 的样本,前述已经证明样本均数 $\overline{X}$ 及样本方差 S^2 分别是总体均数 μ 及总体方差 σ^2 的无偏、有效、一致估计量.因此利用样本均数及样本方差代替总体均数及总体方差时,所产生的误差将不含有系统误差.

例 随机抽取 7 名铅作业工人进行血铅检测,测得其血铅值(μmol/L)为 0.91,0.87,2.13,0.97,1.64,1.21,2.08,假定该批工人的铅含量值服从正态分布 $N(\mu,\sigma^2)$,其中,μ,σ^2 分别是正态总体的均值和方差.试求 μ,σ^2 的点估计值.

解 由血铅值实测值计算得

$$\bar{x}=1.401,\quad s^2=0.299$$

故 μ,σ^2 的点估计值

$$\mu\approx\bar{x}=1.401,\quad \sigma^2\approx s^2=0.299$$

4-1.3 二项分布和泊松分布的点估计

在总体中重复抽取 n 个个体,相当于进行 n 次伯努利试验,事件 A 出现的次数 X 是服从二项分布的离散型随机变量,即 $X\sim B(k;n,p)$.均数为 $EX=np$,方差为 $DX=npq$,其中,$q=1-p$.

由于样本率 $\hat{p}=\frac{X}{n}$,于是可得出样本率的均数和方差分别为

$$E\hat{p}=E\left(\frac{X}{n}\right)=\frac{1}{n}EX=p \tag{4-4}$$

$$D\hat{p}=D\left(\frac{X}{n}\right)=\frac{1}{n^2}DX=\frac{pq}{n} \tag{4-5}$$

由定义 2 可知,样本率 $\hat{p}$ 是总体率 p 的**无偏估计量**.用无偏估计量估计 $\hat{p}$ 称为点估计.

若 A 是大量伯努利试验中的稀有事件,则 A 出现次数 X 服从泊松分布,即 $X\sim P(k;\lambda)$.

设 $X_1,X_2,\cdots,X_n$ 是取自参数为 λ 的泊松分布总体的样本,则 λ 的极大似然估计量为

$$\hat{\lambda}=\overline{X}=\frac{1}{n}\sum_{i=1}^{n}X_i$$

易知 $E(\overline{X})=\lambda$，可以证明 λ 的估计量 $\hat{\lambda}$ 是无偏、有效的估计量，即为最小方差的无偏估计量.

§4-2　总体参数的区间估计

4-2.1　区间估计的概念

由点估计可以看到，假如 $\hat{\theta}$ 是未知参数 θ 的一个点估计，由一组样本值 $(x_1, x_2, \cdots, x_n)$ 可得一个估计值，给出的是一个具体的数值，这是很有用而且是相当好的估计. 但是它毕竟是 θ 的一个近似值，而只估计出 θ 的一个近似值是不够的，还需要估计出它所在的范围以及这个范围包含 θ 值的可靠程度. 这个范围通常以区间的形式给出，这种以区间形式估计总体参数 θ 所在范围以及该范围包含 θ 值的可能性的估计方式称为区间估计.

定义　设总体 X 含有未知参数为 θ，$\hat{\theta}_1$ 及 $\hat{\theta}_2$ 是由 X 的样本 $X_1, X_2, \cdots, X_n$ 确定的两个统计量，如果对给定的概率 $\alpha(0<\alpha<1)$ 有

$$P(\hat{\theta}_1<\theta<\hat{\theta}_2)=1-\alpha \tag{4-6}$$

则称随机区间 $(\hat{\theta}_1, \hat{\theta}_2)$ 是参数 θ 的置信度为 $1-\alpha$ 的置信区间（或置信域）.

$\hat{\theta}_1$ 及 $\hat{\theta}_2$ 称为置信限、置信界或临界值，并分别称 $\hat{\theta}_1$，$\hat{\theta}_2$ 为置信下限及置信上限（或下界、上界），$1-\alpha$ 称为置信度、置信系数或置信概率，α 为显著水平.

需要指出的是 θ 是个参数，不是随机变量. $\hat{\theta}_1$，$\hat{\theta}_2$ 是根据抽样的结果计算的统计量，不同的样本得不同的 $\hat{\theta}_1$，$\hat{\theta}_2$ 值，所以 $\hat{\theta}_1$，$\hat{\theta}_2$ 是不依赖于参数 θ 的两个随机变量，因此区间 $(\hat{\theta}_1, \hat{\theta}_2)$ 是一个随机区间，即每一个样本都可产生一个估计区间 $(\hat{\theta}_1, \hat{\theta}_2)$. 而这个区间可能包含 θ，也可能不包含 θ. 因此(4-6)式可理解为随机区间 $(\hat{\theta}_1, \hat{\theta}_2)$ 中包含参数 θ 的可能性为 $1-\alpha$. 若 $\alpha=0.05$，从总体 X 抽取样本 $X_1, X_2, \cdots, X_n$ 100 次，

$$P(\hat{\theta}_1<\theta<\hat{\theta}_2)=1-0.05=0.95$$

表示在 100 次抽取中得到 100 个随机区间 $(\hat{\theta}_1, \hat{\theta}_2)$，大约有 95 个包含了总体参数 θ，至多有 5 个不包含总体参数 θ. 而置信度 $1-\alpha$ 反映了所估计区间的可靠程度，犯错误的可能性为 α. 在统计中一般选用 $\alpha=0.1, 0.05, 0.01$.

由于正态随机变量的广泛存在，重点讨论正态总体的未知参数的区间估计，也就是给定置信度 $1-\alpha$，求出正态总体未知参数的置信区间.

4-2.2　正态总体均数 μ 的区间估计

一、单个正态总体均数 的区间估计

这里按 σ^2 已知或未知两种情况来讨论.

(1) 若 σ^2 已知，对总体均数 μ 作区间估计.

设总体 $X\sim N(\mu,\sigma^2)$，则其样本均数 $\overline{X}\sim N(\mu,\sigma^2/n)$，选择样本函数

$$u=\frac{\overline{X}-\mu}{\sigma/\sqrt{n}}\sim N(0,1)$$

它含有总体的未知参数 μ，而 σ 已知，$\overline{X}$，n 可由样本而得. 对于给定的置信度 $1-\alpha$，查标准正态分布的临界值表（附表 5）可得相应的临界值 $u_{\frac{\alpha}{2}}$（图 4-1），使得

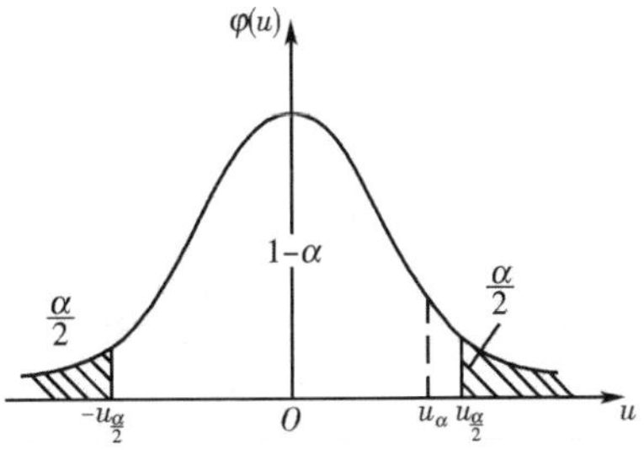

图 4-1

$$P(|u|>u_{\frac{\alpha}{2}})=\alpha$$

有

$$P(|u|<u_{\frac{\alpha}{2}})=1-\alpha$$

即

$$P\left(\left|\frac{\overline{X}-\mu}{\sigma/\sqrt{n}}\right|<u_{\frac{\alpha}{2}}\right)=1-\alpha$$

解不等式

$$\left|\frac{\overline{X}-\mu}{\sigma/\sqrt{n}}\right|<u_{\frac{\alpha}{2}}$$

得

$$\overline{X}-u_{\frac{\alpha}{2}}\cdot\frac{\sigma}{\sqrt{n}}<\mu<\overline{X}+u_{\frac{\alpha}{2}}\cdot\frac{\sigma}{\sqrt{n}}$$

便有

$$P\left(\overline{X}-u_{\frac{\alpha}{2}}\cdot\frac{\sigma}{\sqrt{n}}<\mu<\overline{X}+u_{\frac{\alpha}{2}}\cdot\frac{\sigma}{\sqrt{n}}\right)=1-\alpha$$

其中，$\overline{X}-u_{\frac{\alpha}{2}}\cdot\frac{\sigma}{\sqrt{n}}$和$\overline{X}+u_{\frac{\alpha}{2}}\cdot\frac{\sigma}{\sqrt{n}}$均为统计量.根据置信区间的定义，以样本值代入得区间

$$\left(\bar{x}-u_{\frac{\alpha}{2}}\cdot\frac{\sigma}{\sqrt{n}},\bar{x}+u_{\frac{\alpha}{2}}\cdot\frac{\sigma}{\sqrt{n}}\right) \tag{4-7}$$

便是置信度为 $1-\alpha$ 的置信区间.习惯上这个区间也可写为

$$\left(\bar{x}\pm u_{\frac{\alpha}{2}}\cdot\frac{\sigma}{\sqrt{n}}\right)$$

例 1 在《伤寒论》中使用桂枝的 39 张处方中，桂枝的用量服从正态分布，总体标准差 $\sigma=3$g，现取 39 张处方得样本均数 $\bar{x}=8.14$g，试以 $\alpha=0.05$ 估计桂枝用量均数 μ 的置信区间.

解 已知

$$\bar{x}=8.14,\quad \sigma=3,\quad n=39$$

由 $\alpha=0.05$ 查正态分布临界值表(附表 5)得 $u_{\frac{0.05}{2}}=1.96$，所以 $u_{\frac{\alpha}{2}}\cdot\frac{\sigma}{\sqrt{n}}=1.96\times\frac{3}{\sqrt{39}}=0.942$，将数据代入(4-7)式得(8.14−0.942,8.14+0.942)，故所求置信度为 0.95 的桂枝用量均数的置信区间为(7.20,9.08).

(2) σ^2 未知，对总均数 μ 的区间估计.

在实际问题中，总体方差 σ^2 往往未知，这时就不能再用样本函数 u，因为 u 中含有 σ，故必须选择一个含有 μ 而不含有 σ 的样本函数，根据 3-3 节抽样分布中 t 分布的概念，在 σ^2 未知时作 μ 的区间估计可选样本函数

$$\frac{\overline{X}-\mu}{S/\sqrt{n}}\sim t(n-1)$$

它不包含 σ，其中 S 可由样本计算而得.

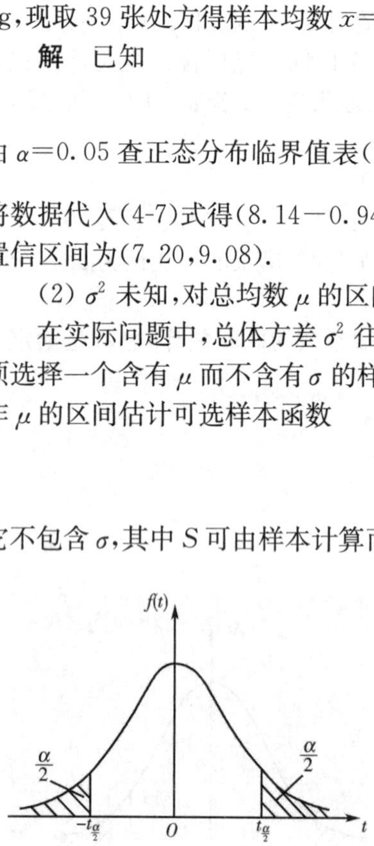

图 4-2

t 分布具有对称性(图 4-2).对于给定的置信度 $1-\alpha$，自由度 $f=n-1$(n 为样本容量)，可由 t 分布的临界值表(附表 7)查得相应的临界值 $t_{\frac{\alpha}{2}}$，满足

$$P(|t|>t_{\frac{\alpha}{2}})=\alpha$$

亦即

$$P(|t|<t_{\frac{\alpha}{2}})=1-\alpha$$

$$P\left(\left|\frac{\overline{X}-\mu}{S/\sqrt{n}}\right|<t_{\frac{\alpha}{2}}\right)=1-\alpha$$

解不等式

$$\left|\frac{\overline{X}-\mu}{S/\sqrt{n}}\right|<t_{\frac{\alpha}{2}}$$

得

$$\overline{X}-t_{\frac{\alpha}{2}}\cdot\frac{S}{\sqrt{n}}<\mu<\overline{X}+t_{\frac{\alpha}{2}}\cdot\frac{S}{\sqrt{n}}$$

故有

$$P\left(\overline{X}-t_{\frac{\alpha}{2}}\cdot\frac{S}{\sqrt{n}}<\mu<\overline{X}+t_{\frac{\alpha}{2}}\cdot\frac{S}{\sqrt{n}}\right)=1-\alpha$$

代入样本值，求得当置信度为 $1-\alpha$ 时，μ 的置信区间为

$$\left(\bar{x}-t_{\frac{\alpha}{2}}\cdot\frac{S}{\sqrt{n}},\bar{x}+t_{\frac{\alpha}{2}}\cdot\frac{S}{\sqrt{n}}\right) \tag{4-8}$$

习惯上也可写为

$$\left(\bar{x}\pm t_{\frac{\alpha}{2}}\cdot\frac{S}{\sqrt{n}}\right)$$

例 2　对某地 101 名健康男子血清胆固醇测定后得到样本均数 $\bar{x}=182.08$，样本标准差 $S=34.77$，试求该地区男子血清胆固醇 95%的置信区间及 99%的置信区间.

解　已知 $\bar{x}=182.08$，$S=34.77$，由 $\alpha=0.05$，$\alpha=0.01$，$f=n-1=100$，查正态分布临界值表(附表 7)得 $t_{\frac{0.05}{2}}(100)=1.96$，$t_{\frac{0.01}{2}}(100)=2.58$，将数据代入(4-8)式得

血清胆固醇 95%的置信区间为

$$(182.08-1.96\times34.77/\sqrt{101},182.08+1.96\times34.77/\sqrt{101})=(175.30,188.86)$$

血清胆固醇 99%的置信区间为

$$(182.08-2.58\times34.77/\sqrt{101},182.08+2.58\times34.77/\sqrt{101})=(173.15,191.11)$$

二、两个正态总体均数之差的区间估计

在日常生产和生活中，人们常常需要了解两个总体均数之差. 在不能直接得到的情况下，通过抽样以两个样本均数之差去推断总体均数之差的范围，这就是两个总体均数之差的区间估计. 同样也分两总体方差已知和未知两种情况来讨论.

(1) 两正态总体方差 σ_1^2，σ_2^2 已知.

设总体 $X\sim N(\mu_1,\sigma_1^2)$，$Y\sim N(\mu_2,\sigma_2^2)$ 且 σ_1^2，σ_2^2 已知，总体 X，Y 的样本容量分别为 n_1，n_2，样本均数分别为 $\overline{X}$，$\overline{Y}$，那么

$$\overline{X}\sim N\left(\mu_1,\frac{\sigma_1^2}{n_1}\right),\quad \overline{Y}\sim N\left(\mu_2,\frac{\sigma_2^2}{n_2}\right)$$

根据总体均数和方差的性质可得

$$\overline{X}-\overline{Y}\sim N\left(\mu_1-\mu_2,\frac{\sigma_1^2}{n_1}+\frac{\sigma_2^2}{n_2}\right)$$

由此选择样本函数

$$u=\frac{(\overline{X}-\overline{Y})-(\mu_1-\mu_2)}{\sqrt{\frac{\sigma_1^2}{n_1}+\frac{\sigma_2^2}{n_2}}}\sim N(0,1)$$

对于给定的置信度 $1-\alpha$，由标准正态分布的临界值表(附表 5)查得相应的临界值 $u_{\frac{\alpha}{2}}$，满足

$$P\left(\left|\frac{(\overline{X}-\overline{Y})-(\mu_1-\mu_2)}{\sqrt{\frac{\sigma_1^2}{n_1}+\frac{\sigma_2^2}{n_2}}}\right|<u_{\frac{\alpha}{2}}\right)=1-\alpha$$

解不等式

$$-u_{\frac{\alpha}{2}}<\frac{(\overline{X}-\overline{Y})-(\mu_1-\mu_2)}{\sqrt{\frac{\sigma_1^2}{n_1}+\frac{\sigma_2^2}{n_2}}}<u_{\frac{\alpha}{2}}$$

得

$$(\overline{X}-\overline{Y})-u_{\frac{\alpha}{2}}\sqrt{\frac{\sigma_1^2}{n_1}+\frac{\sigma_2^2}{n_2}}<\mu_1-\mu_2<(\overline{X}-\overline{Y})+u_{\frac{\alpha}{2}}\sqrt{\frac{\sigma_1^2}{n_1}+\frac{\sigma_2^2}{n_2}}$$

代入样本值便可得 $\mu_1-\mu_2$ 的置信度为 $1-\alpha$ 的置信区间为

$$\left(\bar{x}-\bar{y}-u_{\frac{\alpha}{2}}\sqrt{\frac{\sigma_1^2}{n_1}+\frac{\sigma_2^2}{n_2}},\bar{x}-\bar{y}+u_{\frac{\alpha}{2}}\sqrt{\frac{\sigma_1^2}{n_1}+\frac{\sigma_2^2}{n_2}}\right) \tag{4-9}$$

简记为

$$\left((\bar{x}-\bar{y})\pm u_{\frac{\alpha}{2}}\sqrt{\frac{\sigma_1^2}{n_1}+\frac{\sigma_2^2}{n_2}}\right)$$

例 3 甲医院治愈 2570 名患者，平均住院天数为 13.60 天，乙医院治愈 2000 名患者，平均住院天数为 14.36 天. 根据经验，住院天数的标准差甲院为 1.25 天，乙院为 1.16 天，做出两院平均住院天数差的区间估计(假设两院住院天数服从正态分布，给定 $1-\alpha=0.95$).

解 题中已知

$$\bar{x}=13.60,\quad n_1=2570,\quad \sigma_1=1.25$$
$$\bar{y}=14.36,\quad n_1=2000,\quad \sigma_2=1.16$$

由 $1-\alpha=0.952$，$\alpha=0.05$，查附表 5 得 $u_{\frac{\alpha}{2}}=1.96$，代入(4-9)式得置信度为 95%的两院住院天数均数差的置信区间为(0.69,0.83).

(2) 两正态总体方差 σ_1^2,σ_2^2 未知.

由于两正态总体方差未知，分 $\sigma_1^2=\sigma_2^2$ 和 $\sigma_1^2\neq\sigma_2^2$ 两种情况来研究.

1) $\sigma_1^2=\sigma_2^2=\sigma^2$.

设两个正态总体 $X\sim N(\mu_1,\sigma^2)$，$Y\sim N(\mu_2,\sigma^2)$，则

$$u=\frac{(\overline{X}-\overline{Y})-(\mu_1-\mu_2)}{\sigma\sqrt{\frac{1}{n_1}+\frac{1}{n_2}}}\sim N(0,1)$$

而 σ^2 未知，因为样本方差是总体方差的无偏估计量，所以就以样本方差 S_1^2 和 S_2^2 对 σ^2 进行估计.

当取样为大样本($n>50$)时，可用 S^2 代替 σ^2，可是一般情况下，由于方差的随机性，$S_1^2\neq S_2^2$，那就需要合并推算总体方差，因为是大样本，为了简化计算，样本方差公式用 $S^2=\frac{1}{n}\left[\sum(X_i-\overline{X})^2\right]$ 得

$$\sigma_{合}^2=\frac{n_1S_1^2+n_2S_2^2}{n_1+n_2}$$

$$\sigma_{合}^2\left(\frac{1}{n_1}+\frac{1}{n_2}\right)=\left(\frac{1}{n_1}+\frac{1}{n_2}\right)\frac{n_1S_1^2+n_2S_2^2}{n_1+n_2}=\frac{S_1^2}{n_2}+\frac{S_2^2}{n_1}$$

而

$$u=\frac{\overline{X}-\overline{Y}-(\mu_1-\mu_2)}{\sqrt{\frac{S_1^2}{n_2}+\frac{S_2^2}{n_1}}}$$

近似地服从标准正态分布. 利用(4-9)式代入样本值得 $\mu_1-\mu_2$ 的置信度为 $1-\alpha$ 的置信区间为

$$\left(\bar{x}-\bar{y}-u_{\frac{\alpha}{2}}\sqrt{\frac{S_1^2}{n_2}+\frac{S_2^2}{n_1}},\bar{x}-\bar{y}+u_{\frac{\alpha}{2}}\sqrt{\frac{S_1^2}{n_2}+\frac{S_2^2}{n_1}}\right) \tag{4-10}$$

简记为

$$\left(\bar{x}-\bar{y}\pm u_{\frac{\alpha}{2}}\sqrt{\frac{S_1^2}{n_2}+\frac{S_2^2}{n_1}}\right)$$

当取样为小样本时，样本方差与总体方差差距较大，采用样本函数 t，根据抽样分布中 3-3 节知

$$t=\frac{(\bar{X}-\bar{Y})-(\mu_1-\mu_2)}{S_\omega\sqrt{\frac{1}{n_1}+\frac{1}{n_2}}}\sim t(n_1+n_2-2)$$

其中，

$$S_\omega^2=\frac{(n_1-1)S_1^2+(n_2-1)S_2^2}{n_1+n_2-2}$$

自由度

$$f=n_1+n_2-2$$

若给定置信度 $1-\alpha$，可查 t 分布的临界值表(附表 7)得临界值 $t_{\frac{\alpha}{2}}$，满足

$$P\left(\left|\frac{\bar{X}-\bar{Y}-(\mu_1-\mu_2)}{\sqrt{S_\omega^2\left(\frac{1}{n_1}+\frac{1}{n_2}\right)}}\right|<t_{\frac{\alpha}{2}}\right)=1-\alpha$$

所求的置信区间为

$$\left(\bar{x}-\bar{y}\pm t_{\frac{\alpha}{2}}\sqrt{S_\omega^2\left(\frac{1}{n_1}+\frac{1}{n_2}\right)}\right) \tag{4-11}$$

例 4　为研究正常成年男女血液红细胞的平均数之差别，检查某地正常成年男子 156 名，正常成年女子 74 名，计算得男性红细胞平均数为 465.13 万/$(mm)^3$，样本标准差为 54.80 万/$(mm)^3$；女性红细胞平均数为 422.16 万/$(mm)^3$，样本标准差为 49.20 万/$(mm)^3$. 试计算该地正常成年男女的红细胞平均数之差的置信区间(置信度为 0.99).

解　设 X 表示正常成年男性红细胞数，Y 表示正常成年女性红细胞数，由经验知 X,Y 均服从正态分布且方差相同.

已知

$$n_1=156,\quad \bar{x}=465.13\text{ 万}/(mm)^3,\quad S_1=54.80\text{ 万}/(mm)^3$$
$$n_2=74,\quad \bar{y}=422.16\text{ 万}/(mm)^3,\quad S_2=49.20\text{ 万}/(mm)^3$$

若按大样本计算，代入(4-10)式，给定 $\alpha=0.01$，查正态分布的临界值表(附表 5)得临界值 $u_{\frac{0.01}{2}}=2.576$ 有

$$u_{\frac{\alpha}{2}}\sqrt{\frac{S_2^2}{n_1}+\frac{S_1^2}{n_2}}=2.576\sqrt{\frac{49.20^2}{156}+\frac{54.80^2}{74}}=2.576\times7.491=19.296$$

$$465.13-422.16-19.296\approx23.67$$
$$465.13-422.16+19.296\approx62.27$$

所以置信度为 99%的正常男女红细胞平均数之差的置信区间为(23.67,62.27).

若按小样本计算，代入(4-11)式，给定 $\alpha=0.01$，自由度 $f=n_1+n_2-2=228$，查 t 分布临界值表(附表 7)得临界值 $t_{\frac{0.01}{2}}=2.576$，

$$t_{\frac{\alpha}{2}}\sqrt{S_\omega^2\left(\frac{1}{n_1}+\frac{1}{n_2}\right)}=2.576\sqrt{\frac{(n_1-1)S_1^2+(n_2-1)S_2^2}{n_1+n_2-2}\cdot\left(\frac{1}{n_1}+\frac{1}{n_2}\right)}$$
$$=2.576\times\sqrt{\frac{155\times54.80^2+73\times49.20^2}{228}\left(\frac{1}{156}+\frac{1}{74}\right)}$$

$$=2.576\times 7.491=19.297$$

$$465.13-422.16-19.297\approx 23.67$$

$$465.13-422.16+19.297\approx 62.27$$

故置信区间为(23.67,62.27).

例 4 因为是大样本,故用两种方法计算结果相同,而(4-10)式较简便. 如果是小样本,只能按小样本的方法(4-11)式计算. 若按大样本方法计算,计算结果误差偏大.

2) $\sigma_1^2\neq\sigma_2^2$.

在总体方差不等时,也分大样本和小样本两种情况来讨论.

当抽样是大样本时,虽然总体方差不等,不能合并计算,但可以分别用样本方差代替总体方差,则样本函数

$$u=\frac{(\overline{X}-\overline{Y})-(\mu_1-\mu_2)}{\sqrt{\left(\frac{S_1^2}{n_1}+\frac{S_2^2}{n_2}\right)}}$$

近似服从标准正态分布.

给定置信度 $1-\alpha$,利用(4-9)式,代入样本值便可得到置信区间

$$\left(\bar{x}-\bar{y}\pm u_{\frac{\alpha}{2}}\sqrt{\frac{S_1^2}{n_1}+\frac{S_2^2}{n_2}}\right) \tag{4-12}$$

当抽样为小样本时,由于总体方差不等,样本方差不能代替总体方差,所以不能应用前面方差相等时的小样本求置信区间的公式. 这里介绍由狄克逊和马赛于 1969 年提出的一种方法,用来修正 t 分布的自由度,公式如下:

$$t=\frac{(\overline{X}-\overline{Y})-(\mu_1-\mu_2)}{\sqrt{\frac{S_1^2}{n_1}+\frac{S_2^2}{n_2}}},\quad \text{其自由度 } df=\frac{\left(\frac{S_1^2}{n_1}+\frac{S_2^2}{n_2}\right)^2}{\frac{(S_1^2/n_1)^2}{n_1-1}+\frac{(S_2^2/n_2)^2}{n_2-1}} \tag{4-13}$$

(4-13)式计算出来的自由度往往不是整数,可以用四舍五入后的整数或$[df]+1$来表示.

可以认为经修正自由度后样本函数 t 近似服从自由度 df 的 t 分布. 根据置信度 $1-\alpha$ 和自由度 df 查 t 分布的临界值表(附表 7),可得临界值 $t_{\frac{\alpha}{2}}$,利用前面求置信区间同样的方法,便可求得置信区间为

$$\left(\bar{x}-\bar{y}\pm t_{\frac{\alpha}{2}}\sqrt{\frac{S_1^2}{n_1}+\frac{S_2^2}{n_2}}\right) \tag{4-14}$$

例 5 某种草药分别播种 20 块试验田中,每块试验田根据土壤特点,分成甲、乙两类各 10 块试验田,收获后两类试验田的产量(单位:kg)如表 4-1 所示.

表 4-1

土壤类别	1	2	3	4	5	6	7	8	9	10
甲类	140	137	136	140	145	148	140	135	144	141
乙类	135	118	118	140	128	131	130	115	131	125

已知两类土壤产量的总体方差不相等,试求两类土壤生长的草药产量的总体均值之差 $\mu_{甲}-\mu_{乙}$ 的置信区间. ($\alpha=0.05$)

解 由样本观测值计算得

$$\bar{x}=140.6,\quad S_{甲}^2=16.93,\quad n_{甲}=10$$

$$\bar{y}=127.1,\quad S_{乙}^2=64.99,\quad n_{乙}=10$$

$$\frac{S_{甲}^2}{n_{甲}}=1.693,\quad \frac{S_{乙}^2}{n_{乙}}=6.499$$

所以

$$df=\frac{(S_{甲}^2/n_{甲}+S_{乙}^2/n_{乙})^2}{\dfrac{(S_{甲}^2/n_{甲})^2}{n_{甲}-1}+\dfrac{(S_{乙}^2/n_{乙})^2}{n_{乙}-1}}=13.392$$

由 $\alpha=0.05$，查附表 7 得 $t_{\frac{\alpha}{2}}(14)=2.1448$，代入(4-14)式得

$$(\bar{x}-\bar{y})\pm t_{\frac{\alpha}{2}}\sqrt{\frac{S_{甲}^2}{n_{甲}}+\frac{S_{乙}^2}{n_{乙}}}=13.5\pm 2.1448\times\sqrt{1.693+6.499}=13.5\pm 6.139$$

故所求总体均值之差 $\mu_{甲}-\mu_{乙}$ 的 95%置信区间为(7.361，19.639).

4-2.3　正态总体方差 σ^2 的区间估计

总体方差也是总体的一个重要数字特征，所以除了对总体均数的估计以外，还经常要对总体方差进行估计. 例如，一批中药丸，平均每丸的重量合乎规格要求，但每丸之间重量相差很大，有的很大，有的很小，那么这批药丸也是不合要求的，这就在客观上提出了对总体方差进行估计的问题.

一、单个总体方差 σ^2 的区间估计

与前面对总体均数估计的方法类似，关键是选择适当的样本函数，使其既含有总体方差 σ^2 又含有样本方差 S^2，这样便可用样本方差去估计总体方差. 由 3-3 节中讨论的 χ^2 分布的可加性可知样本函数

$$\chi^2=\frac{(n-1)S^2}{\sigma^2}\sim\chi^2(n-1)$$

满足要求，故对于置信度为 $1-\alpha$，可选取适当的临界值 $\chi^2_{1-\frac{\alpha}{2}}(n-1)$，$\chi^2_{\frac{\alpha}{2}}(n-1)$，使得

$$P\left(\chi^2_{1-\frac{\alpha}{2}}<\frac{(n-1)S^2}{\sigma^2}<\chi^2_{\frac{\alpha}{2}}\right)=1-\alpha$$

解括号内的不等式，可得

$$\frac{(n-1)S^2}{\chi^2_{\frac{\alpha}{2}}}<\sigma^2<\frac{(n-1)S^2}{\chi^2_{1-\frac{\alpha}{2}}}$$

故总体方差 σ^2 的置信度为 $1-\alpha$ 的置信区间为

$$\left(\frac{(n-1)S^2}{\chi^2_{\frac{\alpha}{2}}},\frac{(n-1)S^2}{\chi^2_{1-\frac{\alpha}{2}}}\right)\tag{4-15}$$

因为 χ^2 分布的概率密度函数的图形不对称，如图 4-3 所示，合乎 $P(\chi_1^2<\chi^2<\chi_2^2)=1-\alpha$ 的临界值 χ_1^2，χ_2^2 可以有很多对. 为了讨论问题方便和效果更好起见，选择 $\chi^2_{\frac{\alpha}{2}}$ 和 $\chi^2_{1-\frac{\alpha}{2}}$，使得

$$P(\chi^2<\chi^2_{1-\frac{\alpha}{2}})=\frac{\alpha}{2},\quad P(\chi^2>\chi^2_{\frac{\alpha}{2}})=\frac{\alpha}{2}$$

利用 χ^2 临界值分布表(附表 6)可以查得 $\chi^2_{\frac{\alpha}{2}}$ 和 $\chi^2_{1-\frac{\alpha}{2}}$ 的值.

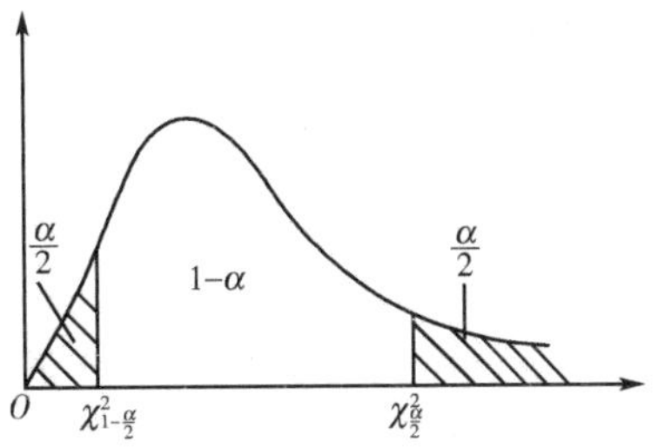

图 4-3

注意：χ^2 分布的临界值表是构造为 $P(\chi^2>\chi^2_\alpha)=\alpha$ 的表格，因为 $P(\chi^2<\chi^2_{1-\frac{\alpha}{2}})=\frac{\alpha}{2}$ 相当于 $P(\chi^2>\chi^2_{1-\frac{\alpha}{2}})=1-\frac{\alpha}{2}$ 所取的 $\chi^2_{1-\frac{\alpha}{2}}$，所以查临界值 $\chi^2_{1-\frac{\alpha}{2}}$ 时应按照 $P(\chi^2>\chi^2_{1-\frac{\alpha}{2}})=1-\frac{\alpha}{2}$ 而查得. 例如，设 $\alpha=0.05$，$f=3$，则用 χ^2 双侧临界值表时，可由附表 6 查得，只要查 $\alpha=0.025$，$f=3$ 得 $\chi^2_{\frac{0.05}{2}}=\chi^2_{0.025}=9.348$，查 $\alpha=0.975$，$f=3$ 得 $\chi^2_{1-\frac{0.05}{2}}=\chi^2_{0.975}=0.216$.

例 6　某药厂准备生产一批新药．通常收率的标准差在 5%以内认为是稳定的，现试产 9 批，得收率(%)为 73.2，78.6，75.4，75.7，74.1，76.3，72.8，74.5，76.6. 问此药的生产是否稳

定？($\alpha=0.01$)

解 此问题只需从样本标准差推断出总体标准差的置信区间，便可得出结论. 由条件计算得

$$n=9,\quad \bar{x}=75.244,\quad S^2\approx 3.308$$

给定 $\alpha=0.01$，$f=n-1=8$，查 χ^2 临界值表(附表 6)得

$$\chi^2_{\frac{0.01}{2}}(8)=\chi^2_{0.005}(8)=21.955,\quad \chi^2_{1-\frac{0.01}{2}}(8)=\chi^2_{0.995}(8)=1.344$$

代入(4-15)式得

$$\frac{(n-1)S^2}{\chi^2_{\frac{\alpha}{2}}}=\frac{8\times 3.308}{21.955}=\frac{26.464}{21.955}\approx 1.205$$

$$\frac{(n-1)S^2}{\chi^2_{1-\frac{\alpha}{2}}}=\frac{8\times 3.308}{1.344}\approx 19.69$$

故得置信度为 99% 的总体方差的置信区间为(1.205，19.690)，标准差的置信区间为(1.0978，4.4373). 从样本推断的总体标准差的范围小于 5%，认为此药的生产是稳定的.

二、两个正态总体方差比的置信区间

在实际工作中还常常需要比较两个总体的方差，比较两个总体方差的大小可以取方差的比值，但总体方差 σ_1^2 和 σ_1^2 都是未知的，所以还是只能通过两个样本方差来加以比较推断.

设两个总体 $X\sim N(\mu_1,\sigma_1^2)$，$Y\sim N(\mu_2,\sigma_2^2)$，其中，$\mu_1,\mu_2,\sigma_1^2,\sigma_2^2$ 均为未知参数，分别从两个总体中独立随机抽取容量为 n_1 和 n_2 的样本，其样本方差为 S_1^2 和 S_2^2，求出总体方差比 $\frac{\sigma_1^2}{\sigma_2^2}$ 的置信度为 $1-\alpha$ 的置信区间.

首先考虑选取适当的样本函数，它含有总体方差比和样本方差，由 3-3 节可知样本函数

$$F=\frac{S_1^2/\sigma_1^2}{S_2^2/\sigma_2^2}=\frac{S_1^2/S_2^2}{\sigma_1^2/\sigma_2^2}\sim F(n_1-1,n_2-1)$$

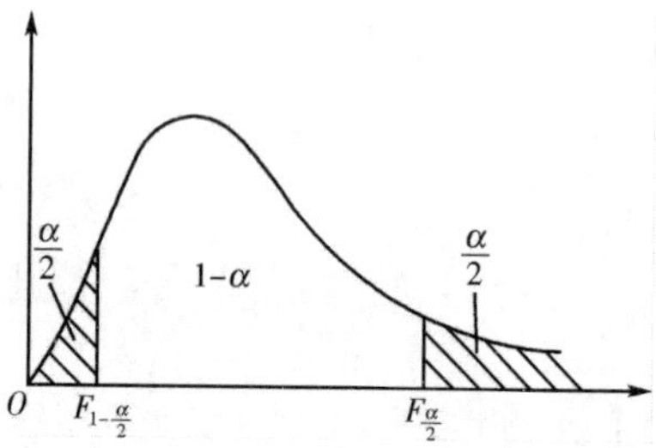

图 4-4

F 分布也是不对称的，如图 4-4 所示，与 χ^2 分布类似，为了得到置信度为 $1-\alpha$ 置信区间，取临界值 $F_{1-\frac{\alpha}{2}}$，$F_{\frac{\alpha}{2}}$ 满足

$$P\left(F_{1-\frac{\alpha}{2}}<\frac{S_1^2/S_2^2}{\sigma_1^2/\sigma_2^2}<F_{\frac{\alpha}{2}}\right)=1-\alpha$$

解括号内的不等式得

$$\frac{S_1^2/S_2^2}{F_{\frac{\alpha}{2}}}<\frac{\sigma_1^2}{\sigma_2^2}<\frac{S_1^2/S_2^2}{F_{1-\frac{\alpha}{2}}}$$

所以置信度为 $1-\alpha$ 的 σ_1^2/σ_2^2 的置信区间为

$$\left(\frac{S_1^2/S_2^2}{F_{\frac{\alpha}{2}}},\frac{S_1^2/S_2^2}{F_{1-\frac{\alpha}{2}}}\right)\tag{4-16}$$

$F_{1-\frac{\alpha}{2}}$ 和 $F_{\frac{\alpha}{2}}$ 可通过查 F 分布的临界值表(附表 8)而得，它们的第一、第二自由度分别为 n_1-1，n_2-1. 查表方法与 χ^2 分布临界值表类似. 不过 $F_\alpha(f_1,f_2)$ 具有以下性质：$F_{1-\alpha}(f_1,f_2)=\frac{1}{F_\alpha(f_2,f_1)}$. 利用该式可以求得临界值表中没有列出的某些值.

例 7 有 A，B 两组用两种方法各 4 次测定钙含量占干燥芫菁叶重量的百分比(%)，测定值的标准差分别为 $S_A=0.1184$，$S_B=0.0711$. 设 σ_A^2 和 σ_B^2 为两种方法测定值的总体(设为正态分布)方差，求方差比 σ_A^2/σ_B^2 的置信度为 0.95 的置信区间.

解 由已知

$$n_1=n_2=4,\quad S_A=0.1184,\quad S_B=0.0711$$

给定

$$\alpha=0.05,\quad \frac{\alpha}{2}=0.025,\quad 1-\frac{\alpha}{2}=0.975$$

自由度 $f_1=f_2=3$,查附表 8 得

$$F_{\frac{\alpha}{2}}(f_1,f_2)=F_{0.025}(3,3)=15.44,\quad F_{0.975}=\frac{1}{F_{0.025}}=\frac{1}{15.44}$$

$$\frac{S_A^2}{S_B^2}=\frac{0.1184^2}{0.0711^2}=\frac{0.01402}{0.00506}=2.77$$

代入(4-16)式得置信区间为

$$\left(\frac{2.77}{15.44},2.77\times15.44\right)$$

即(0.179,42.77).

作区间估计时应注意

(1) 本节所用的统计量 u,t,χ^2,F 都是正态总体的样本函数,所以区间估计仅适用于对正态总体的参数估计.在药物方面,如同一批药丸(药片)的丸重(片包重)差异、崩解时间以及某种药或某种成分的含量等,一般都服从正态分布.

(2) 如果遇到偏态分布(总体不服从正态分布),如心向量 T 环、传染病的潜伏期、计数室中每格的细胞数、正常人尿铅的排出量、发砷含量等均系非正态分布.在这种情况下处理数据可采用数据转换(平方根、对数等),使之转换后的数据变为正态分布,或者采用大样本.

介绍了连续型变量的参数估计与检验,本章将讨论离散型变量的参数估计与检验,其基本思想与方法步骤类似于连续型变量的统计分析法.

§4-3　离散型总体参数的区间估计

在总体中随机抽取一个个体,取到具有某种特性的个体是一个随机事件,记为 A.事件 A 出现的概率 $P(A)$ 称为总体率,记为 p.总体率 p 通常是未知的,只能从总体中随机抽取样本去估计它.若容量为 n 的某样本中,事件 A 出现 m 次,则可用 A 出现的频率 $f(A)=\frac{m}{n}$ 作为总体率 p 的估计值,称为样本率,记为 $\hat{p}$.

4-3.1　二项分布参数 p 的区间估计

在总体中重复抽取 n 个个体,相当于进行 n 次伯努利试验,事件 A 出现的次数 X 是服从二项分布的离散型随机变量,即 $X\sim B(k;n,p)$.均数为 $EX=np$,方差为 $DX=npq$,其中,$q=1-p$.

由于样本率 $\hat{p}=\frac{X}{n}$,于是可得出样本率的均数和方差分别为

$$E\hat{p}=E\left(\frac{X}{n}\right)=\frac{1}{n}EX=p \tag{4-17}$$

$$D\hat{p}=D\left(\frac{X}{n}\right)=\frac{1}{n^2}DX=\frac{pq}{n} \tag{4-18}$$

由(4-17)式可以看出,样本率是总体率 p 的无偏估计量.

与总体均数的估计一样,除了用无偏估计量 $\hat{p}$ 估计参数 p,还常进行 p 的区间估计.例如,在 n 次独立重复伯努利试验中,事件 A 出现 m 次,现要对事先给定的置信度 $1-\alpha$,给总体率 p 估计一个区间 (p_1,p_2),使 p 的真值落在 (p_1,p_2) 内的概率为 $1-\alpha$,即

$$P(p_1<p<p_2)=1-\alpha$$

则称区间(p_1,p_2)为总体率的置信度为$1-\alpha$的置信区间.

关于参数p的区间估计,分为小样本和大样本两种情况.

一、查表法(适用于小样本)

例1 用某种中医疗法治疗青少年近视眼15例,有效例数10例,试求有效总体率的95%的置信区间.

解 由附表11(二项分布参数p的置信区间表)即可查到95%与99%的置信区间.

本例$m=10,n-m=15-10=5,1-\alpha=95\%$,查表得$p_1=0.384,p_2=0.882$,所以有效总体率$p$的95%的置信区间为(0.384,0.882).

本例中p的下限为0.384表明即使$p=0.384$,15例近视青少年的治疗有效例数仍可达到10例,乃至10例以上,只不过概率只有$\frac{\alpha}{2}=0.025$罢了.事实上,根据二项分布的概率函数$C_n^k p^k(1-p)^{n-k}$可以验证当$p=0.384$时,

$$P(X\geqslant 10)=\sum_{k=10}^{15}C_{15}^k(0.384)^k\cdot(1-0.384)^{15-k}\approx 0.025$$

类似地,p的上限为0.882表明即使$p=0.882$,15例近视青少年的治疗有效例数也会低于10例,只不过,可能性不大,其概率也只有$\frac{\alpha}{2}=0.025$罢了.

同样可验证当$p=0.882$时,

$$P(X\leqslant 10)=\sum_{k=0}^{10}C_{15}^k(0.882)^k\cdot(1-0.882)^{15-k}\approx 0.025$$

从上面验证的结果不难看出,附表11的原理是对于给定的n,m和α,p的下限p_1就是不等式

$$P(X\geqslant m)=\sum_{k=m}^{n}C_n^k p^k(1-p)^{n-k}\leqslant\frac{\alpha}{2}$$

的解.而p的上限p_2就是不等式

$$P(X\leqslant m)=\sum_{k=0}^{m}C_n^k p^k(1-p)^{n-k}\leqslant\frac{\alpha}{2}$$

的解.据此,制成二项分布参数p的置信区间表(附表11)供直接查用.

二、正态近似法(适用于大样本)

由2-5节可知,当试验次数n无限增大时,试验中的成功次数X的分布趋于具有均数为np,标准差为$\sqrt{npq}$的正态分布,$X\sim N(np,npq)$,

$$\hat{p}=\frac{X}{n}\sim N\left(\frac{np}{n},\frac{npq}{n^2}\right)=N\left(p,\frac{pq}{n}\right)$$

进而

$$\frac{\hat{p}-p}{\sqrt{\frac{pq}{n}}}\sim N(0,1) \tag{4-19}$$

由于n足够大,可用频率代替概率$\hat{p}$.于是,$\sqrt{\frac{pq}{n}}$可用$\sqrt{\frac{\hat{p}\hat{q}}{n}}$代替,其中,$\hat{q}=1-\hat{p}$.

记

$$S_{\hat{p}}=\sqrt{\frac{\hat{p}\hat{q}}{n}} \tag{4-20}$$

可得出

$$\frac{\hat{p}-p}{S_{\hat{p}}}\sim N(0,1)$$

查标准正态分布临界值表(附表 5)有 $u_{\frac{\alpha}{2}}$,使下式成立:

$$P\left(\left|\frac{\hat{p}-p}{S_{\hat{p}}}\right|<u_{\frac{\alpha}{2}}\right)=1-\alpha$$

即

$$P(\hat{p}-u_{\frac{\alpha}{2}}S_{\hat{p}}<p<\hat{p}+u_{\frac{\alpha}{2}}S_{\hat{p}})=1-\alpha$$

因此,总体率 p 的 $1-\alpha$ 的置信区间为

$$(\hat{p}-u_{\frac{\alpha}{2}}S_{\hat{p}},\hat{p}+u_{\frac{\alpha}{2}}S_{\hat{p}}) \tag{4-21}$$

或写为

$$\hat{p}\pm u_{\frac{\alpha}{2}}S_{\hat{p}} \tag{4-22}$$

在实际工作中,$n>50$ 视为大样本,p 的 95%和 99%置信区间分别为 $\hat{p}\pm1.96S_{\hat{p}}$ 和 $\hat{p}\pm2.58S_{\hat{p}}$.

例 2　某医院用复方当归注射液静脉滴注治疗脑动脉硬化症 188 例,其中,显效 83 例,试估计当归注射液显效率的置信区间.($\alpha=0.05$)

解

$$n=188,\quad \hat{p}=\frac{83}{188}=0.4415,\quad \hat{q}=1-\hat{p}=0.5585$$

由(4-22)式,显效率 p 的置信区间为

$$0.4415\pm1.96\sqrt{\frac{0.4415\times0.5585}{188}}=(0.3705,0.5125),\quad \alpha=0.05$$

4-3.2　泊松分布参数 λ 的置信区间

关于参数 λ 的区间估计,也分为小样本和大样本两种情况.

一、查表法(适用于小样本)

若 A 是大量伯努利试验中的稀有事件,则 A 出现次数 X 服从泊松分布,即 $X\sim P(k;\lambda)$. 类似地,可由 $P(X\leqslant m)=\sum\limits_{k=0}^{m}\frac{\lambda^k}{k!}e^{-\lambda}\leqslant\frac{\alpha}{2}$ 和 $P(X\geqslant m)=\sum\limits_{k=m}^{\infty}\frac{\lambda^k}{k!}e^{-\lambda}\leqslant\frac{\alpha}{2}$ 解出 λ 的上限 λ_2 和下限 λ_1. 据此人们制成了泊松分布参数 λ 的置信区间表(附表 12)供直接查. 我们只要根据 n 个单元观察数据 c 即可从该表查出 $n\lambda$ 的置信区间,上、下限分别除以 n,便得出 λ 的置信区间.

例 3　用一种培养基培养某种细菌,经一段时间后得菌落 12 个,试估计同样条件下该菌落数的 99%置信区间.

解　由 $n=1,c=12,1-\alpha=0.99$,查附表 12 得 $\lambda_1=4.94,\lambda_2=24.14$,所以该菌落数的 99%置信区间为(4.94,24.14).

二、正态近似法(适用于大样本)

由 2-5 节可知,当试验次数 n 无限增大且 $P(A)=p$ 充分小时,泊松分布 $P(k;\lambda)$ 近似于正态分布 $X\sim N(\lambda,\lambda)$,即 $\mu\approx\lambda,\sigma\approx\sqrt{\lambda}$.

若由泊松分布 $P(k;\lambda)$ 中随机抽取容量为 n 的样本 $X_1,X_2,\cdots,X_n$ 得样本均数 $\overline{X}=\frac{1}{n}\sum\limits_{i=1}^{n}X_i$,则

$$E(\overline{X})=E\left(\frac{1}{n}\sum_{i=1}^{n}X_i\right)=\frac{1}{n}\sum_{i=1}^{n}E(X_i)=\frac{1}{n}\cdot n\lambda=\lambda \tag{4-23}$$

$$D(\overline{X})=D\left(\frac{1}{n}\sum_{i=1}^{n}X_i\right)=\frac{1}{n^2}\sum_{i=1}^{n}D(X_i)=\frac{1}{n^2}\cdot n\lambda=\frac{\lambda}{n} \tag{4-24}$$

当样本容量 n 充分大时,由中心极限定理知

$$\overline{X}=\frac{1}{n}\sum_{i=1}^{n}X_i \sim N\left(\lambda,\frac{\lambda}{n}\right)$$

若令 $u=\dfrac{\overline{X}-\lambda}{\sqrt{\dfrac{\lambda}{n}}}$,则有

$$u=\frac{\overline{X}-\lambda}{\sqrt{\dfrac{\lambda}{n}}}\sim N(0,1) \tag{4-25}$$

在实际工作中,由于实验所得数据往往是样本总计数 $x=\sum\limits_{i=1}^{n}x_i$,当样本充分大时,常用样本均数$\overline{X}$代替参数λ 计算$\overline{X}$的总体标准差$\sigma=\sqrt{\dfrac{\lambda}{n}}=\sqrt{\dfrac{\overline{x}}{n}}=\dfrac{\sqrt{x}}{n}$,从而

$$u=\frac{\dfrac{x}{n}-\lambda}{\dfrac{\sqrt{x}}{n}}\sim N(0,1)$$

查标准正态分布临界值表(附表 5)有 $u_{\frac{\alpha}{2}}$,使下式成立:

$$P\left(\left|\frac{\dfrac{x}{n}-\lambda}{\dfrac{\sqrt{x}}{n}}\right|<u_{\frac{\alpha}{2}}\right)=1-\alpha$$

即

$$P\left(\frac{x}{n}-u_{\frac{\alpha}{2}}\cdot\frac{\sqrt{x}}{n}<\lambda<\frac{x}{n}+u_{\frac{\alpha}{2}}\cdot\frac{\sqrt{x}}{n}\right)=1-\alpha$$

因此,参数λ 的 $1-\alpha$ 的置信区间为

$$\left(\frac{x}{n}-u_{\frac{\alpha}{2}}\cdot\frac{\sqrt{x}}{n},\frac{x}{n}+u_{\frac{\alpha}{2}}\cdot\frac{\sqrt{x}}{n}\right) \tag{4-26}$$

例 4 用计数器测量某放射性标本,60min 内读数为 135,试估计每分钟的读数可能在什么范围内.($\alpha=0.05$)

解 由 $n=60$,$x=135$,$1-\alpha=0.95$,查附表 5 得 $u_{\frac{0.05}{2}}=1.96$,所以每分钟读数λ的置信区间为

$$\left(\frac{x}{n}-u_{\frac{\alpha}{2}}\cdot\frac{\sqrt{x}}{n},\frac{x}{n}+u_{\frac{\alpha}{2}}\cdot\frac{\sqrt{x}}{n}\right)=\left(\frac{135}{60}-1.96\times\frac{\sqrt{135}}{60},\frac{135}{60}+1.96\times\frac{\sqrt{135}}{60}\right)=(1.87,2.63)$$

习 题 四

1. 什么叫点的无偏估计? 根据下列数据求总体均数 μ 和方差σ^2 的无偏估计:

(1) 5,−3,2,0,8,6;

(2) 10,15,14,15,16.

2. 什么叫置信度和置信区间? 作参数的区间估计时,给定的α 越大,置信度 $1-\alpha$ 越小,置信区间是越窄还是越宽?

3. 若已知某药品中某成分的含量在正常情况下服从正态分布,方差$\sigma^2=0.108^2$,现测定 9 个样品,其含量的均数 $\bar{x}=4.484$,试估计药品中某成分含量的总体均数μ 的置信区间($\alpha=5\%$).

4. 设某药厂生产的某种药片直径 X 服从正态分布 $N(\mu,0.8^2)$,现从某日生产的药片中随机抽取 9 片,测得其直径分别为(单位:mm)

14.1,14.7,14.7,14.4,14.6,14.5,14.5,14.8,14.2

试求该药片直径均数 μ 的 99%的置信区间.

5. 在一批中药片中，随机抽查 35 片，称得平均片重为 1.5g，标准差为 0.08g，如已知药片的重量服从正态分布，试估计药片平均片重的 95%的置信区间.

6. 下面是取自正态总体 X 的样本数据：

50.7,69.8,54.9,53.4,54.3,66.1,44.8,48.1,42.2,35.7

求总体均数 μ 和标准差 σ 的置信度为 0.90 的置信区间.

7. 今有甲、乙两小组包装某种药品，随机抽取这两组各 10 天的包装量，其数据为

甲组包装(盒)：1293,1380,1614,1497,1340,1643,1466,1627,1387,1711；

乙组包装(盒)：1061,1065,1092,1017,1021,1138,1143,1094,1270,1028.

设样本互相独立，两组日包装数的总体都为正态分布且方差相等，求这两个总体均数差 $\mu_A-\mu_B$ 的 90%的置信区间.

8. 用两种方法测定中药“磁朱丸”中朱砂(按 HgS 计算)的含量，每次取 25mg，各测定 4 次得 $\bar{x}=3.2850\text{mg}$，$S_1^2=0.0000333(\text{mg})^2$，$\bar{y}=3.2575\text{mg}$，$S_2^2=0.0000917(\text{mg})^2$，试求两种方法测定的朱砂含量的总体均数差的置信区间.($\alpha=0.01$)

9. 两位化验员 A，B 各自独立地采用一种方法对某中药有效成分的含量作 10 次测定，其测定值的方差依次为 $S_A^2=0.198$ 和 $S_B^2=0.866$，设 σ_A^2 与 σ_B^2 分别为 A，B 所测量的数据总体(设为正态分布)的方差，求方差比 σ_A^2/σ_B^2 的 95%的置信区间.

10. 某合成车间的产品在正常情况下，含水量服从 $N(\mu,\sigma^2)$，其中，$\sigma^2=0.25$，现连续测试 9 批得样本平均值为 $\bar{x}=2$，试计算置信水平 $1-\alpha$ 为 0.95 和 0.99 时总体均值 u 的置信区间. 当 $\sigma^2=0.04$，置信区间如何？

11. 对某地区随机调查 180 名 20 岁青年的身高得均值为 167.10cm，标准差 4.90cm，求该地区 20 岁青年平均身高的 95%的置信区间.

12. 为测定某药物的成分含量，任取 16 个样品测得 $\bar{x}=3$，$S^2=3.26$. 假设被测总体服从正态分布，试求

(1) 总体均值 μ 的 95%的置信区间；

(2) 总体方差 σ^2 的 90%的置信区间.

13. 试对比下列各情况下总体率的 95%的置信区间的宽窄与样本容量 n 的大小关系，并说明当 n 较小时，若 n 次实验中某事件发生 m 次，将 m/n 作为概率 p 的近似值是否妥当？

(1) $n=10$，$m=5$；

(2) $n=60$，$m=30$；

(3) $n=20$，$m=100$；

(4) $n=1000$，$m=500$.

14. 据传某验方治愈率为 92%，现用它治疗 32 例，治愈 28 例，求治愈总体率的 95%的置信区间，再根据 0.92 是否在置信区间内来判断传闻是否可靠.

15. 武汉传染病院用脑炎汤治疗乙脑 243 例，治愈 236 例，病死 7 例，病死样本率为 2.88%. 求病死总体率的 95%的置信区间.

16. 为检验某河水质的优劣，取 20ml 水样进行检查，观察到某种细菌 28 个. 试求此河每毫升水所含此种细菌数的 95%的置信区间.

第四章 PPT

第五章

总体参数的假设检验

假设检验与参数估计的基本问题是相同的，即利用样本中所获得的信息对总体参数进行统计推断，但它们对问题的提法与解决的途径不同. 本章介绍总体参数的假设检验问题.

§5-1 假设检验的基本思想

5-1.1 问题的提出

先看两个具体例子.

例 1 某药厂用一台包装机包装硼酸粉，额定标准为每袋净重 0.5kg，设每袋硼酸粉重服从正态分布且根据长期的经验知其标准差 $\sigma = 0.014$ kg. 某天开工后，为检验包装机的工作是否正常，随机抽取它所包装的硼酸粉 10 袋，称得净重(kg)为

0.496	0.510	0.515	0.506	0.518
0.497	0.488	0.511	0.512	0.524

问这天包装机的工作是否正常?

直观上看，$\bar{x}=0.5077$，该天包装机工作是否正常，取决于样本平均值 $\bar{x}$ 与总体均数 $\mu=0.5$ kg 有无实质性的差异. 这有两种可能：一种是 $\bar{x}$ 与 μ 没有实质性差异，即 $\bar{x}$ 与 μ 的差异纯属抽样时的偶然因素所致；另一种可能是 $\bar{x}$ 与 μ 有实质性差异，此时 $\bar{x}$ 与 μ 的差异不能用抽样时的偶然因素来解释，应认为是包装机工作不正常造成的. 究竟是哪种情况，这就需要利用样本的信息来推断统计. 假设 H_0：$\mu=0.5$，判断其是否成立，从而判断包装机工作是否正常.

例 2 某地区卫生保健委员会根据调查资料宣布，在 20 世纪 70 年代以前，该地男性青年的平均身高不超过 1.70m. 在 70 年代以后，男性青年的平均身高超过 1.70m. 试问如何从统计学判断这一说法是否正确?

本例所关心的问题是如何根据抽样的结果来判断统计 H_0:$\mu\geqslant 1.70$m 是否成立.

以上两个例题的共同特点是：都把研究对象看成一个随机变量，先对总体的分布形式或分布的某些参数作某种假设，然后根据样本信息，运用统计推断确定是否接受假设. 根据样本所提供的信息对假设进行检验，作出拒绝还是接受这一假设的决策，称为参数的假设检验.

5-1.2 假设检验的基本思想

假设检验的主要依据是“小概率原理”. 所谓小概率原理，就是认为概率很小的随机事件在一次试验中是不可能发生的. 根据这一原理，可以作出是否接受原假设的决策. 例如，在 1000 支复方大青叶注射液的针剂中只有一支是失效的，现在从中随机抽取一支，则恰好取得“失效的那

支”的概率是 1/1000,这个概率是很小的,因此也可以将这一事件看成在一次抽取中是不会发生的. 若从中任取一支而恰好取得“失效的那支”,我们就有理由怀疑原来的“假设”不对,即认为失效率 p 不是 1/1000,从而否定“假设”. 否定假设的依据就是小概率事件原理.

至于多小的概率为小概率事件呢? 那要视具体情况而定. 一般把概率不超过 0.10,0.05,0.01 的事件当成“小概率事件”,与区间估计一样,把小概率作为显著水平 α 的值. 如果没有导出不合理的现象发生(即没有出现小概率事件),就不能拒绝这个假设.

上例的分析讨论中,可以得到一种假设检验的推断方法:先假定一个假设 H_0 成立,如果由此导出一个不合理现象的发生(即出现一个小概率事件),就拒绝这个假设;如果没有导出不合理的现象发生(即没有出现一个小概率事件),就不能拒绝这个假设,此时根据问题的需要再作进一步试验考察是否接受 H_0. 所以假设检验的基本思想可概括成一句话:“是某种带有概率性质的反证法”.

5-1.3　假设检验中的两类错误

假设检验是根据小概率原理来判断是不是拒绝 H_0,由于抽样的随机性,在进行判断时有可能犯两类错误.

(1) H_0 实际为真,而判断 H_0 为假. 这类“弃真”错误称为第一类错误,犯错误的概率就是显著水平 α;

(2) H_0 实际不真,而接受 H_0,这类“取伪”错误称为第二类错误,犯错误的概率为 β.

这两类错误可归纳成表 5-1.

表 5-1

判断 / 实际情况	接受 H_0	拒绝 H_0(接受 H_1)
H_0 为真	判断正确$(1-\alpha)$	α(弃真)
H_0 为假	β(取伪)	判断正确$(1-\beta)$

两类错误所造成的后果常常是不一样的. 例如,要求检验某种新药是否提高疗效,作假设为 H_0:该药未提高疗效 ,则第一类错误是把未提高疗效的新药误认为提高了疗效,倘若推广使用该新药,则对患者不利;而第二类错误则是把疗效确有提高的新药误认为与原药相当,不予推广使用,当然也会带来损失. 最理想的是所作的检验使犯两类错误的概率都很小,但实际上减少其中一个,另一个往往就会增大. 要他们同时减小,只有增加样本容量,即增加实验次数,但这会导致人力、物力的耗费. 所以,实际工作中,要根据两类错误可能造成的损失和抽样耗费等统筹考虑. 通常是限制犯第一类错误的概率 α,然后适当确定样本的容量使犯第二类错误的概率 β 尽可能的小.

应着重指出,在确保第一类错误的概率为小概率 α 时,若检验结果拒绝假设 H_0,则有$(1-\alpha)$的把握. 可是,若检验结果不能拒绝 H_0,则并不意味着 H_0 一定为真,也不意味着 H_0 为真的可能性一定很大. 为慎重起见,可通过增大样本容量,重新进行检验,借以提高结论的可靠性.

§ 5-2　单个正态总体的参数检验

根据 5-1 节介绍的假设检验的基本思想,这一节介绍单个正态总体参数检验的方法. 因为正态分布 $N(\mu,\sigma^2)$ 只含有两个参数 μ,σ^2, 所以这里的假设都是对这两个参数的假设.

5-2.1 单个正态总体均数 μ 的假设检验

一、σ^2 已知时关于总体均数 μ 的假设检验

检验

$$H_0: \mu = \mu_0 \text{（已知）}, \quad H_1: \mu \neq \mu_0$$

设 $X_1, X_2, \cdots, X_n$ 为取自这个总体 X 的样本，$X \sim N(\mu, \sigma^2)$. 由 3-3.1 小节可知

$$\overline{X} \sim N\left(\mu, \frac{\sigma^2}{n}\right)$$

选取统计量

$$u = \frac{\overline{X} - \mu}{\sigma/\sqrt{n}} \sim N(0,1) \tag{5-1}$$

对于事先给定的显著水平 α，查正态分布的临界值表（附表 5）得临界值 $u_{\frac{\alpha}{2}}$，使

$$P\left(\left|\frac{\overline{X} - \mu_0}{\sigma/\sqrt{n}}\right| > u_{\frac{\alpha}{2}}\right) = \alpha \tag{5-2}$$

即 $\left|\frac{\overline{X} - \mu_0}{\sigma/\sqrt{n}}\right| > u_{\frac{\alpha}{2}}$ 是一个小概率事件. 按前述假设检验的基本思想，假设 $H_0: \mu = \mu_0$，以 $\bar{x}$ 代入后，若有

$$\left|\frac{\bar{x} - \mu_0}{\sigma/\sqrt{n}}\right| > u_{\frac{\alpha}{2}} \tag{5-3}$$

即 $P < \alpha$，说明小概率事件在一次抽样中就出现了，因而否定原假设 H_0，接受其对立假设 H_1：$\mu \neq \mu_0$. 但是(5-3)式表述的这个事件并非绝对不可能，它只不过以小概率 α 发生，因此关于 $\mu = \mu_0$ 的结论也以小概率 α（即显著水平）犯错误.

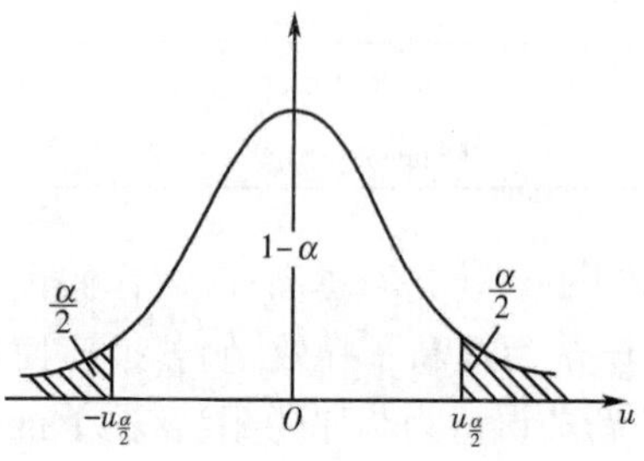

图 5-1

这里在检验中选用的是服从标准正态分布的统计量 u，故称这种检验法为 u 检验. 这里所作的检验是由样本均数 $\overline{X}$ 来推断总体均数 μ 与给定的数 μ_0 是否相等的问题. 检验时以样本观测值的均数 $\bar{x}$ 代入(5-3)式，临界值为 $-u_{\frac{\alpha}{2}}$ 和 $u_{\frac{\alpha}{2}}$，拒绝域有两个，分别在 u 分布密度函数图形两侧的尾部，如图 5-1 所示，每侧各占 $\frac{\alpha}{2}$. 把这种检验称为"双侧检验"问题.

例 1 用上述假设检验的方法来解 5-1.1 中的例 1.

解 本例题意是由样本提供的信息推断总体均值 μ 是否等于 μ_0，故采用双侧检验.

假设

$$H_0: \mu = \mu_0 = 0.5, \quad H_1: \mu \neq 0.5$$

由样本数据知 $\bar{x} = 0.5077$，$\sigma = 0.014$，$\mu_0 = 0.5$，$n = 10$，计算统计量

$$u = \frac{\bar{x} - \mu_0}{\sigma/\sqrt{n}} = \frac{0.5077 - 0.5}{0.014/\sqrt{10}} \approx 1.74$$

取 $\alpha = 0.05$，查正态分布的临界值表得 $u_{\frac{\alpha}{2}} = 1.96$，比较 $|u|$ 与 $u_{\frac{\alpha}{2}}$ 的大小. 因为 $|u| = 1.74 < 1.96 = u_{\frac{0.05}{2}}$，即

$$P(|u| \geqslant 1.74) = 2[1 - \Phi(1.74)] = 0.082 > 0.05$$

所以不能拒绝假设 H_0，认为这天包装机工作正常.

由例 1 检验看出确定检验方法的关键是选取适宜的统计量.

假设检验的基本步骤如下：

(1) 作原假设 H_0 和备择假设 H_1（双侧检验时备择假设可以省略）；

(2) 选取一个适宜的统计量 Q,并根据样本值,计算出一次抽样时的统计量 Q 的值；

(3) 对给定的显著水平 α，查统计量 Q 分布的临界值 ϑ_α 且有 $P(Q>\vartheta_\alpha)=\alpha$；

(4) 比较统计量 Q 和临界值 ϑ_α 的大小. 如果 $Q>\vartheta_\alpha$，即 $P(Q>\vartheta_\alpha)=\alpha$，发生了小概率事件,则拒绝原假设 H_0；如果 $Q<\vartheta_\alpha$，发生了小概率事件的对立事件(不是小概率事件),则不能拒绝 H_0，即接受 H_0.

在实际问题中,有时需要推断总体均数是否增大,如考虑新工艺是否能提高产品质量,新药是否能提高疗效及某药材纯度是否提高了等问题,总希望总体均数越大越好. 这就是说,如果事先有根据表明总体均数 μ 可能大于某已知数 μ_0，这时原假设为 $H_0:\mu=\mu_0$，备择假设 $H_1:\mu>\mu_0$，称这类假设检验为右侧检验;而对药品回流提取所需的时间,药丸的崩解时间及药品的不良反应等问题,我们总希望总体均数越小越好. 类似右侧检验,如果事先有根据表明总体均数 μ 可能小于某已知数 μ_0，这时原假设为 $H_0:\mu=\mu_0$，备择假设 $H_1:\mu<\mu_0$，称这类假设检验为左侧检验. 右侧检验和左侧检验统称为单侧检验.

单侧检验的思想方法和基本步骤类似双侧检验,只是临界值不同,右侧检验和左侧检验的临界值分别为 u_α 和 $-u_\alpha$，如图 5-2 所示,把 α 全放在右侧或左侧,下面举例说明.

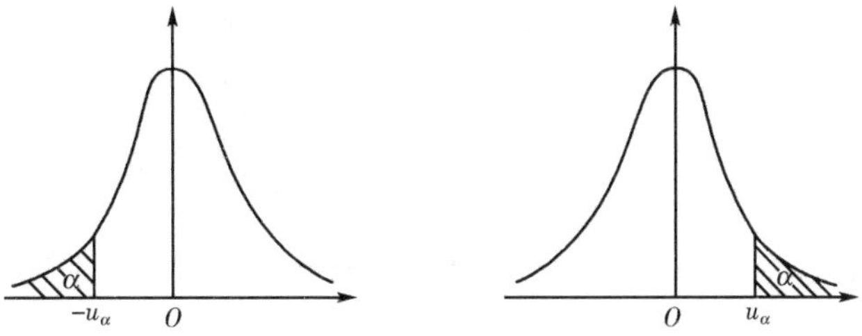

图 5-2

例 2　某药厂原来生产的一种安眠药,经临床使用测得平均睡眠时间为 18.6h,标准差为 1.5h. 该厂技术人员为了增加睡眠时间,改进了旧工艺. 为检验是否达到了预期的目的,收集了一组改进工艺后生产的安眠药的睡眠时间:23.4,25.6,24.3,21.2,21,26,25.5,26.2,24.3,24. 试问从收集到的数据能否说明改进了工艺后生产的安眠药提高了疗效.(假定睡眠时间服从正态分布,显著水平 $\alpha=0.05$)

解　抽样结果已知表明平均值 $\bar{x}=24.15>18.6$,这里所关心的是使用改进工艺后生产的安眠药的睡眠时间的总体均数 μ 是否大于 18.6h,这是一个右侧检验问题.

假设

$$H_0:\mu=18.6,\qquad H_1:\mu>18.6$$

由题意计算得

$$n=10,\quad \bar{x}=24.15,\quad \sigma=1.5$$

计算统计量

$$u=\frac{\bar{x}-\mu_0}{\sigma/\sqrt{n}}=\frac{24.15-18.6}{1.5/\sqrt{10}}\approx 11.70$$

由给定的 $\alpha=0.05$,查附表 5 得临界值 $u_{0.05}=u_{\frac{0.1}{2}}=1.64$. 比较 u 和 u_α 的大小，$u=11.70>1.64=u_{0.05}$，即 $P<0.05$，所以拒绝假设 H_0，接受 H_1，即认为改进工艺后生产的安眠药提高了疗效.

例 3　某药厂生产某种中药丸,要求有效期不得低于 1000 天,现从某一天生产的药丸中随机抽取 25 个，测得其有效期平均值为 950 天. 已知该种药丸的有效期服从标准差为 $\sigma=100$ 天的正态分布，试在显著水平 0.05 下检验这天生产的药丸有效期的均值是否小于 1000 天.

解 根据题意抽样结果 $\bar{x}=950<1000$，我们所关心的是这天生产的药丸的有效期是否小于 1000 天，所以是左侧检验问题.

假设

$$H_0:\mu=\mu_0,\quad H_1:\mu<\mu_0$$

由 $\mu_0=1000,\sigma=100,\bar{x}=950$，计算统计量 u，

$$u=\frac{\bar{x}-\mu_0}{\sigma/\sqrt{n}}=\frac{950-1000}{100/\sqrt{25}}=-2.5$$

由 $\alpha=0.05$，查附表 5 得临界值

$$-u_\alpha=-u_{\frac{2\alpha}{2}}=-u_{\frac{0.1}{2}}=-1.64$$

比较 u 与 $-u_\alpha$，$u=-2.5<-1.64=-u_{0.05}$，即 $P<0.05$. 所以拒绝假设 H_0，接受 H_1，即认为这天生产的药丸有效期均值少于 1000 天.

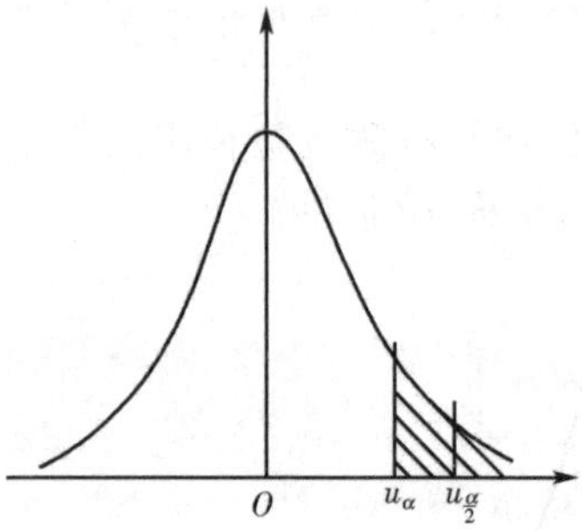

图 5-3

有关双侧检验和单侧检验问题再提及一点：双侧检验和单侧检验的临界值不同，双侧检验用 $u_{\frac{\alpha}{2}}$；单侧检验中，右侧检验用 u_α，左侧检验用 $-u_\alpha$. 而 $u_{\frac{\alpha}{2}}>u_\alpha$，因此同一个问题在同一个显著水平 α 下，用单侧检验比用双侧检验更容易得出“差异有显著意义”的结论. 所以对同一资料可能双侧检验差异不显著而单侧检验差异显著. 原因是双侧检验的拒绝域比单侧检验的拒绝域小“$u_{\frac{\alpha}{2}}-u_\alpha$”一段，如图 5-3 所示. 了解这一特点，实践中再根据具体问题考虑用双侧检验还是单侧检验.

二、σ^2 未知时关于总体均数 μ 的假设检验

(1) 双侧检验 $H_0:\mu=\mu_0$. 当 σ^2 未知时，不能用 u 作统计量，因为统计量 $u=\dfrac{\overline{X}-\mu_0}{\sigma/\sqrt{n}}$ 中含有未知量 σ. 但样本方差 S^2 是总体方差的无偏估计量，而 S^2 总是可以知道的，因此当假设 $H_0:\mu=\mu_0$ 成立时，选择统计量

$$t=\frac{\bar{x}-\mu_0}{S/\sqrt{n}}\sim t(n-1) \tag{5-4}$$

这种采用服从自由度为 $n-1$ 的 t 分布的统计量检验正态分布均数的方法，称为 t 检验法. 步骤与 u 检验法类似.

例 4 某中药厂用旧设备生产的六味地黄丸，丸重的均数为 8.9g，更新了设备后，从所生产的产品中随机抽取 9 丸，其重量为 9.2，10，9.6，9.8，8.6，10.3，9.9，9.1，8.9. 问设备更新前后药丸的平均重量是否有变化？（假设丸重服从正态分布，$\alpha=0.10$）

解 我们所关心的是设备更新前后药丸的平均重量是否有变化，而 σ^2 又未知，故采用双侧的 t 检验.

假设 $H_0:\mu=\mu_0=8.9$. 由样本值算得 $\bar{x}=9.49,S=0.57,n=9,f=n-1=8$. 计算统计量

$$t=\frac{\bar{x}-\mu_0}{S/\sqrt{n}}=\frac{9.49-8.9}{0.57/\sqrt{9}}\approx 3.11$$

由 $\alpha=0.10$，查 t 分布临界值表(附表 7)得临界值 $t_{\frac{\alpha}{2}}(n-1)=t_{\frac{0.10}{2}}(8)=1.86$. 因为 $|t|=3.11>1.86=t_{\frac{0.10}{2}}$，即 $P<0.10$，所以拒绝原假设 H_0，认为更新设备前后药丸重量有显著变化.

(2) 单侧检验：$H_0:\mu=\mu_0$，$H_1:\mu<\mu_0$（或者 $H_1:\mu>\mu_0$）.

例 5　甲药厂进行有关麻疹疫苗效果的研究，用 X 表示一个人用这种疫苗注射后的抗体强度，假定随机变量 X 是服从正态分布，另一家与之竞争的乙药厂生产的同种疫苗的平均抗体强度为 1.9，若甲厂为证实其产品有更高的平均抗体强度，从产品中随机地抽取了 16 个样本值

1.2	2.5	1.9	1.5	2.7	1.7	2.2	2.2
3.0	2.4	1.8	2.6	3.1	2.3	2.4	2.1

试问据该样本值能否证实甲厂平均抗体强度高于乙厂.（$\alpha=0.05$）

解　我们所关心的是甲厂疫苗抗体强度是否高于乙厂，而 σ^2 未知，故采用右侧 t 检验.

假设

$$H_0:\mu=\mu_0=1.9,\quad H_1:\mu>\mu_0=1.9$$

由样本计算得

$$\bar{x}=2.225,\quad S=0.518,\quad n=16,\quad f=n-1=15$$

计算统计量

$$t=\frac{\bar{x}-\mu_0}{S/\sqrt{n}}=\frac{2.225-1.9}{0.518/\sqrt{16}}\approx 2.51$$

由 $\alpha=0.05$，查 t 分布临界值表(附表 7)得临界值 $t_\alpha(n-1)=t_{0.05}(15)=1.753$. 因为 $t=2.51>1.753=t_{0.05}$，即 $P<0.05$，所以拒绝假设 H_0，接受假设 H_1，即甲厂生产的疫苗平均抗体强度高于乙厂.

例 6　某药厂生产甘草流浸膏，现从产品中随机地抽取 4 个样品，测得甘草酸含量的均数 $\bar{x}=8.30(\%)$，标准差 $S=0.03(\%)$. 设测定值总体服从正态分布，据以往的经验，甘草流浸膏中甘草酸含量的均数为 8.32(%). 试在显著水平 0.05 下，检验此厂生产的甘草流浸膏中甘草酸的含量是否低于总体水平.

解　我们所关心的是总体均数 μ 是否小于 8.32，由于 σ 未知，故应采用左侧 t 检验.

假设

$$H_0:\mu=8.32,\quad H_1:\mu<8.32$$

已知

$$\bar{x}=8.30,\quad S=0.03,\quad n=4$$

计算统计量

$$t=\frac{\bar{x}-\mu_0}{S/\sqrt{n}}=\frac{8.30-8.32}{0.03/\sqrt{4}}\approx -1.33$$

由给定的显著水平 $\alpha=0.05$，自由度 $f=4-1=3$，查附表 7 得 $-t_{0.05}=-2.353$. 因为 $t=-1.33>-2.353=-t_{0.05}$，即 $P>0.05$，所以接受假设 H_0，意味着甘草酸含量没有低于总体水平.

为了便于应用，将前面介绍过的单组资料正态总体的均数 μ 的检验法列于表 5-2.

表 5-2

检验名称	条件	H_0	H_1	统计量	拒绝域
u 检验	方差 σ^2 已知	$\mu=\mu_0$	$\mu\neq\mu_0$	$u=\dfrac{\bar{X}-\mu_0}{\sigma/\sqrt{n}}$	$\lvert u\rvert\geq u_{\frac{\alpha}{2}}$
		$\mu=\mu_0$	$\mu>\mu_0$		$u\geq u_\alpha$
		$\mu=\mu_0$	$\mu<\mu_0$		$u\leq -u_\alpha$

续表

检验名称	条件	H_0	H_1	统计量	拒绝域
t 检验	方差 σ^2 未知	$\mu=\mu_0$	$\mu\neq\mu_0$	$t=\dfrac{\overline{X}-\mu_0}{S/\sqrt{n}}$	$\|t\|\geqslant t_{\frac{\alpha}{2}}$
		$\mu=\mu_0$	$\mu>\mu_0$		$t\geqslant t_\alpha$
		$\mu=\mu_0$	$\mu<\mu_0$		$t\leqslant -t_\alpha$

上面介绍的检验必须是在正态总体的前提下进行，而在大样本的条件下，总体不论是否服从正态分布，根据中心极限定理，样本均数 $\overline{X}$ 均渐近服从正态分布，样本函数 $u=\dfrac{\overline{X}-\mu}{S/\sqrt{n}}$ 渐近服从标准正态分布 $N(0,1)$. 如果原假设 $H_0:\mu=\mu_0$ 成立，则统计量 $u=\dfrac{\overline{X}-\mu_0}{S/\sqrt{n}}$ 也渐近服从标准正态分布 $N(0,1)$，故可采用 u 检验法.

例 7 设有 108 名成年男子，其脉搏平均每分钟 73.7 次，标准差每分钟 8.8 次. 问根据该数据，能否得出这 108 名成年男子平均每分钟脉搏次数较正常人(平均每分钟 72 次)为高的结论？($\alpha=0.05$)

解 我们所关心的是该 108 名成年男子平均每分钟脉搏次数是否较正常人高. 因为 $n=108$，可认为是大样本，所以采用右侧的 u 检验法.

假设

$$H_0:\mu=72,\quad H_1:\mu>72$$

由题意知

$$\bar{x}=73.7,\quad S=8.8,\quad n=108$$

计算统计量

$$u=\frac{\bar{x}-\mu_0}{S/\sqrt{n}}=\frac{73.7-72}{8.8/\sqrt{108}}\approx 2.01$$

对于给定的 $\alpha=0.05$，查附表 5 得 $u_{0.05}=u_{\frac{0.1}{2}}=1.64$. 因为 $u=2.01>1.64=u_{0.05}$，即 $P<0.05$，所以拒绝假设 H_0，接受假设 H_1，认为该 108 名成年男子平均每分钟脉搏的次数较正常人高.

5-2.2 单个正态总体方差的假设检验

方差或标准差都是反映随机变量取值的波动性，在工业生产中，为了使生产比较稳定就需要控制方差 σ^2. 总体方差的假设检验的基本思想与总体均数的假设检验是一样的，主要差别是统计量不同. 下面介绍检验方法.

设 $X_1,X_2,\cdots,X_n$ 是来自总体 $X\sim N(\mu,\sigma^2)$ 的样本，其样本方差为 S^2.

假设 $H_0:\sigma^2=\sigma_0^2$ 成立，选择统计量

$$\chi^2=\frac{(n-1)S^2}{\sigma_0^2}\sim\chi^2(n-1) \tag{5-5}$$

对于给定的显著水平 α，自由度 $f=n-1$，查 χ^2 分布的临界值表(附表 6)得出 $\chi^2_{\frac{\alpha}{2}}$ 和 $\chi^2_{1-\frac{\alpha}{2}}$ 的值，使

$$P(\chi^2\geqslant\chi^2_{\frac{\alpha}{2}})=\frac{\alpha}{2}\text{ 和 }P(\chi^2\leqslant\chi^2_{1-\frac{\alpha}{2}})=\frac{\alpha}{2} \tag{5-6}$$

成立，那么 $\chi^2\leqslant\chi^2_{1-\frac{\alpha}{2}}$ 或 $\chi^2\geqslant\chi^2_{\frac{\alpha}{2}}$ 都是小概率事件，所以拒绝假设 H_0，认为 σ^2 和 σ_0^2 差异有显著意义. 若 $\chi^2_{1-\frac{\alpha}{2}}<\chi^2<\chi^2_{\frac{\alpha}{2}}$，$P(\chi^2_{1-\frac{\alpha}{2}}<\chi^2<\chi^2_{\frac{\alpha}{2}})=1-\alpha$ 不是小概率事件，则不能拒绝 H_0，认为 σ^2 和 σ_0^2 差异无显著意义(图 5-4).

这种利用 χ^2 分布来检验正态总体方差或标准差的方法，称为 χ^2 检验.

例 8　某剂型药物正常的生产过程中，含碳量服从正态分布 $N(1.408, 0.048^2)$，今从某班产品中任取 5 件，测量其含碳量(%)为 1.32，1.55，1.36，1.40 和 1.44. 问这个班生产的药物含碳量的总体方差是否正常？($\alpha=0.10$)

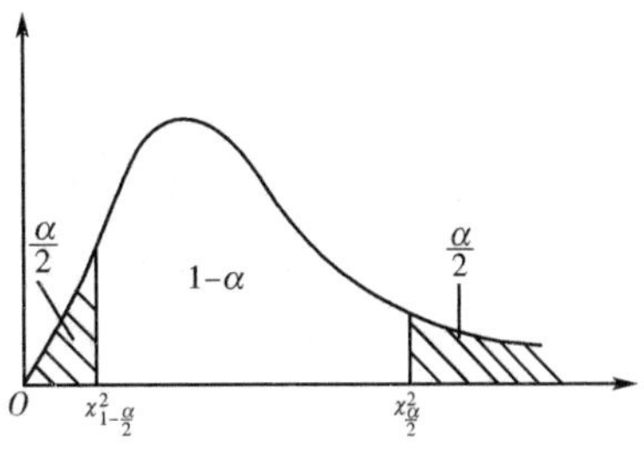

图 5-4

解　假设

$$H_0: \sigma^2 = \sigma_0^2 = 0.048^2$$

由样本计算得

$$\bar{x} = 1.414,\quad S = 0.088,\quad n = 5$$

计算统计量

$$\chi^2 = \frac{(n-1)S^2}{\sigma_0^2} = \frac{4 \times 0.088^2}{0.048^2} \approx 13.44$$

对给定的显著水平 $\alpha=0.10$，自由度 $f=4$，查附表 6 得 $\chi^2_{1-\frac{\alpha}{2}} = 0.711$，$\chi^2_{\frac{\alpha}{2}} = 9.49$. 因为 $\chi^2 = 13.44 > 9.49 = \chi^2_{\frac{0.10}{2}}$，$P < 0.10$，所以否定原假设 H_0，即 σ^2 和 0.048^2 差异有显著意义，认为这班生产的药物含碳量波动性超过了标准.

本例采用的是双侧检验，仅仅能了解波动性有无变化，而在实际应用中，还需要了解加工稳定性较前是否有所改善，可作单侧检验. 如果样本方差 S^2 比平时减小，可作原假设 $H_0: \sigma^2 = \sigma_0^2$，备择假设 $H_1: \sigma^2 < \sigma_0^2$，即左侧检验，若 $\chi^2 = \frac{(n-1)S^2}{\sigma_0^2} < \chi^2_{1-\alpha}$，则否定 H_0，接受 H_1，说明波动性变小了. 如果样本方差 S^2 比平时增大，可作原假设 $H_0: \sigma^2 = \sigma_0^2$，备择假设 $H_1: \sigma^2 > \sigma_0^2$，这是右侧检验，若 $\chi^2 = \frac{(n-1)S^2}{\sigma_0^2} > \chi^2_\alpha$，则否定 H_0，说明波动性变大了.

例 9　用 χ^2 检验 4-2 节例 6.

解　因为抽样数据表明 $S^2 = 3.308 < \sigma^2 = 5^2$，这个问题可以用 χ^2 单侧检验的左侧检验.

假设

$$H_0: \sigma^2 = \sigma_0^2,\qquad H_1: \sigma^2 < \sigma_0^2$$

由条件计算得

$$\sigma_0^2 = 5^2,\quad S^2 = 3.308,\quad n = 9$$

计算统计量

$$\chi^2 = \frac{(n-1)S^2}{\sigma_0^2} = \frac{8 \times 3.308}{5^2} \approx 1.059$$

对给定的显著水平 $\alpha = 0.01$，自由度 $f=8$，查附表 6 得临界值 $\chi^2_{1-\alpha} = \chi^2_{1-0.01} = \chi^2_{0.99} = 1.646$. 因为 $\chi^2 = 1.059 < 1.646 = \chi^2_{1-\alpha}$，即 $P < 0.01$，从而否定原假设 H_0，接受假设 H_1，即标准差不大于 5%，说明生产是稳定的.

现在将单组资料正态总体方差 σ^2 的假设检验的 χ^2 检验法列于表 5-3.

表 5-3

前提	假设	统计量	临界值	拒绝域
双侧	$H_0: \sigma^2 = \sigma_0^2$，$H_1: \sigma^2 \neq \sigma_0^2$	$\chi^2 = \frac{(n-1)S^2}{\sigma_0^2}$	$\chi^2_{1-\frac{\alpha}{2}}$，$\chi^2_{\frac{\alpha}{2}}$	$\chi^2 < \chi^2_{1-\frac{\alpha}{2}}$ 或 $\chi^2 > \chi^2_{\frac{\alpha}{2}}$
单侧	$H_0: \sigma^2 = \sigma_0^2$，$H_1: \sigma^2 < \sigma_0^2$	$\chi^2 = \frac{(n-1)S^2}{\sigma_0^2}$	$\chi^2_{1-\alpha}$	$\chi^2 < \chi^2_{1-\alpha}$
	$H_0: \sigma^2 = \sigma_0^2$，$H_1: \sigma^2 > \sigma_0^2$		χ^2_α	$\chi^2 > \chi^2_\alpha$

§5-3 两个正态总体的参数检验

5-2节介绍了单个正态总体的假设检验，在实际工作中，对两个正态总体的参数检验，应用也相当广泛. 例如，在动物身上做比较试验来鉴定使用和不使用某种药物，在临床试验中比较新药和旧药对于治疗某种疾病的疗效，在制药工业中比较新旧工艺间的优劣等. 为说明问题，一般来说，试验中常设两组，一组作处理，另一组作对照；或一组作甲种处理，另一组作乙种处理. 以两组的数据对两个总体的参数做假设检验.

5-3.1 两个正态总体的方差齐性检验

两个方差相等(或无显著差异)的总体 $X\sim N(\mu_1,\sigma_1^2)$，$Y\sim N(\mu_2,\sigma_2^2)$称为具有方差齐性的总体. 用样本值检验 $H_0:\sigma_1^2=\sigma_2^2$ 是否成立，称这样的显著性检验为方差齐性检验.

一、双侧检验

设 $X\sim N(\mu_1,\sigma_1^2)$，$Y\sim N(\mu_2,\sigma_2^2)$且 X,Y 间互相独立，分别取容量为 n_1 和 n_2 的样本 $X_1,X_2,\cdots,X_{n_1}$ 和 $Y_1,Y_2,\cdots,Y_{n_2}$，均数为 $\overline{X}$，$\overline{Y}$，方差为 S_1^2，S_2^2，由3-3节定理4可知样本函数

$$\frac{S_1^2/\sigma_1^2}{S_2^2/\sigma_2^2}\sim F(n_1-1,n_2-1)$$

在 $\sigma_1^2=\sigma_2^2$ 条件下，则统计量 $F=S_1^2/S_2^2\sim F(n_1-1,n_2-1)$，对显著水平 α，由附表8查得临界值的 $F_{1-\frac{\alpha}{2}}$，$F_{\frac{\alpha}{2}}$. 计算 F 值后判断，若 $F<F_{1-\frac{\alpha}{2}}$ 或 $F>F_{\frac{\alpha}{2}}$，即 $P<\alpha$，则拒绝假设 H_0；若 F 在区间($F_{1-\frac{\alpha}{2}}$，$F_{\frac{\alpha}{2}}$) 内，则接受 H_0.

在计算 F 值时，一般总是以较大的样本方差定为 S_1^2 作分子，较小的样本方差定为 S_2^2 作分母，即取 $S_1^2>S_2^2$，由此算得 $F=\dfrac{S_1^2}{S_2^2}>1$，再与 F 分布的上界值比较，即当 $F>F_{\frac{\alpha}{2}}$，拒绝 H_0. 这个用 F 分布的统计量进行检验的方法叫做 F 检验法.

例 1 甲乙两厂生产同一药物，现分别从其产品中抽取若干样品测定其含量，结果如表5-4所示. 试判断两厂药物含量的总体方差是否相等?

表 5-4

甲厂	0.51	0.49	0.52	0.55	0.48	0.47	
乙厂	0.56	0.58	0.52	0.59	0.49	0.57	0.54

解 假设

$$H_0:\sigma_1^2=\sigma_2^2,\quad H_1:\sigma_1^2\neq\sigma_2^2$$

由以上数据计算

$$n_1=6,\quad \overline{X}=0.503,\quad S_1^2=0.0008667$$

$$n_2=7,\quad \overline{Y}=0.550,\quad S_2^2=0.0012667$$

计算统计量

$$F=\frac{S_2^2/\sigma_2^2}{S_1^2/\sigma_1^2}=\frac{S_2^2}{S_1^2}\approx 1.46152$$

对于给定的 $\alpha=0.05$，查附表8得临界值 $F_{\frac{0.05}{2}}(6,5)=6.98$. 因为 $F<F_{\frac{0.05}{2}}(6,5)=6.98$，所以接受 H_0，拒绝 H_1，即在显著水平 $\alpha=0.05$ 条件下，两厂药物含量的总体方差显著相等.

二、单侧检验

当在实践中发现 $S_1^2 > S_2^2$ 时，真正关心的是 $\sigma_1^2 > \sigma_2^2$ 是否成立. 于是就要利用单侧检验，假设 $H_0:\sigma_1^2=\sigma_2^2, H_1:\sigma_1^2>\sigma_2^2$. 这里仍约定样本方差较大的 S_1^2 作为分子，计算方差比 $F=\frac{S_1^2/\sigma_1^2}{S_2^2/\sigma_2^2}=S_1^2/S_2^2$，临界值类似于其他单侧检验，取临界值为 $F_\alpha(n_1-1,n_2-1)$，当 $F>F_\alpha$，拒绝假设 H_0，接受假设 H_1.

这类单侧检验问题在实践中常会遇到.

例 2　合成车间某中间体生产的工艺条件改革后，收率似有提高，但工人师傅反映新工艺的条件不易控制，收率波动较大. 为此，对新老工艺分别抽查若干批，结果记录如表 5-5 所示. 试解释工人师傅的问题.

表 5-5

老工艺收率	84.0	83.3	82.5	82.0	84.5	83.1	84.1	82.9	83.4	
新工艺收率	86.5	87.7	88.0	87.5	85.6	84.2	86.0	83.2	87.0	86.1

解　这个问题我们关心的是新工艺比老工艺波动大，自然需作单侧检验.

假设

$$H_0:\sigma_1^2=\sigma_2^2,\quad H_1:\sigma_1^2>\sigma_2^2$$

由以上数据计算

$$S_{老}^2=0.6386,\quad S_{新}^2=2.368,\quad n_1=10,\quad n_2=9,\quad f_1=9,\quad f_2=8$$

计算统计量

$$F=S_{新}^2/S_{老}^2=3.71$$

对于给定的 $\alpha=0.05$，查附表 8 得临界值 $F_{0.05}(9,8)=3.39$. 因为 $F=3.71>3.39=F_{0.05}(9,8)$，所以拒绝 H_0，接受 H_1，即在显著水平 $\alpha=0.05$ 条件下，新工艺收率的波动大于老工艺.

为了便于应用，将前面介绍过的两个正态总体方差齐性检验法列于表 5-6.

表 5-6

前提	假设	统计量	拒绝域
双侧	$H_0:\sigma_1^2=\sigma_2^2, H_1:\sigma_1^2\neq\sigma_2^2$	$F=\frac{S_1^2}{S_2^2}\ (S_1^2>S_2^2)$	$F>F_{\frac{\alpha}{2}}(n_1-1,n_2-1)$
单侧	$H_0:\sigma_1^2=\sigma_2^2, H_1:\sigma_1^2>\sigma_2^2$	$F=\frac{S_1^2}{S_2^2}\ (S_1^2>S_2^2)$	$F>F_\alpha(n_1-1,n_2-1)$

5-3.2　配对比较两个正态总体均数的检验

在医药试验中，为避免甲组与乙组受其他非处理因素的干扰，在试验设计时，常把非处理因素相同或相近的试验对象配成对子，作配对比较. 例如，在人或动物的同一个体上，以一侧的器官组织作对照，另一侧的器官组织作药物处理. 又如，在动物试验中，通常把在遗传上和环境上差别很小的同胎、同性别，体重相近的小白鼠组成对子(同源配对)做试验. 对子之一作甲种处理，对子的另一只作乙种处理，然后进行均数差异的比较.

显然，每一对数据 X_i 与 Y_i 并不独立，但是数据对之间则相互独立. 因此，其差值 $d_i=X_i-Y_i(i=1,2,\cdots,n)$ 可视为一个简单随机样本. 这个样本的总体 $D\sim N(\mu_d,\sigma_d^2)$，则比较甲乙两种处理结果有无差异就是检验假设

$$H_0:\mu_d=0,\quad H_1:\mu_d\neq 0$$

由于 σ_d^2 未知，故配对试验结果的检验为两组资料各对之差值 d 的总体均数 μ_d 的 t 检验. 下面举例说明.

例 3 某中医师用中药青木香治疗高血压患者，治疗前后的情况，对比如表 5-7 所示. 问该中药治疗高血压是否有效. ($\alpha=0.01$)

表 5-7

患者编号	舒张压/kPa			
	治疗前 (1)	治疗后 (2)	差数 d (3)=(1)−(2)	d^2 (4)=(3)^2
1	14.7	12	2.7	7.29
2	15.3	15.4	−0.1	0.01
3	17.7	13.5	4.2	17.64
4	17.7	17.5	0.2	0.04
5	16.8	14.7	2.1	4.41
6	14.4	11.7	2.7	7.29
7	14.7	12.3	2.4	5.76
8	14.7	13.9	0.8	0.64
9	18.7	16.8	1.9	3.61
10	13.9	11.5	2.4	5.76
11	16.1	11.8	4.3	18.49
12	16	14.9	1.1	1.21
合计	190.7	166	24.7	72.15
均数	15.9	13.8	2.06	

解 (1) 检验假设 $H_0:\mu_d=0$.

(2) 计算差值的均数 $\bar{d}=2.06$，标准差 $S_d=1.39$，自由度 $f=12-1=11$.

(3) 计算统计量

$$t=\frac{\bar{d}-\mu_d}{S_d/\sqrt{n}}=\frac{\bar{d}-0}{S_d/\sqrt{n}}=\frac{2.06}{1.39/\sqrt{12}}\approx 5.13$$

查附表 7 得 $t_{\frac{0.01}{2}}(11)=3.106$. $|t|=5.13>3.106=t_{\frac{0.01}{2}}$，即 $P<0.01$，差异有极显著意义，说明青木香治疗高血压患者对降低舒张压是有效的.

5-3.3 成组比较两个正态总体均数的检验

前述配对比较固然有利于减少误差、暴露本质，但有时会遇到不便配对或不必配对. 例如，两个不同品种的家兔的血糖值，临床比较两种药物的疗效，两个产地中药材某种成分的含量是否相等. 这些都很难配对，这时可将两批数据作组与组之间的成组比较.

在比较两组资料的均数时，一般检验两个均数间的差异有无显著性意义. 这时取自两组的两个样本是彼此独立的，样本的容量可以相等，也可以不相等. $X\sim N(\mu_1,\sigma_1^2)$，$Y\sim N(\mu_2,\sigma_2^2)$，则比较甲乙两种处理结果有无差异就是检验假设

$$H_0:\mu_1=\mu_2,\quad H_1:\mu_1\neq\mu_2$$

由于两个总体的参数是未知的，于是分两种情况来考察.

一、σ_1^2,σ_2^2 未知,但 $\sigma_1^2=\sigma_2^2$,检验假设 $H_0:\mu_1=\mu_2,H_1:\mu_1\neq\mu_2$

设 $X\sim N(\mu_1,\sigma_1^2)$, $Y\sim N(\mu_2,\sigma_2^2)$, μ_1, μ_2, σ_1^2, σ_2^2 均未知,现在独立地分别从两个总体中抽取样本

$X_1,X_2,\cdots,X_{n_1}$, 其均数为 $\bar{X}$, 方差为 S_1^2 ;

$Y_1,Y_2,\cdots,Y_{n_2}$, 其均数为 $\bar{Y}$, 方差为 S_2^2.

那么当大样本时,由 4-2.2 可知,样本函数

$$u=\frac{(\bar{X}-\bar{Y})-(\mu_1-\mu_2)}{\sqrt{\dfrac{S_2^2}{n_1}+\dfrac{S_1^2}{n_2}}}\sim N(0,1) \tag{5-7}$$

当小样本时,由 3-3.3 节定理 3 可知,如果 σ_1^2, σ_2^2 未知且 $\sigma_1^2=\sigma_2^2$, 样本函数

$$t=\frac{(\bar{X}-\bar{Y})-(\mu_1-\mu_2)}{S_\omega\sqrt{\dfrac{1}{n_1}+\dfrac{1}{n_2}}}\sim t(n_1+n_2-2) \tag{5-8}$$

其中,

$$S_\omega^2=\frac{(n_1-1)S_1^2+(n_2-1)S_2^2}{n_1+n_2-2}$$

假设 $H_0:\mu_1=\mu_2$ 成立时, u,t 便会不含未知参数,因而可以作为检验统计量.

在这里说明一点,当大样本时也可用 t 检验,结果一样,不过计算麻烦一些,但小样本时,不能用 u 检验,否则出现偏差较大.

例 4　试检验 5-3 节例 1 两厂药物含量的总体均数是否相等?

解　由例 1 的推导可知 $\sigma_1^2=\sigma_2^2$. 假设

$$H_0:\mu_1=\mu_2,\quad H_1:\mu_1\neq\mu_2$$

由样本数据得

$$S_\omega^2=\frac{(n_1-1)S_1^2+(n_2-1)S_2^2}{n_1+n_2-2}\approx 0.0010849$$

$$t=\frac{(\bar{X}-\bar{Y})-(\mu_1-\mu_2)}{S_\omega\sqrt{\dfrac{1}{n_1}+\dfrac{1}{n_2}}}=\frac{0.503-0.55}{0.03294\sqrt{\dfrac{1}{7}+\dfrac{1}{6}}}\approx -2.5646$$

给定 $\alpha=0.05$,查 t 分布临界值表(附表 7)得 $t_{\frac{0.05}{2}}(11)=2.201$. 因为 $|t|=2.5646>t_{\frac{0.05}{2}}(11)=2.201$, 所以拒绝 H_0, 即两厂药物含量的总体均数有显著差异.

二、σ_1^2,σ_2^2 未知,但 $\sigma_1^2\neq\sigma_2^2$,检验假设 $H_0:\mu_1=\mu_2,H_1:\mu_1\neq\mu_2$

在方差未知而又不能估计是否相等的情况下,检验两个正态总体差异是否有显著意义,按大样本 ($n>50$) 和小样本 ($n\leqslant 50$) 来分别研究.

如果是大样本,在第四章 4-2.2 中“二、两个正态总体均数之差的区间估计”中介绍了样本函数

$$u=\frac{(\bar{X}-\bar{Y})-(\mu_1-\mu_2)}{\sqrt{\dfrac{S_1^2}{n_1}+\dfrac{S_2^2}{n_2}}}$$

近似服从标准正态分布,当假设 $H_0:\mu_1=\mu_2$ 成立时得统计量

$$u=\frac{\bar{X}-\bar{Y}}{\sqrt{\dfrac{S_1^2}{n_1}+\dfrac{S_2^2}{n_2}}}$$

用此统计量按 u 检验法的步骤，便可得出检验的结论.

例 5 在中成药的研究中，需镜检六味地黄丸中茯苓的菌丝数. 检测 75 次得其均数 $\bar{x}=56.5$，方差 $S_1^2=9.4$；镜检熟地的棕色核状物数，检测 65 次得其均数 $\bar{y}=65$，方差 $S_2^2=5.5$. 问镜检六味地黄丸中菌丝数与熟地的棕色核状物数的差异是否有显著意义？

解 由于本题中已知样本的均数、容量、方差且样本互相独立，镜检的菌丝数和棕色核状物数，可看成是两个正态总体. 此属大样本条件下两个正态总体均数差的显著意义检验，可用 u 检验.

检验假设

$$H_0: \mu_1 = \mu_2$$

已知

$$\bar{x}=56.5, \quad n_1=75, \quad S_1^2=9.4$$
$$\bar{y}=65, \quad n_2=65, \quad S_2^2=5.5$$

计算统计量

$$u=\frac{\bar{x}-\bar{y}}{\sqrt{\dfrac{S_1^2}{n_1}+\dfrac{S_2^2}{n_2}}}=\frac{56.5-65}{\sqrt{\dfrac{9.4}{75}+\dfrac{5.5}{65}}}\approx -18.56$$

给定 $\alpha=0.01$，由附表 5 查得 $u_{\frac{0.01}{2}}=2.58$. $|u|=18.56>2.58=u_{\frac{0.01}{2}}$，即 $P<0.01$，拒绝 H_0，即六味地黄丸中镜检的菌丝数和熟地的棕色核状物数之间差异有显著意义且因 $\bar{y}>\bar{x}$，所以棕色核状物数目显著多于菌丝数.

如果是小样本，由第四章 4-2.2 中"二、两个正态总体均数之差的区间估计"中给出样本函数

$$t=\frac{(\bar{X}-\bar{Y})-(\mu_1-\mu_2)}{\sqrt{\dfrac{S_1^2}{n_1}+\dfrac{S_2^2}{n_2}}} \tag{5-9}$$

近似服从自由度为

$$df=\frac{\left(\dfrac{S_1^2}{n_1}+\dfrac{S_2^2}{n_2}\right)^2}{\dfrac{\left(\dfrac{S_1^2}{n_1}\right)^2}{n_1-1}+\dfrac{\left(\dfrac{S_2^2}{n_2}\right)^2}{n_2-1}}$$

的 t 分布，因此当假设 $H_0: \mu_1=\mu_2$ 成立时，有统计量

$$t=\frac{\bar{X}-\bar{Y}}{\sqrt{\dfrac{S_1^2}{n_1}+\dfrac{S_2^2}{n_2}}}$$

近似服从自由度为 df 的 t 分布. 利用 t 检验的步骤，便能得出检验假设的结论.

例 6 某中西医结合医院科研室，成组比较单味大黄与西药(氨甲苯酸)治疗急性上消化道出血的效果，以止血天数为指标，结果如表 5-8 所示. 取 $\alpha=0.05$，试问均数是否有差别？

表 5-8

西药治疗组	$n_1=20$	$\bar{x}=6.90$ 天	$S_1=6.90$ 天
单味大黄治疗组	$n_2=30$	$\bar{y}=1.50$ 天	$S_2=0.88$ 天

解 (1) 先来检验两个方差的齐性. 假设

$$H_0: \sigma_1^2=\sigma_2^2, \quad H_1: \sigma_1^2 \neq \sigma_2^2$$

西药治疗组和单味大黄组的数据分别为

$$n_1=20, \quad S_1=6.90, \quad n_2=30, \quad S_2=0.88$$

计算统计量

$$F=\frac{S_1^2}{S_2^2}=\frac{6.90^2}{0.88^2}\approx 61.48$$

由 $\alpha=0.05$，$f_1=20-1=19$，$f_2=30-1=29$，查双侧检验 F 分布临界值表得 $F_{\frac{\alpha}{2}}(f_1,f_2)=F_{\frac{0.05}{2}}(19,29)\approx 2.21$. 因为 $F>F_{\frac{\alpha}{2}}$，所以拒绝 H_0，接受 H_1，可以认为两个总体方差不齐.

（2）其次来检验两个总体均数是否相等. 假设

$$H_0:\mu_1=\mu_2,\quad H_1:\mu_1>\mu_2$$

由于方差不等，样本较少，所以采用自由度为 df 的 t 检验.

计算统计量

$$\frac{S_1^2}{n_1}=\frac{6.90^2}{20}=2.3805,\qquad \frac{S_2^2}{n_2}=\frac{0.88^2}{30}=0.0258$$

$$t=\frac{6.90-1.50}{\sqrt{2.3805+0.0258}}\approx 3.481$$

自由度

$$df=\frac{\left(\frac{S_1^2}{n_1}+\frac{S_2^2}{n_2}\right)^2}{\frac{\left(\frac{S_1^2}{n_1}\right)^2}{n_1-1}+\frac{\left(\frac{S_2^2}{n_2}\right)^2}{n_2-1}}=\frac{\left(\frac{6.9^2}{20}+\frac{0.88^2}{30}\right)^2}{\frac{\left(\frac{6.9^2}{20}\right)^2}{19}+\frac{\left(\frac{0.88^2}{30}\right)^2}{29}}$$

$$=\frac{2.4063^2}{0.2983}\approx 19.4109\approx 19$$

给定 $\alpha=0.05$，查 t 分布临界值表（附表 7）得 $t_{0.05}(19)=t_{\frac{0.10}{2}}(19)=1.729$. 因 $t=3.481>1.729=t_{0.05}(19)$，则 $P<0.05$，拒绝 H_0，接受 H_1. 又 $\bar{y}<\bar{x}$，可认为在这次疗效观察中单味大黄治疗组治疗上消化道出血的效果显著优于西药组.

两个正态总体均数的检验方法如表 5-9 所示.

表 5-9　正态分布且总体方差 σ_1^2、σ_2^2 未知的检验方法

前提	$\sigma_1^2=\sigma_2^2$	$\sigma_1^2\neq\sigma_2^2$	
		大样本($n>50$)	小样本($n\leqslant 50$)
假设	$H_0:\mu_1-\mu_2=0$ $H_1:\mu_1-\mu_2\neq 0$,$H_1:\mu_1-\mu_2>0$	$H_0:\mu_1-\mu_2=0$ $H_1:\mu_1-\mu_2\neq 0$,$H_1:\mu_1-\mu_2>0$	$H_0:\mu_1-\mu_2=0$ $H_1:\mu_1-\mu_2\neq 0$,$H_1:\mu_1-\mu_2>0$
统计量	$t=\dfrac{\bar{X}-\bar{Y}}{S_\omega\sqrt{\dfrac{1}{n_1}+\dfrac{1}{n_2}}}$ $S_\omega^2=\dfrac{(n_1-1)S_1^2+(n_2-1)S_2^2}{n_1+n_2-2}$	$u=\dfrac{\bar{X}-\bar{Y}}{\sqrt{\dfrac{S_1^2}{n_1}+\dfrac{S_2^2}{n_2}}}$	$t=\dfrac{\bar{X}-\bar{Y}}{\sqrt{\dfrac{S_1^2}{n_1}+\dfrac{S_2^2}{n_2}}}$
临界值	$t_{\frac{\alpha}{2}}(n_1+n_2-2)$, t_α	$u_{\frac{\alpha}{2}}$,u_α	$t_{\frac{\alpha}{2}}(df)$,$t_\alpha(df)$ $df=\dfrac{\left(\dfrac{S_1^2}{n_1}+\dfrac{S_2^2}{n_2}\right)^2}{\dfrac{\left(\dfrac{S_1^2}{n_1}\right)^2}{n_1-1}+\dfrac{\left(\dfrac{S_2^2}{n_2}\right)^2}{n_2-1}}$
拒绝域	$\lvert t\rvert>t_{\frac{\alpha}{2}}$,$t>t_\alpha$	$\lvert u\rvert>u_{\frac{\alpha}{2}}$,$u>u_\alpha$	$\lvert t\rvert>t_{\frac{\alpha}{2}}$,$t>t_\alpha$
检验名称	t 检验	u 检验	t 检验

有时遇到检验的随机变量不是正态分布或总体分布未知，此时可考虑增加样本容量或数据转换成正态分布.

§ 5-4 离散型变量总体参数的假设检验

前面介绍的都是连续型变量的假设检验问题,离散型变量参数检验的基本思想与方法步骤也都类似于连续型变量.在大样本的情形下,通常可以将离散型的问题转化为连续型的问题来处理.

5-4.1 单个总体率的假设检验

设某一离散总体,具有某种特性的个体出现的总体率为 p_0,容量为 n 的某样本中,具有某种特性的个体出现 m 个,样本率 $\hat{p}=\dfrac{m}{n}$ 与已知定值 p_0 有差异,即 $\hat{p}\neq p_0$. 现在,根据样本资料来推断总体率 p 与已知定值 p_0 差异是否有显著意义,即要检验假设 $H_0: p=p_0$.

我们知道,当 n 足够大时,$\dfrac{\hat{p}-p}{\sqrt{\dfrac{pq}{n}}}\sim N(0,1)$. 于是,在假设 $H_0: p=p_0$ 成立的前提下,

$$u=\frac{\hat{p}-p_0}{\sqrt{\dfrac{p_0q_0}{n}}}\sim N(0,1) \tag{5-10}$$

用它作为检验的统计量,可得单个总体率的 u 检验方法如表 5-10 所示.

表 5-10

前提	信息	检验	H_0	H_1	统计量	临界值	拒绝域
二项分布、大样本	$\hat{p}\neq p_0$	双侧	$p=p_0$	$p\neq p_0$	$u=\dfrac{\hat{p}-p_0}{\sqrt{\dfrac{p_0q_0}{n}}}$	$u_{\frac{\alpha}{2}}$	$\lvert u\rvert>u_{\frac{\alpha}{2}}$
	$\hat{p}>p_0$	右侧		$p>p_0$		u_α	$u>u_\alpha$
	$\hat{p}<p_0$	左侧		$p<p_0$		$-u_\alpha$	$u<-u_\alpha$

例 1 根据以往经验,一般胃溃疡病患者 20%发生胃出血症状.某医院观察 65 岁以上胃溃疡病人 304 例,有 96 例发生胃出血症状.问老年患者是否比较容易出血?(α=0.01)

解 由样本信息 $\hat{p}=\dfrac{96}{304}=0.316>0.2=p_0$,采用右侧检验

$$H_0: p=p_0=0.2,\quad H_1: p>0.2$$

由(5-10)式,

$$u=\frac{0.316-0.2}{\sqrt{0.2\times 0.8/304}}\approx 5.06$$

查标准正态分布临界值表(附表 5)得 $u_{0.01}=u_{\frac{0.02}{2}}=2.326$. 因为 $u=5.06>2.326=u_{0.01}$,$P<0.01$,所以拒绝 H_0,认为老年胃溃疡病患者胃出血率极显著高于一般患者.(α=0.01)

当然,本题也可采用双侧检验. 因为 $|u|=5.06>2.58=u_{\frac{0.01}{2}}$,所以拒绝 H_0,认为两者胃出血率差异有极显著意义. 由 $\hat{p}=0.316>0.2=p_0$,可认为老年患者胃出血率极显著高于一般患者.(α=0.01)

5-4.2 两个总体率的假设检验

设有两个离散总体,总体率分别为 p_1,p_2,分别抽取容量为 n_1,n_2 的样本,样本率 $\hat{p}_1=\dfrac{m_1}{n_1}\neq\dfrac{m_2}{n_2}=\hat{p}_2$. 现在,根据样本资料推断 p_1 与 p_2 差异是否有显著意义,即要检验假设

$$H_0: p_1 = p_2$$

当 n_1, n_2 足够大时，

$$\hat{p}_1 \sim N\left(p_1, \frac{p_1 q_1}{n_1}\right), \quad \hat{p}_2 \sim N\left(p_2, \frac{p_2 q_2}{n_2}\right)$$

从而

$$\hat{p}_1 - \hat{p}_2 \sim N\left(p_1 - p_2, \frac{p_1 q_1}{n_1} + \frac{p_2 q_2}{n_2}\right)$$

进而有

$$\frac{(\hat{p}_1 - \hat{p}_2) - (p_1 - p_2)}{\sqrt{\frac{p_1 q_1}{n_1} + \frac{p_2 q_2}{n_2}}} \sim N(0,1)$$

在假设 $H_0: p_1 = p_2$ 成立的前提下，全部数据可视为一个总体的样本，用

$$\hat{p} = \frac{m_1 + m_2}{n_1 + n_2} \tag{5-11}$$

作为总体率 p_1, p_2 的估计值，称为联合样本率. 于是

$$u = \frac{\hat{p}_1 - \hat{p}_2}{\sqrt{\hat{p}\hat{q}\left(\frac{1}{n_1} + \frac{1}{n_2}\right)}} \sim N(0,1) \tag{5-12}$$

其中，$\hat{q} = 1 - \hat{p}$. 用 u 作为检验的统计量，可得两个总体率的 u 检验方法如表 5-11 所示.

表 5-11

前提	信息	检验	H_0	H_1	统计量	临界值	拒绝域
二项分布、大样本	$\hat{p}_1 \neq \hat{p}_2$	双侧	$p_1 = p_2$	$p_1 \neq p_2$	$u = \frac{\hat{p}_1 - \hat{p}_2}{\sqrt{\hat{p}\hat{q}(\frac{1}{n_1} + \frac{1}{n_2})}}$	$u_{\frac{\alpha}{2}}$	$\|u\| > u_{\frac{\alpha}{2}}$
	$\hat{p}_1 > \hat{p}_2$	右侧		$p_1 > p_2$		u_α	$u > u_\alpha$
	$\hat{p}_1 < \hat{p}_2$	左侧		$p_1 < p_2$		$-u_\alpha$	$u < -u_\alpha$

例 2　抽检库房保存的两批首乌注射液. 第一批随机抽 240 支，发现有 15 支变质；第二批随机抽 180 支，发现有 14 支变质. 试问两批的变质率是否有显著差异？($\alpha = 0.05$)

解　采用双侧检验. $H_0: p_1 = p_2$. 由样本信息，

$$\hat{p}_1 = \frac{m_1}{n_1} = \frac{15}{240} = 0.0625, \quad \hat{p}_2 = \frac{m_2}{n_2} = \frac{14}{180} = 0.0778$$

由(5-11)式，

$$\hat{p} = \frac{m_1 + m_2}{n_1 + n_2} = \frac{15 + 14}{240 + 180} = 0.069, \quad \hat{q} = 1 - \hat{p} = 0.931$$

由(5-12)式，

$$|u| = \left|\frac{0.0625 - 0.0778}{\sqrt{0.069 \times 0.931 \times \left(\frac{1}{240} + \frac{1}{180}\right)}}\right| \approx 0.61$$

因为 $|u| = 0.61 < 1.96 = u_{\frac{0.05}{2}}$，所以接受 H_0，认为两批首乌注射液的变质率无显著差异.

当然，本题也可采用左侧检验. 因为 $u = -0.61 > -1.645 = -u_{0.05}$，$P > 0.05$，所以接受 H_0，认为两批首乌注射液的变质率无显著差异.

§ 5-5　列联表中独立性的检验

在实际工作中常遇到将试验数据按两个原则 A 与 B（或属性）分类，而要检验的假设 A 与

B 是否彼此独立，这种检验称为分类原则独立性检验.

在解决这类问题时，一般将按两个原则分类的数据列成表，称为列联表，然后根据实际频数与理论频数的一致性进行检验，故又称为列联表独立性检验.

5-5.1 2×2 列联表(四格表)中的独立性检验

例 1 某医院收得乙型脑炎重症患者 204 例，随机分成两组，分别用同样的中草药方剂治疗，但其中一组加一定量的人工牛黄，每个患者根据治疗方法和治疗效果进行分类，结果如表 5-12 所示.

表 5-12

疗法	疗效		合计
	治愈	未愈	
不加牛黄	32 (41.29)	46 (36.71)	78
加牛黄	76 (66.71)	50 (59.29)	126
合计	108	96	204

这种把数据按两个分类原则进行分类列成 2 行 2 列的表，称为 2×2 列联表. 由于数据被分在四个方格中，故也称为四格表.

在例 1 中，不加牛黄组治愈样本率 $\hat{p}_1 = \frac{32}{78} = 0.410$，加牛黄组治愈样本率 $\hat{p}_2 = \frac{76}{126} = 0.603$，样本率存在差异. 现在根据样本资料推断治愈总体率 p_1 与 p_2 差异是否有显著意义，需检验假设 $H_0: p_1 = p_2$，这实际上就是要确定“疗法”对“疗效”有无影响. 当假设 $H_0: p_1 = p_2$ 为真时，也就是“疗法”与“疗效”两者相互独立. 下面介绍独立性检验的原理与方法.

一、独立性检验的原理

在假设 H_0：“疗法”与“疗效”独立成立的前提下，全部数据视为一个总体的样本. 治愈联合样本率 $\hat{p} = \frac{108}{204}$ 作为治愈总体率的估计值，称为治愈理论率. 用理论率推算样本各种情形的估计值，称为理论值. 不加牛黄组的治愈理论值为 $78 \times \frac{108}{204} = \frac{78 \times 108}{204} = 41.29$，未愈理论值为 $78 \times \frac{96}{204} = 36.71$. 类似地，加牛黄组的治愈理论值为 $\frac{126 \times 108}{204} = 66.71$，未愈理论值为 $\frac{126 \times 96}{204} = 59.29$.

一般地，在 $R \times C$ 列联表中，样本数据称为观测值，第 i 行第 j 列的观测值记为 O_{ij}，第 i 行观测值之和记为 $O_{i\cdot}$，第 j 列观测值之和记为 $O_{\cdot j}$，全部观测值之和记为 N，理论值记为 E_{ij}，两个分类原则分别记为 X, Y. 例如，2×2 列联表一般形式可写为表 5-13.

表 5-13

X	Y		合 计
	y_1	y_2	
x_1	$O_{11}(E_{11})$	$O_{12}(E_{12})$	$O_{1\cdot}$
x_2	$O_{21}(E_{21})$	$O_{22}(E_{22})$	$O_{2\cdot}$
合 计	$O_{\cdot 1}$	$O_{\cdot 2}$	N

由例 1 的分析过程可以看出，理论值等于它在列联表中所处行与列的合计数之积除以 N. 这个结论在 $R \times C$ 列联表中也成立，即

$$E_{ij}=\frac{O_{i\cdot}O_{\cdot j}}{N} \tag{5-13}$$

由于在假设 H_0:X 与 Y 独立成立的前提下，观测值 O_{ij} 与理论值 E_{ij} 之差是抽样误差所致，相差不会很大.基于这种想法，皮尔逊提出对 $R\times C$ 列联表使用统计量

$$\chi^2=\sum_{i,j=1}^{R,C}\frac{(O_{ij}-E_{ij})^2}{E_{ij}} \tag{5-14}$$

它服从自由度为 f 的 χ^2 分布，其中，

$$f=(R-1)\times(C-1) \tag{5-15}$$

在 $f=1$，即 2×2 列联表时，使用统计量校正公式

$$\chi^2=\sum_{i,j=1}^{2,2}\frac{(|O_{ij}-E_{ij}|-0.5)^2}{E_{ij}} \tag{5-16}$$

例如，在例 1 中，$f=(2-1)(2-1)=1$，

$$\begin{aligned}\chi^2&=\frac{(|32-41.29|-0.5)^2}{41.29}+\frac{(|46-36.71|-0.5)^2}{36.71}\\&\quad+\frac{(|76-66.71|-0.5)^2}{66.71}+\frac{(|50-59.29|-0.5)^2}{59.29}\\&\approx 6.437\end{aligned}$$

查 χ^2 分布临界值表(附表 6)得 $\chi^2_{0.05}(1)=3.841$. 因为 $\chi^2>\chi^2_{0.05}(1)$，所以拒绝 H_0，认为“疗法”对“疗效”有影响，即加人工牛黄显著增强了乙脑方剂治疗乙型脑炎的作用.($\alpha=0.05$)

二、χ^2 统计量的简化

在 2×2 列联表中，由(5-13)式可知

$$\begin{aligned}|O_{11}-E_{11}|&=\left|O_{11}-\frac{O_{1\cdot}O_{\cdot 1}}{N}\right|\\&=\frac{1}{N}|O_{11}(O_{11}+O_{12}+O_{21}+O_{22})-(O_{11}+O_{12})(O_{11}+O_{21})|\\&=\frac{1}{N}|O_{11}O_{22}-O_{12}O_{21}|\end{aligned}$$

同理

$$|O_{12}-E_{12}|=|O_{21}-E_{21}|=|O_{22}-E_{22}|=\frac{1}{N}|O_{11}O_{22}-O_{12}O_{21}|$$

又

$$\begin{aligned}\frac{1}{E_{11}}+\frac{1}{E_{12}}+\frac{1}{E_{21}}+\frac{1}{E_{22}}&=\frac{N}{O_{1\cdot}O_{\cdot 1}}+\frac{N}{O_{1\cdot}O_{\cdot 2}}+\frac{N}{O_{2\cdot}O_{\cdot 1}}+\frac{N}{O_{2\cdot}O_{\cdot 2}}\\&=\frac{N}{O_{1\cdot}O_{\cdot 1}O_{2\cdot}O_{\cdot 2}}(O_{2\cdot}O_{\cdot 2}+O_{2\cdot}O_{\cdot 1}+O_{1\cdot}O_{\cdot 2}+O_{1\cdot}O_{\cdot 1})\\&=\frac{N}{O_{1\cdot}O_{\cdot 1}O_{2\cdot}O_{\cdot 2}}(O_{\cdot 2}+O_{\cdot 1})(O_{2\cdot}+O_{1\cdot})\\&=\frac{N^3}{O_{1\cdot}O_{\cdot 1}O_{2\cdot}O_{\cdot 2}}\end{aligned}$$

由(5-16)式可得

$$\begin{aligned}\chi^2&=\sum_{i,j=1}^{2,2}\frac{(|O_{ij}-E_{ij}|-0.5)^2}{E_{ij}}\\&=\left(\frac{1}{N}|O_{11}O_{22}-O_{12}O_{21}|-0.5\right)^2\left(\frac{1}{E_{11}}+\frac{1}{E_{12}}+\frac{1}{E_{21}}+\frac{1}{E_{22}}\right)\\&=\frac{1}{N^2}(|O_{11}O_{22}-O_{12}O_{21}|-0.5N)^2\times\frac{N^3}{O_{1\cdot}O_{\cdot 1}O_{2\cdot}O_{\cdot 2}}\end{aligned}$$

所以

$$\chi^2 = \frac{N(|O_{11}O_{22} - O_{12}O_{21}| - 0.5N)^2}{O_{1.}O_{.1}O_{2.}O_{.2}} \tag{5-17}$$

在例 1 中，由(5-17)式得

$$\chi^2 = \frac{204(|32 \times 50 - 46 \times 76| - 0.5 \times 204)^2}{78 \times 126 \times 108 \times 96} \approx 6.44$$

计算就简单多了.

本节的例 1 使用了 2×2 列联表(四格表)中的独立性检验了“疗法”与“疗效”间的独立性. 这个问题，换一个角度来说，也是检验两个总体治愈率 p_1 与 p_2 的显著性差异的问题，故把 H_0：“疗法”与“疗效”独立，改成 $H_0: p_1 = p_2$，就成为两个总体率的 χ^2 检验法，它与(5-12)式中的两个总体率的 u 检验一样是推断两个总体率有无差异的常用方法.

*三、配对四格表的独立性检验

在例 1 的两个总体率的 χ^2 检验中，每一个对象(患者)仅接受一种处理，要么服用的方剂中加牛黄，要么在方剂中不加牛黄. 在实际问题中还会遇到同一对象接受两种处理的情况，如同一血样用甲乙两法化验，同一个患者用两种方法诊断等. 此时每一对象的计数情况有 4 种可能：甲$_{(+)}$乙$_{(+)}$，甲$_{(+)}$乙$_{(-)}$，甲$_{(-)}$乙$_{(+)}$, 甲$_{(-)}$乙$_{(-)}$，把所得资料列成 2×2 列联表(四格表)，再用相应 χ^2 检验法来检验两种处理间有无显著性差异，称为配对四格表的独立性检验(χ^2 检验). 下面通过一个实例说明配对四格表的检验法.

例 2 用甲乙两种方法检验鼻咽癌患者 93 例，两法都是阳性的有 45 例，都是阴性的有 20 例，甲法阳性但乙法阴性的有 22 例，甲法阴性但乙法阳性的有 6 例，如表 5-14 所示. 试问两种方法的阳性检出率有无差异?

表 5-14 两种方法检验结果比较表

甲法	乙法		合计
	阳性(+)	阴性(−)	
阳性(+)	45	22	67
阴性(−)	6	20	26
合计	51	42	93

分析 这是配对四格表，甲乙两法样本阳性检出率分别为

$$\hat{p}_1 = \frac{45+22}{93}, \quad \hat{p}_2 = \frac{45+6}{93}$$

由于两式中的分母及第一个分子都相同，分数值的差异可用实际频数 $O_{12} = 22$，$O_{21} = 6$ 反映. 在 H_0：甲乙两法总体阳性检出率相同的假设下，理论频数

$$E_{12} = E_{21} = \frac{O_{12} + O_{21}}{2}$$

在 $O_{12} + O_{21} \geqslant 40$ 时，使用 χ^2 统计量进行检验，即

$$\chi^2 = \frac{(E_{12} - O_{12})^2}{E_{12}} + \frac{(E_{21} - O_{12})^2}{E_{21}} = \frac{(O_{12} - O_{21})^2}{O_{12} + O_{21}}, \quad f = 1$$

在 $O_{12} + O_{21} < 40$ 时，使用校正 χ^2 统计量进行检验，即

$$\chi^2=\frac{(|E_{12}-O_{12}|-0.5)^2}{E_{12}}+\frac{(|E_{21}-O_{21}|-0.5)^2}{E_{21}}=\frac{(|O_{12}-O_{21}|-1)^2}{O_{12}+O_{21}},\quad f=1$$

解　假设

H_0:"方法"与"阳性检验出率"独立，　H_1:"方法"与"阳性检出率"不独立.

$O_{12}+O_{21}=22+6=28<40$，使用校正 χ^2 统计量进行检验，

$$\chi^2=\frac{(|22-6|-1)^2}{22+6}\approx 8.04$$

查附表 6，

$$\chi^2_{0.01}(1)=6.635,\quad P<0.01$$

拒绝 H_0，两法总体阳性检出率的差异有统计意义，可以认为甲法的阳性检出率高于乙法.

*四、四格表的确切概率法

2×2 列联表（四格表）中的独立性检验法，要求 $N\geqslant 40$，实际频数 $O_{ij}>0$，理论频数 $E_{ij}>1$，如遇到不满足此条件的情况，需要用四格表的确切概率法. 下面通过一个具体例子进述四格表的确切概率法.

例 3　甲乙两种疗法对某病治疗效果如表 5-15 所示，问两法的有效率有无显著性差异?

表 5-15　两法治疗效果的比较表

组别	有效	无效	合计
甲法	14(O_{11})	1(O_{12})	15($O_{1.}$)
乙法	7(O_{21})	3(O_{22})	10($O_{2.}$)
合计	21($O_{.1}$)	4($O_{.2}$)	25(N)

由于 $N=25<40$，故适宜用四格表的确切概率法，步骤如下：

(1) 列四格表，在周边合计 $O_{1.}$, $O_{2.}$, $O_{.1}$, $O_{.2}$, N 不变的条件下，依次增减四格表中任一格子的数据（如变动 O_{12}），列出所有可能的四格表. 如周边合计中最小数是 r，则表格数量为 $r+1$. 本例 $r=4$，所以可能的表格数为 5，即可以再列出四张周边合计与原表一样的四格表.

(2) 对各四格表计算 $O_{ij}-E_{ij}$，由于各格子的 $|O_{ij}-E_{ij}|$ 相等，故只需计算表中的任一格子的 $|O_{ij}-E_{ij}|$，现约定计算各表的 $O_{11}-E_{11}$，并记原表的 $O_{11}-E_{11}$ 为 $O_{11}^{\star}-E_{11}^{\star}$（其中，$E_{11}=\dfrac{O_{1.}O_{.1}}{N}$）.

(3) 计算 P 值，如果是双侧检验，把各表中 $|O_{11}-E_{11}|\geqslant|O_{11}^{\star}-E_{11}^{\star}|$ 的表列出来；如果是单侧检验，把各表中 $O_{11}-E_{11}\geqslant O_{11}^{\star}-E_{11}^{\star}$ 的表列出来. 对列出表按(5-18)式计算四格表的概率

$$P=\frac{O_{1.}!O_{2.}!O_{.1}!O_{.2}!}{O_{11}!O_{12}!O_{21}!O_{22}!N!}\tag{5-18}$$

把上述 P 值相加，即得双侧检验（或单侧检验）的 P 值.

解

H_0:"疗法"与"疗效"独立，　H_1:"疗法"与"疗效"不独立.

周边合计中 $O_{.2}=4$ 最小，故可能的四格表的组合数为 5，在周边合计不变的条件下，依次增减 5-15 表中的 1(O_{12}) 为 2，3，4，0，得 5 种四格表. 5 种四格表见表 5-16 中的第 2 列，其中，4 号表是原表，以符号"★"标出，它的 $O_{11}^{\star}-E_{11}^{\star}$ 为 1.4.

表 5-16 所有可能的四格表组合比较表

序号(表号)	四格表		O_{11}	$E_{11}=\frac{O_{1}.O_{.1}}{N}$	$O_{11}-E_{11}$	P
1	11	4	11	12.6	−1.6	0.1079
	10	0				
2	12	3	12	12.6	−0.6	
	9	1				
3	13	2	13	12.6	0.4	
	8	2				
4★	14	1	14	12.6	$O_{11}^{\star}-E_{11}^{\star}=1.4$	0.1423
	7	3				
5	15	0	15	12.6	2.4	0.0166
	6	4				

如果是双侧检验，$|O_{11}-E_{11}|\geqslant|O_{11}^{\star}-E_{11}^{\star}|=1.4$ 的表号有 1,4,5，由(5-18)式计算它们的四格表的概率，如 4 号四格表(即原表)的确切概率为

$$P=\frac{15!10!21!4!}{14!7!3!25!}=0.1423$$

1 号表，5 号表的确切概率分别为 0.1079 与 0.0166. 1,4,5 号表的 P 值之和即为双侧概率

$$P=0.1079+0.1423+0.0166=0.2668>0.05$$

故以 $\alpha=0.05$ 水准的双侧检验接受 H_0，两法疗效的差异无统计意义，不能认为两法疗效不同.

如果是单侧检验，$O_{11}-E_{11}\geqslant 1.4$ 的表号有 4,5. 它们的确切概率之和即单侧概率

$$P=0.1423+0.0166=0.1589>0.05$$

故以 $\alpha=0.05$ 水准的单侧检验接受 H_0，两法疗效的差异无统计意义，不能认为甲法优于乙法.

5-5.2 $R\times C$ 列联表中独立性的检验

$R\times C$ 列联表的一般形式为表 5-17 所示.

表 5-17

X	Y			合计
	y_1	…	y_C	
x_1	$O_{11}(E_{11})$	…	$O_{1C}(E_{1C})$	$O_{1}.$
⋮	⋮		⋮	⋮
x_R	$O_{R1}(E_{R1})$	…	$O_{RC}(E_{RC})$	$O_{R}.$
合计	$O_{.1}$	…	$O_{.C}$	N

理论值 E_{ij}，统计量 χ^2，自由度 f 可分别由(5-13)式，(5-14)式，(5-15)式计算.

现在来简化统计量 χ^2 的计算. 由(5-14)式得到

$$\chi^2=\sum_{i,j=1}^{R,C}\frac{(O_{ij}-E_{ij})^2}{E_{ij}}=\sum_{i,j=1}^{R,C}\frac{O_{ij}^2}{E_{ij}}-2\sum_{i,j=1}^{R,C}O_{ij}+\sum_{i,j=1}^{R,C}E_{ij}$$

而

$$\sum_{i,j=1}^{R,C}O_{ij}=\sum_{i,j=1}^{R,C}E_{ij}=N,\quad E_{ij}=\frac{O_{i}.O_{.j}}{N}\ [\text{见(5-13)式}]$$

所以

$$\chi^2 = N\sum_{i,j=1}^{R,C}\frac{O_{ij}^2}{O_{i\cdot}O_{\cdot j}} - 2N + N = N\left(\sum_{i,j=1}^{R,C}\frac{O_{ij}^2}{O_{i\cdot}O_{\cdot j}} - 1\right) \tag{5-19}$$

例 4　3 个工厂生产同一种产品，现各抽检 100 件产品，合格件数如表 5-18 所示，试问 3 个工厂的合格率有无显著性差异？

表 5-18　3 个工厂某产品抽检结果

组别	合格件数	不合格件数	合计	%
甲厂	93	7	100	93.0
乙厂	90	10	100	90.0
丙厂	82	18	100	82.0
合计	265	35	300	88.3

解　这是多个总体率的比较问题.

$H_0: p_1 = p_2 = p_3$（相当于 H_0："厂别"与"合格率"独立）

$H_1: p_1 = p_2 = p_3$ 不成立（相当于 H_1："厂别"与"合格率"不独立）

$$\chi^2 = N\left(\sum_{i,j=1}^{R,C}\frac{O_{ij}^2}{O_{i.}O_{.j}} - 1\right)$$

$$= 300\times\left(\frac{93^2}{100\times265} + \frac{7^2}{100\times35} + \frac{90^2}{100\times265} + \frac{10^2}{100\times35} + \frac{82^2}{100\times265} + \frac{18^2}{100\times35} - 1\right)$$

$$= 6.283$$

查附表 6 得

$$\chi^2_{0.05}(2) = 5.991,\quad \chi^2_{0.01}(2) = 9.210$$

$$\chi^2 > \chi^2_{0.05},\quad P < 0.05$$

按 $\alpha = 0.05$ 水准拒绝 H_0，接受 H_1，3 个工厂某产品的合格率不全相同. 如要进一步知道如何不同法？严格的做法还要作两两间的多重比较（相当于单因素方差分析中两两间的多重比较的 q 检验法）.

例 5　某院研究鼻咽癌患者与健康人的血型构成情况如表 5-19 所示，试判断患鼻咽癌与血型有无关系.（$\alpha=0.05$）

表 5-19

组别	血型				合计
	A	B	O	AB	
患癌者	64	86	130	20	300
健康人	125	138	210	26	499
合 计	189	224	340	46	799

解

H_0："患癌"与"血型"独立.

由(5-19)式得

$$\chi^2 = 799\times\left(\frac{64^2}{300\times189} + \frac{86^2}{300\times224} + \frac{130^2}{300\times340} + \frac{20^2}{300\times46}\right.$$
$$\left. + \frac{125^2}{499\times189} + \frac{138^2}{499\times224} + \frac{210^2}{499\times340} + \frac{26^2}{499\times46} - 1\right)$$
$$= 1.921$$

由(5-15)式,$f=(2-1)(4-1)=3$. 查 χ^2 分布临界值表(附表 6)得 $\chi^2_{0.05}(3)=7.815$. 因为 $\chi^2<\chi^2_{0.05}(3)$,所以接受 H_0,认为患鼻咽癌与血型没有关系.

§ 5-6 参照单位法

5-6.1 Ridit 分析

例 1 某医院用中药治疗小儿急性痢疾与传统西医治疗小儿急性痢疾,所得结果如表 5-20 所示,试分析两种疗法的疗效差异有无显著意义. ($\alpha=0.05$)

疗效分为痊愈、显效、好转、无效 4 个越来越差的等级. 对这种有顺序性的按等级分类资料,适宜用 Ridit 分析.

表 5-20

疗法	疗效				合 计
	痊愈	显效	好转	无效	
中医	68	26	15	3	112
西医	737	388	25	5	1155

一、参照单位的定义

选一个容量大的样本作基准,称参照组. 设参照组容量为 n,分等级如下(表 5-21):

表 5-21

等级达式	1	2	…	k
个体数	m_1	m_2	…	m_k
频率	f_1	f_2	…	f_k

前 $i-1$ 个等级的频率与 i 等级频率之半的和 $\frac{m_1}{n}+\cdots+\frac{m_{i-1}}{n}+\frac{1}{2}\cdot\frac{m_i}{n}$ 称为 i 等级每个个体相应的 Ridit 值(简称 R 值)或参照单位,记为 R_i,即

$$R_i=f_1+\cdots+f_{i-1}+\frac{1}{2}f_i \tag{5-20}$$

由此,可得出相邻等级的 R 值关系

$$R_{i+1}=f_1+\cdots+f_i+\frac{1}{2}f_{i+1}=\left(f_1+\cdots+f_{i-1}+\frac{1}{2}f_i\right)+\frac{1}{2}(f_i+f_{i+1})$$

即

$$R_{i+1}=R_i+\frac{1}{2}(f_i+f_{i+1}) \tag{5-21}$$

还可得出参照组 R 值的样本均数

$$\begin{aligned}\bar{R}&=\frac{1}{n}(R_1m_1+R_2m_2+\cdots+R_km_k)\\&=\frac{1}{n}\left[\frac{1}{2}\cdot\frac{m_1}{n}\cdot m_1+\left(\frac{m_1}{n}+\frac{1}{2}\cdot\frac{m_2}{n}\right)m_2\right.\\&\quad\left.+\cdots+\left(\frac{m_1}{n}+\cdots+\frac{m_{k-1}}{n}+\frac{1}{2}\cdot\frac{m_k}{n}\right)m_k\right]\\&=\frac{1}{2n^2}(m_1+m_2+\cdots+m_k)^2\\&=\frac{n^2}{2n^2}=0.5\end{aligned}$$

其他样本称为比较组，均以参照组的 R 值为标准. 若比较组容量为 $n_{比}$，各等级个体数分别为 $m_{1比}$，…，$m_{k比}$，则其 R 值的样本均数为

$$\bar{R}_{比}=\frac{1}{n_{比}}\sum_{i=1}^{k}R_i m_{i比} \tag{5-22}$$

二、参照单位均数的区间估计

Bross 指出，随机变量 R 的理论分布是[0,1]上的均匀分布，概率密度函数为 $f(x)=1(0\leqslant x\leqslant 1)$. R 的均数和方差分别为

$$\mu_R=\int_0^1 xf(x)\mathrm{d}x=\int_0^1 x\mathrm{d}x=0.5$$

$$\sigma_R^2=\int_0^1(x-\mu_R)^2 f(x)\mathrm{d}x=\int_0^1(x-0.5)^2\mathrm{d}x=\frac{1}{12}$$

因而得出样本均数 $\bar{R}$ 的标准差 $S=\frac{\sigma_R}{\sqrt{n}}=\frac{1}{\sqrt{12n}}$. 在 n 足够大时，$\bar{R}$ 近似服从正态分布. 于是 $\frac{\bar{R}-\mu_R}{1/\sqrt{12n}}\sim N(0,1)$. 由此得出 μ_R 的置信区间

$$\left(\bar{R}-u_{\frac{\alpha}{2}}\frac{1}{\sqrt{12n}},\bar{R}+u_{\frac{\alpha}{2}}\frac{1}{\sqrt{12n}}\right) \tag{5-23}$$

这种作 μ_R 的置信区间的统计方法称为 Ridit 分析或参照单位分析.

5-6.2　用置信区间作显著性检验

在按等级分类资料进行的对比试验中，在假设 H_0：各组效果无显著性差异成立的前提下，往往把资料按等级各自合并，以合并组作为参照组. 对参照组按(5-20)式或(5-21)式计算出各等级的 R 值，按(5-22)式计算样本均数，再按(5-23)式得出 μ_R 的置信区间.

若某两组的置信区间无重叠部分，则这两组在显著水平 α 上差异有显著意义；若有重叠部分，则差异无显著意义. 差异显著时，若等级按"差"到"好"排列，则样本均数 $\bar{R}$ 较大的那组效果较佳；反之，则 $\bar{R}$ 较小的那组效果较佳.

在例 1 中，取合并组为参照组，按(5-20)式和(5-21)式计算得表 5-22.

表 5-22

k_i	痊愈	显效	好转	无效	合计
m_i	805	414	40	8	1267
f_i	0.635	0.327	0.032	0.006	
R_i	0.318	0.799	0.978	0.997	

中医组为比较组，由(5-22)式得

$$\begin{aligned}\bar{R}_{中}&=\frac{1}{112}(0.318\times 68+0.799\times 26+0.978\times 15+0.997\times 3)\\&=0.536\end{aligned}$$

由(5-23)式得 μ_R 的 95% 的置信区间为

$$0.536\pm\frac{1.96}{\sqrt{121\times 12}}=(0.483,0.589)$$

西医组为比较组，

$$\bar{R}_{西} = \frac{1}{1155}(0.318 \times 737 + 0.799 \times 388 + 0.978 \times 25 + 0.997 \times 5)$$
$$= 0.497$$

μ_R 的 95% 的置信区间为

$$0.497 \pm \frac{1.96}{\sqrt{12 \times 1155}} = (0.480, 0.514)$$

因为两个置信区间有重叠部分，所以两组的疗效差异无显著意义.

例 2 分别用 3 个中药方剂治疗某病，疗效分为 5 个等级，试根据下面的数据（表 5-23）分析 3 个方剂的疗效差异有无显著意义.（$\alpha=0.05$）

表 5-23

疗法	疗效					合计
	1	2	3	4	5	
方剂 1	5	10	20	30	35	100
方剂 2	10	15	25	20	10	80
方剂 3	15	7	10	40	18	90

解 假设 H_0：三个方剂的疗效差异无显著意义.

取合并组为参照组，可计算得表 5-24.

表 5-24

k_i	1	2	3	4	5	合计
m_i	30	32	55	90	63	270
f_i	0.111	0.119	0.204	0.333	0.233	
R_i	0.056	0.171	0.332	0.601	0.884	

方剂 1 组为比较组，可算得 $\bar{R}_1 = 0.576$，μ_R 的 95% 的置信区间为

$$0.576 \pm \frac{1.96}{\sqrt{12 \times 100}} = (0.519, 0.633)$$

方剂 2 组为比较组，可算得 $\bar{R}_2 = 0.404$，μ_R 的 95% 的置信区间为

$$0.404 \pm \frac{1.96}{\sqrt{12 \times 80}} = (0.341, 0.467)$$

方剂 3 组为比较组，可算得 $\bar{R}_3 = 0.503$，μ_R 的 95% 的置信区间为

$$0.503 \pm \frac{1.96}{\sqrt{12 \times 90}} = (0.443, 0.563)$$

因为只有 1，2 组置信区间无重叠部分，所以只有方剂 1 与方剂 2 的疗效差异有显著意义.（$\alpha=0.05$）若疗效的 5 个等级是按“差”到“好”排列，则方剂 1 的疗效显著高于方剂 2.

习 题 五

1. 假设检验的步骤如何？检验中最关键的是什么？为什么？
2. 双侧检验与单测检验有何区别和联系？为什么？
3. 假设检验中为什么无论拒绝还是接受 H_0，都会犯错误？试举例说明，欲使两类错误都

较小,该怎么办?

4. 某合成车间的产品在正常情况下含水量(%)服从正态分布 $N(3.5, 0.11^2)$,现连续观察5批,均数为3.3,试对总体均数 μ 检验.($\alpha=0.05$)

① $H_0:\mu=3.5$; ② $H_0:\mu=3.5$, $H_1:\mu<3.5$.

5. 某批大黄流浸膏的5个样品中的固体含量经测定为

$$x(\%):32.5,32.7,32.4,32.6,32.4$$

设测定值服从正态分布.若这批浸膏的固体含量为32.5,问在 $\alpha=0.01$ 下能否接受假设.

6. 某药品有效期为3年(1095天),现从改进配方后新生产的一批药品中任取5件留样观察得有效期(天)为1050,1100,1150,1250,1280.已知该药原来的有效期 X 服从正态分布,试问该批药品有效期是否确有提高?($\alpha=0.05$)

7. 某制药厂生产复方维生素,要求每50g维生素中含铁2400mg,现从某次生产过程中随机抽取5个样品,测得含铁量(mg/50g)为2372,2409,2395,2399,2411.问这批产品的含铁量是否合格?($\alpha=0.05$)

8. 某电工器材厂生产一种保险丝,测量其熔化时间,并规定保险丝的熔化时间的方差不得超过400.今从一批产品中抽取25个产品作样本,并测得熔化时间的方差为388.579.试根据数据检验这批产品的方差是否符合要求.($\alpha=0.05$)

9. 某中药研究所研究试用中药青兰在改变兔脑血流图方面所起的作用,测得用药前后的数据如表1所示.试分别用成组比较的 t 检验和配对比较的 t 检验处理数据,说明青兰究竟有没有改变兔脑血流图的作用.试问本题应该用哪一种方法检验为宜?为什么?($\alpha=0.05$)

表 1

给药前(ml/s)	2.0	5.0	4.0	5.0	6.0
给药后(ml/s)	3.0	6.0	4.5	5.5	8.0

10. 随机将20个患者分成两组,甲组9人服 A 种安眠药,乙组11人服 B 种安眠药,服药后,睡眠时间(h)各延长 X 和 Y,并得数据如下:$\bar{x}=2.33$, $S_x^2=3.912$, $\bar{y}=0.75$, $S_y^2=1.476$.试检验两药的疗效差异有无显著意义.(设总体方差相等,$\alpha=0.05$)

11. 浙江中医药大学在药用资源研究开发中,对黑斑蛙抽样分析,得到资料如表2中所示,问10月份的黑斑蛙输卵管均重(g)是否比6月份的大?(假设总体方差相等,$\alpha=0.05$)

表 2

时间	n	输卵管均重(g)	方差
6月份	64	0.57	0.57
10月份	47	1.12	0.41

12. 青蒿素研究中,对10头小白鼠进行耐缺氧试验,资料如表3所示,试问两组生存时间(min)差异有无显著意义?(设总体方差相等,$\alpha=0.1$)

表 3　青蒿素对小白鼠耐缺氧生存时间观察

	生存时间(min)									
青蒿素组	17	17	27	33	22	20	72	34	33	62
溶媒组	94	94	10	91	61	27	37	33	16	26

13. 测定功能性子宫出血症中实热组与虚寒组的免疫功能,其淋巴细胞转化比率如下,试

比较两组的差别:(α=0.05)

实热组:0.709, 0.755, 0.655, 0.705, 0.723;

虚寒组:0.617, 0 .608, 0.623, 0.635, 0.593, 0.684, 0.695, 0.718, 0.606, 0.618.

14. 为探索胃脘痛热证的实质,寻找客观诊断指标,今测定胃脘痛热患者与健康人的胃脘温度(℃),其结果如下:

热证患者: $n_1 = 27, \bar{x} = 37.68, S_1 = 0.66$;

健康人: $n_2 = 36, \bar{y} = 37.19, S_2 = 0.33$.

问两组均数有无差别?(α=0.01)

15. 从两个正态总体 X,Y 中分别取容量为 9,11 的样本,算得 $\sum_{i=1}^{9}(x_i-\bar{x})^2=96$, $\sum_{i=1}^{11}(y_i-\bar{y})^2=45$. 试以显著水平 α=0.05 检验两个总体的方差是否相等.

16. 甲厂设计了一种测量仪器,用来测量某物体 11 次得 11 个数据,用乙厂的同类测量仪器测量同一物体也得 11 个数据,两样本的方差分别为 $S_{甲}^2=3.789$, $S_{乙}^2=1.263$,问能否说乙厂仪器比甲厂的好?(α=0.05)

17. 某药厂规定某药丸潮解率不超过 0.1%方能出厂. 现任意抽取 1000 丸,发现有 2 丸潮解. 试问这批药丸能否出厂?(α=0.05)

18. 某中药改变剂型前曾在临床观察 152 例,治愈 129 例. 改变剂型后,又在临床上观察 130 例,治愈 101 例. 能否得出新剂型疗效不如旧剂型的结论?(α=0.05)

19. 某院利用中草药制成止血粉两种,分别作狗股动脉横断止血试验. 甲组 16 例,用第一种止血粉压迫 3min,止血成功 5 例. 乙组 20 例,用第二种止血粉压迫 3min,成功 9 例. 用列联表独立性检验判断两种止血粉效果是否一致?(α=0.05)

20. 用甲乙两法对 50 份血样进行化验,两法都是阳性的有 32 例,两种都是阴性的有 9 例,甲法阳性而乙法阴性的有 6 例,甲法阴性而乙法阳性的有 3 例,如表 4 所示. 试问两法的阳性检出率有无差异?(提示:用配对四格表的独立性检验法)

表 4

甲法	乙法		合计
	阳性(+)	阴性(−)	
阳性(+)	32	6	38
阴性(−)	3	9	12
合计	35	15	50

21. 有 20 例急性心肌梗死并发休克的患者,分别用西医及中西医结合方法抢救资料如表 5 所示,试问两组疗效是否有差别?(提示:用四格表的确切概率法)

表 5 两法治疗心肌梗死并发休克的结果比较表

组别	康复数	死亡数	合计
西医组	6	5	11
中西医结合组	9	0	9
合计	15	5	20

22. 用中草药配制的 2 号处方,治疗某病,一、二、三疗程的疗效数据如表 6 所示,试判断三个疗程的有效率是否有显著性差异.(α=0.05)

表 6

疗效	疗程			合计
	一	二	三	
有效	82	130	56	268
无效	28	20	7	55

23. 将某药做成 4 种剂型，考察临床显效率，数据如表 7 所示，试判断 4 种剂型显效率是否有显著性差异？($\alpha=0.05$)

表 7

剂型	1	2	3	4
观察例数	80	53	61	40
显效例数	42	18	25	21

*24. 某医院在进行颅脑手术过程中，采用 A(颧髎穴)、B(颧髎穴＋体穴)、C(体穴)、D(耳穴＋体穴或耳穴)4 种不同的针麻穴位，效果如表 8 所示，试判断哪种方案最好.($\alpha=0.05$)

表 8

方案	疗效			
	优	良	尚可	失败
A	31	12	9	2
B	37	33	34	1
C	81	153	120	13
D	27	32	27	7

*25. 为研究慢性气管炎与吸烟量的关系，调查 272 人，结果如表 9 所示，试问慢性气管炎与吸烟量是否有关？($\alpha=0.1$)

表 9

组别	日吸烟量		
	0～10	10～20	>20
患病	22	98	25
健康	22	89	16

第五章 PPT

第六章

方差分析

方差分析方法是一种特殊的假设检验，是判断多组数据之间总体均数是否有显著性差异的参数推断方法. 在前面章节的学习中，讨论过两个正态总体的均数比较的问题. 若对多组数据仍用 t 检验一对对比较，会增加犯第一类错误的概率. 方差分析方法则是把所有这些数据放在一起，一次比较就对各组间的差异做出判断，避免了增大犯第一类错误的弊端. 本章主要介绍单因素与双因素方差分析的原理与方法.

§6-1 基本概念

6-1.1 试验指标

衡量试验结果好坏的标准叫做**试验指标**，常用 y 表示. 在制定试验方案的同时，就应根据试验目的，确定出最能客观反映试验结果好坏的一个或几个考察指标. 由于试验研究的内容和对象不同，其指标也各种各样. 从评定方法来讲，有定量指标和定性指标之分. 凡是靠客观衡器的度量得到的指标称为定量指标，如收率、含量、容量、容积等，而靠人的感觉器官评定的，称为定性指标，如产品的颜色、光泽、气味、结晶粗细等.

指标的选择与评定，也是关系试验成败的重要问题. 在选择指标时，尽量采用误差小的定量指标；在评定指标时，尽量避免评定误差，特别是定性指标的评定，要多请些水平高、经验丰富的人参加，切忌主观片面.

6-1.2 因素

在试验过程中，影响试验结果的条件叫做**因素(因子)**，常用大写字母 $A,B,C,\cdots$ 表示.

例如，根据长期实践得知从元胡中提取生物碱的关键条件是所用酸的种类、渗漉液乙醇的浓度以及乙醇的用量. 如果掌握得不好，往往影响生物碱的收率和质量. 这里，酸的种类、乙醇浓度和用量就是要考察的因素，可分别表示为 A,B,C.

一项试验，涉及的因素可能很多，不可能把所有的因素全部考虑，只能抓住主要的最关键的因素进行研究. 这就需要在试验之前，根据研究目的和条件，结合专业知识和实践经验认真分析，精选试验因素. 在确定因素个数时，应视对事物变化规律了解的情况，如已有相当的了解，可少取几个因素；了解得不多，可适当多取几个. 在选择具体的因素时，要看它们对试验结果的影响程度，估计影响不大者不予考虑，影响虽大但已认识比较清楚者，可将其固定在适当状态，重点考察那些对试验结果影响较大但还没有掌握规律的因素.

6-1.3　水平

在试验中因素所处状态的不同,往往会导致不同的试验结果.把因素在试验中所处的状态称为因素的水平.常用表示该因素的字母加上脚标表示.例如,对上例酸的种类(A)来说,是用盐酸好还是硫酸好?盐酸和硫酸就是酸的种类(A)的两个水平,分别表示为 A_1 和 A_2.本例因素水平的选择情况,可归纳为因素水平表(表 6-1).

表 6-1

水平	因素		
	酸的种类(A)	乙醇浓度(B)	乙醇用量(C)
1	盐酸(A_1)	60%(B_1)	5 倍量(C_1)
2	硫酸(A_2)	45%(B_2)	8 倍量(C_2)

因素的水平选取当否,将直接影响试验的质量.初次试验,每个因素以 2,3 个水平为宜.各因素的水平数可以相等,也可以不等.重要因素或特别希望详细了解的因素,水平数可多一些,其余可少一些.对于用数量表示水平的因素(如本例的 B 和 C),各水平间的距离要定得恰当.距离过近,结果差异不显著,试验意义不大;距离过远,有可能漏掉两水平之间的有价值信息.

§6-2　单因素方差分析

在实验工作中,有时把其他一切因素都安排在固定不变的状态,只就某一个因素进行试验.先确定这个因素的若干水平,然后在每一个水平里做若干重复试验.以确定该因素对试验结果的影响.这种试验方法,统计学称为单因素试验.下面主要讨论单因素试验的方差分析.

6-2.1　数学模型

例 1　为考察工艺对花粉中的氨基酸百分含量的影响,某药厂用 4 种不同工艺对花粉进行处理,测得氨基酸百分含量如表 6-2 所示.试判断 4 种不同工艺处理间的氨基酸百分含量有无显著性差异?

表 6-2　氨基酸的百分含量

试验号	工艺				$\sum_i$
	(Ⅰ)酸处理	(Ⅱ)碱处理	(Ⅲ)破壁	(Ⅳ)水浸后醇提取	
1	4.636	3.581	4.650	3.449	
2	4.620	3.651	4.728	3.474	
3	4.545	3.507	4.604	3.384	
4	4.695	3.538	4.697	3.343	
$\sum_{j=1}^{4} x_{ij}$	18.496	14.277	18.679	13.650	65.102
$\left(\sum_{j=1}^{4} x_{ij}\right)^2$	342.102	203.832	348.905	186.322	1081.161
$\sum_{j=1}^{4} x_{ij}^2$	85.537	50.970	87.235	46.591	270.333

首先,把要考察的因素 A 分成 k 个水平 $A_1, A_2, \cdots, A_k$,这相当于有 k 个总体 $X_1, X_2, \cdots,$

X_k，假定 $X_i \sim N(\mu_i, \sigma^2)$ $(i=1,2,\cdots,k)$，而每个水平做 n_i 次试验，假定试验都是独立的，于是就可以得到样本观测值 $x_{ij}(i=1,2,\cdots,k;j=1,2,\cdots,n_i)$，试验结果数据常用表 6-3 表示.

表 6-3

试验号	因素 A					
	A_1	A_2	$\cdots$	A_i	$\cdots$	A_k
1	x_{11}	x_{21}	$\cdots$	x_{i1}	$\cdots$	x_{k1}
2	x_{12}	x_{22}	$\cdots$	x_{i2}	$\cdots$	x_{k2}
$\vdots$	$\vdots$	$\vdots$		$\vdots$		
j	x_{1j}	x_{2j}	$\cdots$	x_{ij}	$\cdots$	x_{kj}
$\vdots$	$\vdots$	$\vdots$		$\vdots$		$\vdots$
n_i	x_{1n_1}	x_{2n_2}	$\cdots$	x_{in_i}	$\cdots$	x_{kn_k}
平均值 $\bar{x}_i$	$\bar{x}_1$	$\bar{x}_2$	$\cdots$	$\bar{x}_i$	$\cdots$	$\bar{x}_k$

注：为使用方便，本表没有按数学中严格的行列标号排列.

我们的任务是根据 k 个水平的样本观测值来检验因素的影响是否显著，也就是检验假设 $H_0: \mu_1 = \mu_2 = \cdots = \mu_k$. 实际上就是检验 k 个具有相同方差的正态总体，其均数是否相等的问题.

6-2.2 方差分析的原理与步骤

分析一下试验数据，可以看到，由于抽样各水平内部的样本值是有差异的，这差异是相同条件下试验数据的差异，显然是试验误差，也称随机误差. 另外，各水平的均数之间也有差异，这时试验水平不同了，那么这个差异究竟只是试验误差，还是由于试验水平不同引起的差异即不同水平所引起的系统误差呢？解决这个问题的思路是对两者进行比较，若后者存在且大于前者，后者与前者的比值大到一定程度，说明各水平的总体均数之间的差异显著地大于重复试验中误差的总和，那么就认为各水平的总体均数之间差异有显著意义，否则差异没有显著意义.

下面推导出方差分析的统计方法.

设 k 个相互独立的样本，分别来自 k 个正态总体 $X_1, X_2, \cdots, X_i, \cdots, X_k$，即

$$X_i \sim N(\mu_i, \sigma_i^2), \quad i=1,2,\cdots,k$$

其中，μ_i，σ_i^2 均未知，但方差相等

$$\sigma_1^2 = \sigma_2^2 = \cdots = \sigma_i^2 = \cdots = \sigma_k^2 = \sigma^2$$

这里可以看成同一因素在 k 种不同水平下试验得 k 组样本值，即

$$x_{i1}, x_{i2}, x_{i3}, \cdots x_{in_i} \ (i=1,2\cdots,k)$$

是第 i 个总体水平 X_i 中取得的一组容量为 n_i 个样本值.

检验假设

$$H_0: \mu_1 = \mu_2 = \cdots = \mu_k$$

设试验总次数为 N，则 $N = \sum\limits_{i=1}^{k} n_i$. 设第 i 个总体的样本均数为 $\bar{x}_i$，则 $\bar{x}_i = \dfrac{1}{n_i}\sum\limits_{j=1}^{n_i} x_{ij}$. 于是，全体样本的总均数为

$$\bar{x} = \frac{1}{N}\sum_{i=1}^{k}\sum_{j=1}^{n_i} x_{ij} = \frac{1}{N}\sum_{i=1}^{k} n_i \bar{x}_i$$

现在来考察分析刻画全部数据离散程度的指标，即所有样本值 x_{ij} 与其总均数 $\bar{x}$ 之差的离差平方和，称为总离差平方和 SS，

$$\begin{aligned}SS &= \sum_{i=1}^{k}\sum_{j=1}^{n_i}(x_{ij}-\bar{x})^2\\ &= \sum_{i=1}^{k}\sum_{j=1}^{n_i}[(x_{ij}-\bar{x}_i)+(\bar{x}_i-\bar{x})]^2\\ &= \sum_{i=1}^{k}\sum_{j=1}^{n_i}[(x_{ij}-\bar{x}_i)^2+2(x_{ij}-\bar{x}_i)(\bar{x}_i-\bar{x})+(\bar{x}_i-\bar{x})^2]\\ &= \sum_{i=1}^{k}\sum_{j=1}^{n_i}(x_{ij}-\bar{x}_i)^2+2\sum_{i=1}^{k}\sum_{j=1}^{n_i}(x_{ij}-\bar{x}_i)(\bar{x}_i-\bar{x})+\sum_{i=1}^{k}\sum_{j=1}^{n_i}(\bar{x}_i-\bar{x})^2 \qquad (6\text{-}1)\end{aligned}$$

因为

$$\sum_{i=1}^{k}\sum_{j=1}^{n_i}(x_{ij}-\bar{x}_i)(\bar{x}_i-\bar{x}) = \sum_{i=1}^{k}(\bar{x}_i-\bar{x})\sum_{j=1}^{n_i}(x_{ij}-\bar{x}_i) = 0$$

所以

$$SS = \sum_{i=1}^{k}\sum_{j=1}^{n_i}(x_{ij}-\bar{x}_i)^2+\sum_{i=1}^{k}n_i(\bar{x}_i-\bar{x})^2 = SS_e+SS_A \qquad (6\text{-}2)$$

从(6-2)式可以看出,总离差平方和 SS 可以分解为两项之和

$$SS_e = \sum_{i=1}^{k}\sum_{j=1}^{n_i}(x_{ij}-\bar{x}_i)^2 = \sum_{i=1}^{k}\sum_{j=1}^{n_i}x_{ij}^2-\sum_{i=1}^{k}\frac{\left(\sum\limits_{j=1}^{n_i}x_{ij}\right)^2}{n_i} \qquad (6\text{-}3)$$

称为组内离差平方和,它表示各个样本值 x_{ij} 对本组均数 $\bar{x}_i$ 的离差平方和的总和,它的大小反映了重复试验中随机误差的大小.

$$SS_A = \sum_{i=1}^{k}n_i(\bar{x}_i-\bar{x})^2 = \sum_{i=1}^{k}n_i(\bar{x}_i^2-2\bar{x}_i\bar{x}+\bar{x}^2) = \sum_{i=1}^{k}\frac{\left(\sum\limits_{j=1}^{n_i}x_{ij}\right)^2}{n_i}-\frac{1}{N}\left(\sum_{i=1}^{k}\sum_{j=1}^{n_i}x_{ij}\right)^2 \qquad (6\text{-}4)$$

称为组间离差平方和,它表示各组均数 $\bar{x}_i$ 对总均数 $\bar{x}$ 的离差平方和的总和. 它的大小除了反映误差波动外,还反映了因素 A 的不同水平的效应大小.

那么,(6-1)式可以改写为

$$SS = SS_e+SS_A \qquad (6\text{-}5)$$

由 $\sum\limits_{j=1}^{n_i}(x_{ij}-\bar{x}_i)=0(i=1,2,\cdots,k)$ 可知 SS_e 的自由度为 $N-k$,而由 $\sum\limits_{i=1}^{k}n_i(\bar{x}_i-\bar{x})=0$ 可知 SS_A 的自由度为 $k-1$,所以组内方差 S_e^2 和组间方差 S_A^2 分别为

$$S_e^2 = SS_e/(N-k), \quad S_A^2 = SS_A/(k-1) \qquad (6\text{-}6)$$

现在来讨论应采用什么统计量以及统计量的分布. 来推断假设 $H_0:\mu_1=\mu_2=\cdots=\mu_k$ 是否成立,由前提条件——独立同方差可知

$$SS_e/\sigma^2 \sim \chi^2(N-k)$$
$$SS_A/\sigma^2 \sim \chi^2(k-1)$$

$$F = \frac{SS_A/\sigma^2\cdot\dfrac{1}{k-1}}{SS_e/\sigma^2\cdot\dfrac{1}{N-k}} = \frac{SS_A/(k-1)}{SS_e/(N-k)} = \frac{S_A^2}{S_e^2} \sim F(k-1,N-k)$$

即统计量 F 服从自由度为$(k-1,N-k)$的 F 分布,当给定显著水平 α,可由 F 分布临界值表(附表 8)查得临界值 $F_\alpha(k-1,N-k)$,使

$$P\{F\geqslant F_\alpha(k-1,N-k)\}=\alpha$$

最后，根据上述的推证，可得出结论，当统计量 $F>F_\alpha(k-1,N-k)$ 时，则拒绝假设 H_0，认为在显著水平 α 下，因素各水平间差异有显著意义. 否则，不拒绝假设，认为水平间差异没有显著意义.

将上述分析结果常排成表 6-4 的形式，这样的表称为方差分析表.

表 6-4　方差分析表

方差来源	离差平方和	自由度	方差	F 值	拒绝域
组间	$SS_A=\sum\limits_{i=1}^{k}n_i(\bar{x}_i-\bar{x})^2$	$k-1$	$S_A^2=\dfrac{SS_A}{k-1}$	$\dfrac{S_A^2}{S_e^2}$	$F\geqslant F_\alpha(k-1,N-k)$（显著水平 α）
组内	$SS_e=\sum\limits_{i=1}^{k}\sum\limits_{j=1}^{n_i}(x_{ij}-\bar{x}_i)^2$	$N-k$	$S_e^2=\dfrac{SS_e}{N-k}$		
总和	$SS=\sum\limits_{i=1}^{k}\sum\limits_{j=1}^{n_i}(x_{ij}-\bar{x})^2$	$N-1$			

在实验工作和科学研究中，常用方差分析表来全面表达方差分析的统计结果.

6-2.3　单因素方差分析的计算

例 2　试判断例 1 所涉及的 4 种不同工艺处理间的氨基酸百分含量有无显著性差异？

解　(1) 检验假设

$$H_0:\mu_1=\mu_2=\mu_3=\mu_4.$$

(2) 计算离差平方和、方差及统计量 F 值，

$$\left(\sum_{i=1}^{4}\sum_{j=1}^{4}x_{ij}\right)^2=65.102^2=4238.270$$

$$n_1=n_2=n_3=n_4=4,\quad k=4,N=4\times4=16$$

$$f_A=k-1=4-1=3,\quad f_e=N-k=16-4=12$$

所以

$$SS_A=\sum_{i=1}^{4}\frac{\left(\sum\limits_{j=1}^{4}x_{ij}\right)^2}{4}-\frac{1}{16}\left(\sum_{i=1}^{4}\sum_{j=1}^{4}x_{ij}\right)^2$$

$$=\frac{1}{4}\times1081.161-\frac{1}{16}\times4238.270=5.398$$

$$S_A^2=\frac{SS_A}{k-1}=\frac{5.398}{3}=1.799$$

$$SS_e=\sum_{i=1}^{4}\sum_{j=1}^{4}x_{ij}^2-\sum_{i=1}^{4}\frac{\left(\sum\limits_{j=1}^{4}x_{ij}\right)^2}{4}$$

$$=270.333-\frac{1}{4}\times1081.161=0.043$$

$$S_e^2=\frac{SS_e}{N-k}=\frac{0.043}{12}=0.003580$$

统计量

$$F=\frac{S_A^2}{S_e^2}=\frac{1.799}{0.00358}=502.514$$

(3) 在显著水平 $\alpha=0.05$，自由度 $f_A=3$，$f_e=12$ 查附表 8 得临界值 $F_{0.05}(3,12)=3.49$，在 $\alpha=0.01$，自由度 $f_A=3$，$f_e=12$，查附表 8 得临界值 $F_{0.01}(3,12)=5.95$.

(4) 统计结论因 $F=502.514>5.95$，即 $P<0.01$，所以拒绝 H_0，认为工艺对花粉中氨基酸百分含量影响极显著. 列出方差分析表如表 6-5 所示.

表 6-5 方差分析表

方差来源	离差平方和	自由度	方差	F 值	临界值	结论
组间	$SS_A=5.398$	3	1.799	502.514	5.95	* *
组内	$SS_e=0.043$	12	0.00358			
总和	$SS=5.441$	15				

注：在方差分析表中的结论栏内，习惯上作如下规定：如果取 $\alpha=0.01$ 时，拒绝 H_0，则称因素的影响有极显著性，用双星号"* *"表示；如果取 $\alpha=0.05$ 时，拒绝 H_0，但取 $\alpha=0.01$ 时不拒绝 H_0，则称因素对试验指标影响有显著性，用单星号"*"表示；如果取 $\alpha=0.1$ 时，拒绝 H_0，但取 $\alpha=0.05$ 时不拒绝 H_0，则称因素对试验指标有一定的影响；如果取 $\alpha=0.1$ 时不拒绝 H_0，则称因素对试验指标影响的效应为零.

例 3 为考察中药葛根对心脏功能的影响，配制每 100ml 含葛根素 1g、1.5g、3g、5g 的药液，用来测定大鼠离体心脏在药液中 7～8min 时间内心脏冠脉血流量，数据如表 6-6 所示. 试考察不同剂量的葛根素对心脏冠脉血流量是否有显著性差异？

表 6-6 心脏冠脉血流量

试验号	1g	1.5g	3g	5g
1	6.2	6.4	2.0	0.2
2	6.0	5.4	1.2	0.2
3	6.8	0.8	1.7	0.5
4	1.0	0.8	3.2	0.5
5	6.0	1.1	0.5	0.4
6	6.4	0.3	1.1	0.3
7	12.0	1.0	0.5	

解 检验假设

$$H_0: \mu_1=\mu_2=\mu_3=\mu_4$$

$$n_1=n_2=n_3=7,\quad n_4=6,\quad k=4,\quad N=3\times7+6=27,\quad f_A=k-1=4-1=3$$

$$f_e=N-k=27-4=23$$

查附表 8 得临界值 $F_{0.05}(3,23)=3.03$，$F_{0.01}(3,23)=4.76$. 经过计算得到方差分析表如表 6-7 所示. 认为不同剂量的葛根素对心脏冠脉血流量影响极显著.

表 6-7 方差分析表

方差来源	离差平方和	自由度	方差	F 值	临界值	结论
组间	$SS_A=138.20$	3	46.07	10.13	4.76	* *
组内	$SS_e=104.57$	23	4.55			
总和	$SS=242.77$	26				

* *：$P<0.01$.

6-2.4 方差齐性检验的步骤

方差分析的前提条件之一是各组方差相等，因此在进行方差分析前应先进行方差齐性检验.下面简单介绍检验多组方差齐性检验的 Bartlett 法.

一、各样本含量相等时检验方差齐性的步骤

(1) $H_0:\sigma_1^2=\sigma_2^2=\cdots=\sigma_k^2$;

(2) 计算

$$\chi^2=2.3026(n-1)\left(k\lg\overline{S^2}-\sum_{i=1}^{k}\lg S_i^2\right) \tag{6-7}$$

其中,n 为各样本含量,k 是样本数,S_i^2 是各样本方差,$\overline{S^2}=\dfrac{\sum\limits_{i=1}^{k}S_i^2}{k}$;

(3) 查 χ^2 表,求出临界值 $\chi_\alpha^2(k-1)$. 若 $\chi^2<\chi_\alpha^2$,则认为方差齐.

注意:利用上述公式计算得到的 χ^2 值略有一些偏倚(即 χ^2 值稍微偏高). 在 χ^2 值很接近地大于某一临界值时,需计算校正的 χ^2 值,校正公式如下:

$$\text{校正 }\chi^2=\frac{\chi^2}{C},\quad \text{校正数 }C=1+\frac{k+1}{3k(n-1)}$$

二、各样本含量不等时检验方差齐性的步骤

(1) $H_0:\sigma_1^2=\sigma_2^2=\cdots=\sigma_k^2$;

(2) 计算

$$\chi^2=2.3026\left[\lg\overline{S^2}\times\sum_{i=1}^{k}(n_i-1)-\sum_{i=1}^{k}(n_i-1)\lg S_i^2\right] \tag{6-8}$$

其中,n_i 为各样本含量,k 是样本数,S_i^2 是各样本方差,$\overline{S^2}=\dfrac{\sum\limits_{i=1}^{k}\sum\limits_{j=1}^{n_i}(x_{ij}-\bar{x}_i)^2}{\sum\limits_{i=1}^{k}(n_i-1)}$;

(3) 查 χ^2 表,求出临界值 $\chi_\alpha^2(k-1)$. 若 $\chi^2<\chi_\alpha^2$,则认为方差齐.

此时,校正 $\chi^2=\dfrac{\chi^2}{C}$,校正数 $C=1+\dfrac{1}{3(k-1)}\left[\sum\limits_i\dfrac{1}{n_i-1}-\dfrac{1}{\sum\limits_i(n_i-1)}\right]$.

有关方差齐性检验说明两点:

(1) (6-8)式有等价的公式

$$\chi^2=\sum_{i=1}^{k}(n_i-1)\ln(S_c^2/S_i^2),\qquad S_c^2=\overline{S^2}\text{ 为合并方差} \tag{6-9}$$

(2) 对方差分析前是否先进行方差齐性检验有两种不同意见,一种是方差分析前先要进行方差齐性检验,如果方差不齐,那么不能用方差分析法;如果方差齐,则可进行方差分析. 如果不问是否齐性就进行方差分析,那会得出不切实际的结果. 另一种意见是 Bartlett 方差齐性检验法,并不十分理想,所以对方差齐性不必太苛求. 我们主张前者.

下面按上述步骤来分析例 1.

解 本题是检验 4 个水平的总体均数 μ_i 之间差异是否有显著意义.

$$n_1=n_2=n_3=n_4=4,\quad k=4,\quad N=4\times4=16$$

$$f_A=k-1=4-1=3,\quad f_e=N-k=16-4=12$$

先作方差齐性检验(表 6-8).

表 6-8　方差齐性检验用表(样本含量相等)

样本	S_i^2	$\lg S_i^2$
1	0.003814	−2.418619311
2	0.003891	−2.409938769
3	0.002950	−2.530177984
4	0.003586	−2.445389715
合计	0.014241	−9.804125779

$$\overline{S^2}=\frac{\sum_{i=1}^{4}S_i^2}{4}=0.003560,\quad \lg\overline{S^2}=-2.44855$$

$$\chi^2=2.3026(n-1)\left(k\lg\overline{S^2}-\sum_{i=1}^{4}\lg S_i^2\right)$$

$$=2.3026\times(4-1)[4\times(-2.44855)-(-9.80413)]\approx0.06859$$

$$\chi^2_{0.05}(4-1)=7.815>\chi^2=0.06859,\quad P>0.05$$

即各样本方差的差别无显著意义,方差齐. 所以,例 2 方差分析的结论是可信的.

下面分析例 3 各组方差齐性.

解

$$n_1=n_2=n_3=7,\quad n_4=6,\quad k=4,\quad N=3\times7+6=27$$

$$f_A=k-1=4-1=3,\quad f_e=N-k=27-4=23$$

各组方差齐性检验计算过程如表 6-9 所示.

表 6-9　方差齐性检验用表(样本含量不等)

样本	n_i-1	S_i^2	$\sum_{j=1}^{n_i}(x_{ij}-\bar{x}_i)^2$	$\lg S_i^2$	$(n_i-1)\lg S_i^2$
1	6	10.16952	61.01714	1.007301	6.043804
2	6	6.339524	38.03714	0.802057	4.81234
3	6	0.902857	5.417143	−0.04438	−0.26629
4	5	0.019	0.095	−1.72125	−8.60623
合计	23	17.4309	104.5664	0.04373	1.983626

$$\bar{S}^2=\frac{\sum\sum(x_{ij}-\bar{x}_i)^2}{\sum(n_i-1)}=\frac{104.5664}{23}=4.546366$$

$$\chi^2=2.3026\times[\lg\bar{S}^2\sum(n_i-1)-\sum(n_i-1)(\lg S_i^2)]$$

$$=2.3026\times[\lg(4.546366)\times23-1.983626]$$

$$\approx30.26228$$

因为 $\chi^2_{0.05}(3)=7.815$

$$\chi^2_{0.05}<\chi^2,\quad P<0.05$$

方差不齐,故例 3 的方差分析结论是值得怀疑的.

§6-3 两两间多重比较的检验法

6-2 节介绍的方差分析,如果各水平间差异无显著意义,那么不需作进一步统计处理,如果否定了假设 H_0,意味着 $\mu_1,\mu_2,\cdots,\mu_k$ 中至少有两个差异显著,但是哪些水平间的差异显著,哪些水平间的差异不显著,方差分析不能作结论. 这就需要同时在多个水平均数之间两两比较哪些差异是有显著意义. 这种比较称为多重比较. 多重比较的方法很多,下面介绍两种主要多重比较的方法.

6-3.1 q 检验法(Tukey HSD 法)

由 John Tukey 所提出的"真实显著性差异检验"方法称为 Tukey HSD 检验. 当因素取 k 个水平,而每个水平都做 n 次试验,也就是说,每组样本的大小相等,其组内方差为 S_e^2,自由度为 $f_e=N-k$,方差分析的结果是各组均数间差异有显著意义,将用 q 检验法检验两两均数间是否差异显著.

设有 k 个相互独立,等方差的正态总体 $X_i \sim N(\mu_i,\sigma^2)$,$i=1,2,\cdots,k$,若从每个总体中各独立、随机地抽取容量为 n 的样本,样本值的均数分别为 $\overline{x}_1,\overline{x}_2,\cdots,\overline{x}_k$,$S_e^2$ 为组内方差,其自由度为 f_e,记极差

$$R=\max_{i,j}\left|\left(\overline{x}_i-\overline{x}_j\right)\right|$$

随机变量

$$q=\frac{\max\limits_{i,j}\left|\left(\overline{x}_i-\overline{x}_j\right)-\left(\mu_i-\mu_j\right)\right|}{S_e/\sqrt{n}}$$

服从 q 分布,记为 $q\sim q(k,f_e)$.

检验假设 $H_0:\mu_i=\mu_j$. 令 H_0 成立,采用统计量

$$q=\frac{R}{S_e/\sqrt{n}}$$

如果给定显著水平 α,由多重比较中的 q 表(附表 9)可查得临界值 $q_\alpha(k,f_e)$,满足表中

$$P\{q>q_\alpha(k,f_e)\}=\alpha$$

若 $q>q_\alpha(k,f_e)$,则以显著水平 α 拒绝 H_0.

为了便于作多重比较,不必机械地按上述三个步骤进行,不妨把否定域 $q>q_\alpha(k,f_e)$,即 $\max\limits_{i,j}\dfrac{|\overline{x}_i-\overline{x}_j|}{S_e/\sqrt{n}}>q_\alpha(k,f_e)$ 写成 $\max\limits_{i,j}|\overline{x}_i-\overline{x}_j|>q_\alpha(k,f_e)\cdot S_e/\sqrt{n}$.

当需要比较任意两个总体的均数 μ_h 和 μ_l 时,由于

$$\max_{i,j}|\overline{x}_i-\overline{x}_j|>|\overline{x}_h-\overline{x}_l|$$

总是成立,所以只要

$$|\overline{x}_h-\overline{x}_l|>q_\alpha(k,f_e)\cdot S_e/\sqrt{n}$$

便可以认为 $\mu_h\neq\mu_l$.

这样,多重比较的 q 检验就十分简单了,归纳步骤如下:

(1) 计算 k 个总体的样本均数 $\overline{x_1},\overline{x_2},\cdots,\overline{x_k}$,和样本的组内方差 S_e^2,其自由度为 f_e;

(2) 给定显著水平 α,根据 k 和 f_e 从 q 表中查出临界值 $q_\alpha(k,f_e)$;

(3) 以 $D_T=q_\alpha(k,f_e)\cdot S_e/\sqrt{n}$ 为标准衡量所有的 $|\overline{x}_h-\overline{x}_l|$,凡某两个样本均数之差的绝对值超过 D_T 者,便可以认为相应的两总体均数有显著性差异.

例 1　对 6-2 节例 1 中 4 个水平(工艺)下花粉的氨基酸百分含量作两两多重比较.

解　题中 $\bar{x}_1=4.624$, $\bar{x}_2=3.569$, $\bar{x}_3=4.670$, $\bar{x}_4=3.412$，组内方差 $S_e^2=0.00358$，$k=4$，$n=4$，$N=16$，$f_e=16-4=12$，查多重比较中的 q 表(附表 9)得 $q_{0.05}(4,12)=4.20$，$q_{0.01}(4,12)=5.50$，计算 D_T 值

$$D_T(0.05)=q_{0.05}(4,12)\cdot\sqrt{S_e^2/n}=4.20\times\sqrt{0.00358/4}=0.126$$

$$D_T(0.01)=q_{0.01}(4,12)\cdot\sqrt{S_e^2/n}=5.50\times\sqrt{0.00358/4}=0.165$$

现将 4 个均数两两间差数的绝对值列表如下(表 6-10)，逐个比较，以保证不漏不重：

表 6-10

$\lvert\bar{x}_h-\bar{x}_l\rvert$	$\bar{x}_2=3.569$	$\bar{x}_3=4.670$	$\bar{x}_4=3.412$
$\bar{x}_1=4.624$	1.055**	0.046	1.212**
$\bar{x}_2=3.569$		1.101**	0.157*
$\bar{x}_3=4.670$			1.258**

* 表示相应两工艺间差异有显著意义($\alpha=0.05$)，没有记号的表示相应两工艺间的差异无统计意义，** 表示相应两工艺间的差异有极显著意义($\alpha=0.01$).

6-3.2　S 检验法(Fisher LSD 检验法)

用 q 检验法作两两间多重比较，要求各水平的重复试验次数必须相等才能使用，对于不同水平的试验次数不等的情况，这里介绍由 RA Fisher 提出的“最小显著性差异法”.

假设试验因素共 k 个水平，各水平分别作 n_i 次试验($i=1,2,\cdots,k$)，经方差分析结果各水平之间差异显著，现在比较总体均数 μ_h，μ_l($h,l=1,2,\cdots,k$)之间差异是否有显著意义.

检验假设

$$H_0:\mu_i=\mu_j$$

令 H_0 成立，采用统计量

$$S=\frac{\max\limits_{i,j}\lvert\bar{x}_i-\bar{x}_j\rvert}{S_e\sqrt{\dfrac{1}{n_i}+\dfrac{1}{n_j}}}$$

在显著水平 α 下，由多重比较中的 S 表可查得临界值 $S_\alpha(k-1,f_e)$，使 $P\{S>S_\alpha(k-1,f_e)\}=\alpha$. 若

$$S=\frac{\max\limits_{i,j}\lvert\bar{x}_i-\bar{x}_j\rvert}{S_e\sqrt{\dfrac{1}{n_i}+\dfrac{1}{n_j}}}>S_\alpha(k-1,f_e)$$

则以显著水平 α 拒绝 H_0.

类似 q 检验法，将 S 检验法归纳成以下几个步骤：

(1) 计算 k 个总体的样本均数 $\bar{x}_1,\bar{x}_2,\cdots,\bar{x}_k$ 和组内方差 S_e^2，其自由度为 f_e；

(2) 给定显著水平 α，从 S 表(附表 10)中查出 $S_\alpha(k-1,f_e)$；

(3) 以 $D_{hl}=S_e\sqrt{\dfrac{1}{n_h}+\dfrac{1}{n_l}}\cdot S_\alpha(k-1,f_e)$ 衡量 $\lvert\bar{x}_h-\bar{x}_l\rvert$，如果超出 D_{hl} 者，便可以认为相应的两个总体均数有显著性差异.

例 2　研究单味中药对小白鼠细胞免疫功能的影响，把 39 只小白鼠随机分为 4 组，雌雄各半，用药 15 天后，进行 E-玫瑰花结形成率(E-SFC)测定，结果如表 6-11 所示. 对其变异进行分析. 若变异显著，试进行两两间多重比较.

表 6-11 E-玫瑰花结形成率(E-SFC)

	对照组	淫羊藿组	党参组	黄芪组
x_{ij}	14	35	21	24
	10	27	24	20
	12	33	18	22
	16	29	17	18
	13	31	22	17
	14	40	19	21
	10	35	18	18
	13	30	23	22
	9	28	20	19
		36	18	23

解 本题是检验 4 个水平的总体均数 μ_i 之间差异是否有显著意义.

$$n_1=9,\quad n_2=n_3=n_4=10,\quad k=4,\quad N=3\times10+9=39,\quad f_A=k-1=4-1=3,$$

$$f_e=N-k=39-4=35$$

先作方差齐性检验(表 6-12).

表 6-12 方差齐性检验用表(样本含量不相等)

样本	n_i-1	S_i^2	$\sum_{j=1}^{n_i}(x_{ij}-\bar{x}_i)^2$	$\lg S_i^2$	$(n_i-1)\lg S_i^2$
1	8	5.25	42	0.720159	5.761274
2	9	16.93333	152.4	1.228742	11.05868
3	9	5.777778	52	0.761761	6.855848
4	9	5.6	50.4	0.748188	6.733692
合计	35	33.56111	296.8	3.458851	30.4095

$$\overline{S}^2=\frac{\sum\sum(x_{ij}-\bar{x}_i)^2}{\sum(n_i-1)}=\frac{296.8}{35}=8.48$$

$$\begin{aligned}\chi^2&=2.3026\times[\lg\overline{S}^2\sum(n_i-1)-\sum(n_i-1)(\lg S_i^2)]\\&=2.3026\times[\lg(8.48)\times35-30.4095]=0.630727\end{aligned}$$

因为 $\chi^2_{0.05}(3)=7.815$

$$\chi^2_{0.05}>\chi^2,\quad P>0.05$$

即各样本方差的差别无显著意义,方差齐.

在显著水平 $\alpha=0.05$,自由度 $f_A=3,f_e=35$,查附表 8 得临界值 $F_{0.05}(3,35)=2.87$. 在 $\alpha=0.01$,自由度 $f_A=3,f_e=35$,查附表 8 得临界值 $F_{0.01}(3,35)=4.40$. 经过计算得到方差分析表如表 6-13 所示.

表 6-13

方差来源	离差平方和	自由度	方差	F 值	临界值	结论
组间	1978.944	3	659.6479	77.78866	4.40	* *
组内	296.8	35	8.48			
总和	2275.744	38				

认为不同单味中药对小白鼠细胞免疫功能的影响是极显著的.

$\bar{x}_1=12.33,\quad \bar{x}_2=32.4,\quad \bar{x}_3=20,\quad \bar{x}_4=20.4$

取显著水平 $\alpha=0.05$，查多重比较的 S 表(附表 10)得 $S_{0.05}(3,35)=2.94$，所以 $S_e\cdot S_{0.05}(3,35)=2.912\times2.94=8.56$. 根据本题的实际情况，需计算 6 个 D_{hl}，

$$D_{1,2}=8.56\times\sqrt{\frac{1}{9}+\frac{1}{10}}=3.93<|\bar{x}_1-\bar{x}_2|=20.07$$

$$D_{1,3}=8.56\times\sqrt{\frac{1}{9}+\frac{1}{10}}=3.93<|\bar{x}_1-\bar{x}_3|=7.67$$

$$D_{1,4}=8.56\times\sqrt{\frac{1}{9}+\frac{1}{10}}=3.93<|\bar{x}_1-\bar{x}_4|=8.07$$

$$D_{2,3}=8.56\times\sqrt{\frac{1}{10}+\frac{1}{10}}=3.83<|\bar{x}_2-\bar{x}_3|=12.4$$

$$D_{2,4}=8.56\times\sqrt{\frac{1}{10}+\frac{1}{10}}=3.83<|\bar{x}_2-\bar{x}_4|=12$$

$$D_{3,4}=8.56\times\sqrt{\frac{1}{10}+\frac{1}{10}}=3.83>|\bar{x}_3-\bar{x}_4|=0.4$$

除党参组与黄芪组无显著差异外，其余各组之间均有显著差异.

§ 6-4　两因素试验的方差分析

6-4.1　无重复试验

进行两因素方差分析的目的是要检验两个因素及其交互作用(因素之间的联合作用)对试验结果有无影响. 在试验中，因素间总存在着或大或小的交互作用. 但并非对所有的因素之间的联合作用都要考察，要像确定试验因素那样，根据专业知识和经验认真分析，对那些影响甚微的交互作用，尽量略去，以便减少试验次数.

若因素间的交互作用可以忽略不计，就可考虑无重复试验的情况. 这里，将因素 A 分成 r 个水平，因素 B 分成 S 个水平，而对因素 A,B 的每一个水平的一对组合 $(A_i,B_j)(i=1,2,\cdots,r;j=1,2,\cdots,s)$，只进行一次试验(无重复试验)，则得到了 $n=r\times s$ 个试验结果 x_{ij}，现将试验结果列成表(表 6-14)如下：

表 6-14

因素 A	因素 B					
	B_1	B_2	$\cdots$	B_j	$\cdots$	B_s
A_1	x_{11}	x_{12}	$\cdots$	x_{1j}	$\cdots$	x_{1s}
A_2	x_{21}	x_{22}	$\cdots$	x_{2j}	$\cdots$	x_{2s}
$\vdots$	$\vdots$	$\vdots$		$\vdots$		$\vdots$
A_i	x_{i1}	x_{i2}	$\cdots$	x_{ij}	$\cdots$	x_{is}
$\vdots$	$\vdots$	$\vdots$		$\vdots$		$\vdots$
A_r	x_{r1}	x_{r2}	$\cdots$	x_{rj}	$\cdots$	x_{rs}

注：其中，x_{ij} 表示用因素 A 的第 i 个水平和因素 B 的第 j 个水平进行试验所得到的试验结果.

根据表 6-14 中情况可得

$$\bar{x}_{i.}=\frac{1}{s}\sum_{j=1}^{s}x_{ij},\quad i=1,2,\cdots,r$$

$$\bar{x}_{.j}=\frac{1}{r}\sum_{i=1}^{r}x_{ij},\quad j=1,2,\cdots,s$$

$$\bar{x} = \frac{1}{n}\sum_{i=1}^{r}\sum_{j=1}^{s}x_{ij}, \quad n=r\times s$$

我们依旧假设因素 A,因素 B 都满足单因素方差分析中的前提条件.

两因素方差分析,如果目的要判断因素 A 的影响是否显著,则要检验假设 $H_{0A}:\mu_{A1}=\mu_{A2}=\cdots=\mu_{Ar}$. 如果假设成立,则可以认为因素 A 的影响不显著.

类似地,如果要判断因素 B 的影响是否显著,则要检验假设 $H_{0B}:\mu_{B1}=\mu_{B2}=\cdots=\mu_{Bs}$.

与单因素方差分析的检验方法一样,首先把总的离差平方和 SS 进行分解,分解成三部分,即因素 A,B 和随机误差所产生的离差平方和,分别记为 SS_A,SS_B,SS_e,然后进行比较,得到关于假设 H_{0A},H_{0B}的检验方法.

下面来讨论其方法与步骤,首先计算总离差平方和 SS,

$$\begin{aligned}
SS &= \sum_{i=1}^{r}\sum_{j=1}^{s}(x_{ij}-\bar{x})^2 = \sum_{i=1}^{r}\sum_{j=1}^{s}[(x_{ij}-\bar{x}_{i.}-\bar{x}_{.j}+\bar{x}) \\
&\quad +(\bar{x}_{i.}-\bar{x})+(\bar{x}_{.j}-\bar{x})]^2 \\
&= \sum_{i=1}^{r}\sum_{j=1}^{s}(x_{ij}-\bar{x}_{i.}-\bar{x}_{.j}+\bar{x})^2+\sum_{i=1}^{r}\sum_{j=1}^{s}(\bar{x}_{i.}-\bar{x})^2+\sum_{i=1}^{r}\sum_{j=1}^{s}(\bar{x}_{.j}-\bar{x})^2 \\
&\quad +2\sum_{i=1}^{r}\sum_{j=1}^{s}(x_{ij}-\bar{x}_{i.}-\bar{x}_{.j}+\bar{x})(\bar{x}_{i.}-\bar{x}) \\
&\quad +2\sum_{i=1}^{r}\sum_{j=1}^{s}(x_{ij}-\bar{x}_{i.}-\bar{x}_{.j}+\bar{x})(\bar{x}_{.j}-\bar{x})+2\sum_{i=1}^{r}\sum_{j=1}^{s}(\bar{x}_{i.}-\bar{x})(\bar{x}_{.j}-\bar{x})
\end{aligned}$$

在上式等号右边中,后三项均为零. 设

$$SS_e = \sum_{i=1}^{r}\sum_{j=1}^{s}(x_{ij}-\bar{x}_{i.}-\bar{x}_{.j}+\bar{x})^2, \quad SS_A = s\sum_{i=1}^{r}(\bar{x}_{i.}-\bar{x})^2, \quad SS_B = r\sum_{j=1}^{s}(\bar{x}_{.j}-\bar{x})^2$$

则有

$$SS = SS_e + SS_A + SS_B$$

如果 H_{0A}和 H_{0B}都成立,则有 $\mu_{ij}=\mu$,对所有的 $i=1,2,\cdots,r$ 及 $j=1,2,\cdots,s$ 都成立,也就是说 $r\times s$ 个样本来自同一个总体,与单因素的分析一样,可以得到

$$\frac{SS_A}{\sigma^2}\sim\chi^2(r-1), \quad \frac{SS_B}{\sigma^2}\sim\chi^2(s-1)$$

$$\frac{SS_e}{\sigma^2}\sim\chi^2[(r-1)(s-1)], \quad \frac{SS}{\sigma^2}\sim\chi^2(n-1)$$

而且 SS_e,SS_A,SS_B 相互独立. 选取统计量

$$F_A = \frac{SS_A/\sigma^2\cdot\frac{1}{r-1}}{SS_e/\sigma^2\cdot\frac{1}{(r-1)(s-1)}} = \frac{(s-1)SS_A}{SS_e}$$

同理可得

$$F_B = \frac{(r-1)SS_B}{SS_e}$$

如果假设 H_{0A}成立,则

$$F_A\sim F[(r-1),(r-1)(s-1)]$$

如果假设 H_{0B}成立,则

$$F_B\sim F[(s-1),(r-1)(s-1)]$$

对于给定的 α,可以通过(附表 8)查到 F 临界值,当 $F_A>F_\alpha[(r-1),(r-1)(s-1)]$ 时,拒绝假设 H_{0A};当 $F_B>F_\alpha[(s-1),(r-1)(s-1)]$ 时,拒绝假设 H_{0B}. 反之,皆不能否定原假设.

与单因素方差分析一样，为了便于计算，常采用方差分析表 6-15 列出计算结果.

表 6-15 方差分析表

方差来源	离差平方和	自由度	F 值	F 临界值	结论
因素 A	$SS_A = s\sum_{i=1}^{r}(\bar{x}_{i.} - \bar{x})^2$	$r-1$	$F_A = \dfrac{(s-1)SS_A}{SS_e}$	$F_\alpha[(r-1),(r-1)(s-1)]$	
因素 B	$SS_B = r\sum_{j=1}^{s}(\bar{x}_{.j} - \bar{x})^2$	$s-1$	$F_B = \dfrac{(r-1)SS_B}{SS_e}$	$F_\alpha[(s-1),(r-1)(s-1)]$	
误差	$SS_e = \sum_{i=1}^{r}\sum_{j=1}^{s}(x_{ij} - \bar{x}_{i.} - \bar{x}_{.j} + \bar{x})^2$	$(r-1)(s-1)$			
总和	$SS_T = \sum_{i=1}^{r}\sum_{j=1}^{s}(x_{ij} - \bar{x})^2$	$rs-1$			

例 1 据推测，原料的粒度和水分可能影响某片剂的储存期，现留样考察粗粒和细粒两种规格，分别考虑含水 5%、3%和 1%三种情况，抽样测定恒温加热 1h 后的剩余含量，数据如表 6-16 所示，试判断这两个因素对片剂的储存期是否有影响?

表 6-16 恒温加热 1h 后的剩余含量

含水量/%	粒度(B)		$T_{i.} = \sum_{j=1}^{2}x_{ij}$	$\sum_{j=1}^{2}x_{ij}^2$	$T_{i.}^2$
(A)	粗(1)	细(2)			
5	86.88	84.83	171.71	14744.2633	29484.324
3	89.86	85.86	175.72	15446.7592	30877.5184
1	89.91	84.83	174.74	15279.9370	30534.0676
$T_{.j} = \sum_{i=1}^{3}x_{ij}$	266.65	255.52	522.17	45470.9595	90895.910
$\sum_{i=1}^{3}x_{ij}^2$	23706.7621	21764.1974			
$T_{.j}^2$	71102.2225	65290.4704	136392.6929		

解 这里 $r=3, s=2$. 根据计算公式得

$$SS = \sum_{i=1}^{3}\sum_{j=1}^{2}x_{ij}^2 - \frac{T^2}{3\times 2} = 45470.96 - \frac{(522.17)^2}{6} \approx 27.38$$

$$SS_A = \frac{1}{2}\sum_{i=1}^{3}T_{i.}^2 - \frac{T^2}{3\times 2} = \frac{1}{2}\times 90895.910 - \frac{(522.17)^2}{6} \approx 4.37$$

$$SS_B = \frac{1}{3}\sum_{j=1}^{2}T_{.j}^2 - \frac{T^2}{3\times 2} = \frac{1}{3}\times 136392.6929 - \frac{(522.17)^2}{6} \approx 20.65$$

$$SS_e = SS - SS_A - SS_B = 27.38 - 4.37 - 20.65 \approx 2.36$$

列方差分析表如表 6-17 所示. 结论：含水量和粒度两因素在 $\alpha=0.05$ 时对某片剂的储存期都没有显著影响.

表 6-17 方差分析表

方差来源	离差平方和	自由度	方差	F 值	F 临界值	结论
含水量 A	$SS_A=4.37$	2	2.185	$F_A=1.860$	$F_{0.05}(2,2)=19.00$	$P>0.05$
粒度 B	$SS_B=20.65$	1	20.65	$F_B=17.574$	$F_{0.05}(1,2)=18.51$	$P>0.05$
误差 e	$SS_e=2.36$	2	1.175			

6-4.2 有重复试验

前面介绍的两因素方差分析时，认为两因素 A 与 B 之间是独立的，但在实际中，两因素通常不是独立的，而是相互起作用的，这种作用称为交互作用. 如果要考察两个因素 A,B 之间是否存在交互作用的影响，则需要对两个因素各种水平的组合(A_i,B_j)进行重复试验，如每个组合都重复试验 t 次$(t>1)$. 现将实验结果列成记录表如下(表 6-18)：

表 6-18

因素 A	因素 B				
	B_1	…	B_j	…	B_s
A_1	$x_{111},\cdots,x_{11t}$	…	$x_{1j1},\cdots,x_{1jt}$	…	$x_{1s1},\cdots,x_{1st}$
⋮					
A_i	$x_{i11},\cdots,x_{i1t}$	…	$x_{ij1},\cdots,x_{ijt}$	…	$x_{is1},\cdots,x_{ist}$
⋮					
A_r	$x_{r11},\cdots,x_{r1t}$	…	$x_{rj1},\cdots,x_{rjt}$	…	$x_{rs1},\cdots,x_{rst}$

x_{ijk} 表示对因素 A 的第 i 个水平，因素 B 的第 j 个水平的第 k 次试验结果. 设

$$\bar{x}_{ij.}=\frac{1}{t}\sum_{k=1}^{t}x_{ijk},\qquad \bar{x}_{i..}=\frac{1}{st}\sum_{j=1}^{s}\sum_{k=1}^{t}x_{ijk}$$

$$\bar{x}_{.j.}=\frac{1}{rt}\sum_{i=1}^{r}\sum_{k=1}^{t}x_{ijk},\qquad \bar{x}=\frac{1}{rst}\sum_{i=1}^{r}\sum_{j=1}^{s}\sum_{k=1}^{t}x_{ijk}$$

于是总离差平方和可以分解为

$$\begin{aligned}SS&=\sum_{i=1}^{r}\sum_{j=1}^{s}\sum_{k=1}^{t}(x_{ijk}-\bar{x})^2\\&=\sum_{i=1}^{r}\sum_{j=1}^{s}\sum_{k=1}^{t}[(\bar{x}_{i..}-\bar{x})+(\bar{x}_{.j.}-\bar{x})\\&\quad+(\bar{x}_{ij.}-\bar{x}_{i..}-\bar{x}_{.j.}+\bar{x})+(x_{ijk}-\bar{x}_{ij.})]^2\end{aligned}$$

由于等式右端中各交叉乘积的和为零，所以有

$$SS=SS_A+SS_B+SS_I+SS_e$$

其中，

$$SS_A=st\sum_{i=1}^{r}(\bar{x}_{i..}-\bar{x})^2$$

$$SS_B=rt\sum_{j=1}^{s}(\bar{x}_{.j.}-\bar{x})^2$$

$$SS_I=t\sum_{i=1}^{r}\sum_{j=1}^{s}(\bar{x}_{ij.}-\bar{x}_{i..}-\bar{x}_{.j.}+\bar{x})^2$$

$$SS_e=SS-SS_A-SS_B-SS_I$$

它们分别表示因素 A,B,A 与 B 的交互作用以及随机误差产生的离差平方和，给定显著水平 α，如果考察因素 A 的影响，查 F 临界值分布表(附表 8)得临界值 $F_{A\alpha}=[(r-1),rs(t-1)]$，$F_A>F_{A\alpha}=[(r-1),rs(t-1)]$，则认为因素 A 影响显著，否则认为影响不显著. 对因素 B 也类似.

如果考察因素 A 与 B 的交互作用的影响，那么同样方法得临界值 $F_{I\alpha}[(r-1)(s-1),rs(t-1)]$，若 $F_I>F_{I\alpha}[(r-1)(s-1),rs(t-1)]$，则认为因素 A,B 交互作用显著，否则认为交互作用不显著.

相应的重复试验双因素方差分析如表 6-19 所示.

表 6-19　方差分析表

方差来源	离差平方和	自由度	方差	F 值	F 临界值
因素 A	$SS_A = st\sum_{i=1}^{r}(\bar{x}_{i..} - \bar{x})^2$	$r-1$	$\frac{SS_A}{r-1}$	$F_A = \frac{rs(t-1)SS_A}{(r-1)SS_e}$	$F_{A\alpha} = [(r-1), rs(t-1)]$
因素 B	$SS_B = rt\sum_{j=1}^{s}(\bar{x}_{.j.} - \bar{x})^2$	$s-1$	$\frac{SS_B}{s-1}$	$F_B = \frac{rs(t-1)SS_B}{(s-1)SS_e}$	$F_{B\alpha} = [(s-1), rs(t-1)]$
A 与 B 交互作用	$SS_I = t\sum_{i=1}^{r}\sum_{j=1}^{s}(\bar{x}_{ij.} - \bar{x}_{i..} - \bar{x}_{.j.} + \bar{x})^2$	$(r-1)(s-1)$	$\frac{SS_I}{(r-1)(s-1)}$	$F_I = \frac{rs(t-1)SS_I}{(r-1)(s-1)SS_e}$	$F_{I\alpha} = [(r-1)(s-1), rs(t-1)]$
剩余误差	$SS_e = \sum_{i=1}^{r}\sum_{j=1}^{s}\sum_{k=1}^{t}(x_{ijk} - \bar{x}_{ij.})^2 = SS - SS_A - SS_B - SS_I$	$rs(t-1)$	$\frac{SS_e}{rs(t-1)}$		
总和	$SS = \sum_{i=1}^{r}\sum_{j=1}^{s}\sum_{k=1}^{t}(x_{ijk} - \bar{x})^2$	$rst-1$			

例 2　为探讨某化学反应中催化剂和温度对收率的影响,有人选了 3 种不同的催化剂(A)和 4 种温度(B),对所有可能的组合在相同条件下都重复 2 次试验,所得数据如表 6-20 所示,试判断催化剂、温度的作用以及它们之间的交互作用对收率是否有显著影响?

表 6-20　收率

催化剂种类 A	温度 B			
	70	80	90	100
甲	61,63	64,66	65,66	69,68
乙	63,64	66,67	67,69	68,71
丙	75,67	67,68	69,70	72,74

解　这里 $r=3, s=4, t=2$. 根据计算公式得方差分析表如表 6-21 所示. 可以认为因素 A 与 B 对收率有极显著影响,而 A 与 B 的交互作用对其影响不显著.

表 6-21　方差分析表

方差来源	离差平方和	自由度	方差	F 值	F 临界值	结论
催化剂总类 A	104.08	2	52.04	13.14	$F_{0.01}(2,12)=6.93$	* *
温度 B	80.46	3	26.82	6.77	$F_{0.01}(3,12)=5.95$	* *
交互作用 A×B	33.92	6	5.65	1.43	$F_{0.05}(6,12)=3.00$	
误差 e	47.50	12	3.96			
总和	265.96	23				

习　题　六

1. 用 4 种不同的饲料喂养大白鼠,每组 4 只,然后测其肝重占体重的比值(%),数据如表 1 所示,试比较 4 组比值的均数有无显著差异?

表 1

饲料种类	A	B	C	D
肝重比值	2.62	2.82	2.91	3.92
	2.23	2.76	3.02	3.02
	2.36	2.43	3.28	3.30
	2.40	2.73	3.18	3.04

2. 对 4 个药厂生产的阿司匹林片，测定片剂的溶出度，每个样品进行 5 次实验，以溶出 63%所需要时间的对数作为指标，测得结果如表 2 所示，问 4 个工厂产品的平均溶出度是否不同？如有差异，作多重比较.

表 2

药片(粒)	厂家			
	甲	乙	丙	丁
1	0.91	0.65	0.82	0.98
2	0.96	0.49	0.82	0.98
3	1.13	0.61	0.82	0.89
4	1.28	0.81	0.66	0.78
5	1.23	0.31	0.72	0.77

3. 为考察三棱莪术液有无抑癌作用，某药物研究院做了如下的药理试验：将 35 只小白鼠随机分成 4 组，分别为 8 只、9 只、9 只、9 只. 接种活肿瘤后，注射不同剂量的三棱莪术注射液，半月后称量瘤重，其数据如表 3 所示. 表中Ⅰ组为接种后不加任何处理(空白对照组)，Ⅱ组、Ⅲ组、Ⅳ组分别为接种后注射 0.5ml，1.0ml 和 1.5ml 三棱莪术液，试比较各组瘤重之间有无差别. 如有，进行两两间的多重比较.

表 3

	Ⅰ组	Ⅱ组	Ⅲ组	Ⅳ组
	3.6	3.0	0.4	3.3
	4.5	2.3	1.7	1.2
	4.2	2.4	2.3	0.0
	4.4	1.1	4.5	2.7
x_{ij}(瘤重)	3.7	4.0	3.6	3.0
	5.6	3.7	1.3	3.2
	7.0	2.7	3.2	0.6
	5.0	1.9	3.0	1.4
		2.6	2.1	1.2

4. 表 4 中列出了得两种不同白血病的鼠脾和正常鼠脾中 DNA 的含量，现用方差分析来判断是否有显著差异.

表 4

组类	正常脾	Ⅰ号白血病	Ⅱ号白血病
	12.3	10.8	9.3
观测次数	13.2	11.6	10.3
	13.7	12.3	11.1

续表

组类	正常脾	Ⅰ号白血病	Ⅱ号白血病
观测次数	15.2	12.7	11.7
	15.4	13.5	12.0
	15.8	13.5	12.3
	16.9	14.8	12.4
	17.3		13.6

5. 香附为妇科常用药，有调经、止痛等功效，对肝气郁结所致月经不调、痛经、腹痛等症最为适宜. 本实验以香附的不同炮制品（醋香附、酒香附、生香附）与空白对照洛氏液，对雌性未孕大鼠的在体子宫平滑肌收缩强度的影响进行比较. 选用 180～220g 健康雌性未孕大鼠 40 只，随机均分为 4 组，即洛氏液组、生香附组、醋香附组、酒香附组. 按在体子宫实验法，记录子宫的收缩强度和频率，数据如表 5 所示. 试推断香附的不同炮制方法对雌性未孕大鼠的在体子宫平滑肌收缩强度是否有显著影响.

表 5

试验号	洛氏液	生香附	醋香附	酒香附
1	2.97	3.57	2.03	5
2	2.9	3.07	2.23	2.63
3	2.33	2.37	1.8	2.3
4	2.87	2.7	2.3	2.3
5	5.07	2.43	2.03	2.07
6	2.6	2.4	2.23	2.83
7	2.67	2.33	1.93	3
8	2.73	3.83	2.27	3.03
9	2.63	2.37	2.37	2.63
10	2.5	3.13	2.23	2.17

6. 1％盐酸丁卡因注射液是临床常用的局麻药，其含量测定的方法采用永停滴定法或酸碱滴定法. 前法操作较麻烦费时，而后法仅是测定盐基且终点变化不明显. 为此，又根据有关资料采用紫外分光光度法对 1％盐酸丁卡因注射液的含量测定进行了方法比较实验，选出较好的质控方法（表 6）.

表 6

组类	紫外分光光度法	永停滴定法	酸碱滴定法
观测次数	0.971	0.955	0.978
	0.983	0.975	0.995
	1.025	1.012	1.034
	1.013	1.03	1.018
	1.015	1.041	1.051
	1.089	1.039	1.04
	1.049	1.022	1.088
	0.971	0.955	0.978

7. 红果枸杞味甘、性平，含有多种维生素及甜茶碱，具有安神、补肾益精、润肺养肝之功效. 现代医学研究表明，枸杞还具有抗衰延寿的作用. 现以小鼠肝细胞总 SOD 活性为指标，研究其煎剂对小鼠抗氧化、延缓衰老的功能. 取健康小鼠 32 只，随机分为 4 组，每组 8 只（雌雄各半）分笼适应饲养一周后，一组为对照组，灌胃生理盐水，其余的三组分别灌胃 100％，75％和 50％的

红果枸杞煎剂，每天一次每次 0.5ml，共灌胃 20 天，取出肝脏进行处理，用 722 型分光光度计测定其 SOD 值（550nm），并计算出 SOD 活性，数据如表 7 所示. 与对照组进行比较，试推断红果枸杞 100%，75%和 50%浓度是否会使小鼠肝细胞总 SOD 活性明显升高.

表 7

试验号	100%	75%	50%	对照组
1	103.821	104.146	107.889	99.92
2	104.472	104.146	107.889	104.8
3	104.797	103.495	108.377	96.34
4	106.262	105.285	107.238	96.66
5	103.658	103.333	107.075	89.18
6	105.285	104.309	107.564	89.5
7	104.472	103.821	110.004	96.5
8	106.099	107.889	108.865	92.76

8. 为研究雌激素对子宫发育的作用，以 4 个种系的未成年雌性大白鼠各 3 只，每只按一种剂量注射雌激素，经一定时期取出子宫，称重(g)结果如表 8 所示. 试比较雌激素的作用在三种剂量间是否有显著差异. 同时，比较 4 个种系大白鼠之间是否有显著差异.

表 8

大白鼠种系 A	雌激素剂量 B		
	0.2(B_1)	0.4(B_2)	0.8(B_3)
甲(A_1)	106	116	145
乙(A_2)	42	68	115
丙(A_3)	70	111	133
丁(A_4)	42	63	87

注：修改后与表 6-14 统一.

9. 提高袋泡剂中的药材浸出率是制备袋泡剂的技术关键，故探讨浸泡时间和温度两因素与浸出率的关系. 六味木香袋泡剂在不同时间和温度与浸出率的试验数据如表 9 所示，试寻找制备六味木香袋泡剂的最佳工艺.

表 9

温度 A/℃	浸泡时间 B/min			
	5	10	15	20
80	24.04	37.91	38.52	39.7
	24.2	39.55	41.62	41.53
90	20.61	36.63	40.17	41.32
	23.66	36.62	35.47	41.21
100	31.2	42.08	44.25	41.64
	29.4	41.46	42.57	42.91

第六章 PPT

* 第七章
非参数检验

前面介绍的统计分析方法，通常都要求样本来自的总体分布类型已知，在这种假设基础上，对总体参数进行估计或检验，称为参数统计. 若不知道样本来自的总体分布类型或已知总体分布与检验所要求的条件不符，此时可用非参数统计进行分析. 非参数检验是一种与总体分布无关的统计检验方法，它不比较参数，而是比较分布的位置. 常采用“符号”或“等级”来代替数据本身进行分析. 例如，秩和检验、中位数检验、游程检验等，本章将介绍非参数检验 .

§7-1　配对符号秩和检验（Wilcoxon 配对法）

秩和检验在非参数检验方法中效能较高，又比较系统完整. 所谓秩，又称等级，实际上就是按数值大小顺序作 1,2,3,…等级的一种编码.

秩和检验常用于有序分类资料（等级资料）或不符合用参数检验的资料. 两个或多个有序分类资料的比较，如临床疗效分为治愈、显效、好转、无效；尿糖分为－，＋，＋＋，＋＋＋，＋＋＋＋；针麻效果分为Ⅰ，Ⅱ，Ⅲ，Ⅳ级；等，可以列成 $2\times k$ 表或 $R\times C$ 表，用 χ^2 检验能说明各等级构成或各对比率差异是否有统计学意义，但不能说明对比各组疗效的优劣，针麻效果好坏等. 而秩和检验与 Ridit 分析则可以起作用.

秩和检验的步骤是：建立假设，编秩，求秩和，求出检验统计量，确定 P 值，作出拒绝 H_0 或不能拒绝 H_0 的推断结论.

本节介绍 Wilcoxon 法配对符号秩和检验，不仅可用于配对比较，亦可用于样本中位数与总体中位数比较. 下面通过实例介绍其检验方法步骤.

7-1.1　配对比较的符号秩和检验

例 1　用青木香治疗高血压，随机抽取 8 个病例，治疗前后舒张压的变化情况见表 7-1 第①，②，③栏，试比较治疗前后患者的平均舒张压差别.

解　(1) 检验假设：H_0：配对差值总体中位数＝0；　H_1：配对差值总体中位数≠0. $\alpha=0.05$.

(2) 求配对差值. 见表 7-1 第④栏.

(3) 依差值的绝对值从小到大编秩，再给秩次冠以差值的正负号. 编秩时，如遇差数等于 0，可择用以下处理办法：①将 0 舍去不计，样本含量相应减少. ②将 0 全部保留，一个 0 占秩次为 1，多个 0 时取平均秩次，所有 0 占的秩次都分为正负各半的等级 . 如遇差值绝对值相同且符号相反，应取平均秩次. 本例编秩结果见表 7-1 第⑥栏.

表 7-1 青木香治疗高血压前后舒张压(kPa)变化情况表

病例编号 ①	治疗前 x_i ②	治疗后 y_i ③	治疗前后差值 $d_i=x_i-y_i$ ④=②-③	差值符号 ⑤	秩次 ⑥
1	14.67	12.00	2.67	+	+6
2	15.33	15.47	−0.14	−	−1
3	17.73	13.47	4.26	+	+8
4	17.73	17.47	0.26	+	+2
5	16.80	14.67	2.13	+	+4
6	14.40	11.73	2.67	+	+7
7	14.67	12.27	2.40	+	+5
8	14.67	13.87	0.80	+	+3
			$n=8$	$T_-=1$,	$T_+=35$

(4) 求秩和并确定检验统计量. 分别求出正、负秩次之和,正秩和记为 T_+,负秩和的绝对值记为 T_-. T_+ 及 T_- 之和应等于 $n(n+1)/2$,即 $1+2+3+\cdots+n$ 之和,可验算 T_+ 和 T_- 的计算是否正确. 本例 $T_-=1$,$T_+=35$,$n=8$,$n(n+1)/2=8(8+1)/2=36$,$T_++T_-=35+1=36$,可见 T_+、T_- 计算无误.

可任取 T_+(或 T_-)作检验统计量 T,为查表方便,一般取绝对值较小者为 T,本例取 $T=T_-=1$.

(5) 确定 P 值,作出推断结论.

注意:①当 $n<5$ 时,不能得出拒绝 H_0 的结论. ②当 $5\leqslant n\leqslant 25$ 时,查配对比较符号秩和检验用 T 界值表(附表 15),得出 P 值. 查表时,先从左侧找到 n,用检验统计量 T 值与相邻左侧一栏的界值相比,若检验统计量 T 值在上、下界值范围内,则 P 值大于该表上方相应概率水平;若 T 值在上、下界值范围外,则 P 值小于相应的概率,可向右移一栏,再与右一栏界值相比. 如本例 $n=8$,查配对符号秩和检验用 T 界值表(附表 15),检验统计量 $T=1$ 在双侧 0.05 显著水平上、下界值范围(3,33)之外,故 $P<0.05$,按双侧 0.05 概率水平拒绝 H_0,可以认为治疗前后舒张压变化有显著差异. ③当 $n>25$ 时可用 u 检验.

配对符号秩和检验基本思想是:若 H_0 成立,则配对数值的差值应服从均数 μ_T,标准差 σ_T 分别为

$$\mu_T=\frac{n(n+1)}{4} \tag{7-1}$$

$$\sigma_T=\sqrt{n(n+1)(2n+1)/24} \tag{7-2}$$

的对称分布,将配对的差值按绝对值大小编秩并标上原来差值的符号后,带正号、带负号的秩和在理论上是均匀的,即使有些差别,也只是随机因素造成的差别,应在一定范围内. 如果正、负秩和相差悬殊,统计量 T 特别小或特别大,则 H_0 成立的可能性很小,从查配对符号秩和检验用 T 界值表(附表 15)也可看出,当 n 确定以后,T 界值的下限越小,上限越大时,P 值越小,因而可按小概率原理,拒绝 H_0;反之,不能拒绝 H_0.

附表 15 配对符号秩和检验用 T 界值表括号内的数字表示 n 确定时,检验统计量 T 值等于 T 界值下限(或上限)的单侧确切概率. 例如,在 $n=5$ 时,因为差值编秩的所有组成共有 32 种情况. 当各配对的差值符号相同时,秩和绝对值较小者为 0,较大者为 1~5 的 5 个自然数之和 15,可知 $T=0$ 或 $T=15$;其他情况下 $0<T<15$;所以 $n=5$ 时,T 的取值范围是 0~15,而 $P(T=0)=P(T=15)=1/32=0.03125$,双侧概率为 $0.03125\times 2=0.06250$,已大于 0.05. 所以当 $n\leqslant 5$ 时,用符号秩和检验不能得出双侧概率 $P<0.05$,故 n 必须大于 5.

随着 n 增大，T 分布逐渐逼近正态分布. 当 $n>25$ 时，T 分布已较好地近似正态分布，可用 u 检验，按式(7-3)计算 u 值：

$$u=\frac{|T-n(n+1)/4|-0.5}{\sqrt{\frac{n(n+1)(2n+1)}{24}}} \tag{7-3}$$

式中分子的 0.5 是连续性校正数，因为 T 值是不连续的，而正态分布是连续的，这种校正，一般影响甚微，常可省去.

当相同秩次(即相同差值)较多或统计量 T 值与界值接近时，用式(7-3)求得的 u 值偏小，应改用校正式(7-4)：

$$u=\frac{|T-n(n+1)/4|-0.5}{\sqrt{\frac{n(n+1)(2n+1)}{24}-\frac{\sum(t_j^3-t_j)}{48}}} \tag{7-4}$$

式中 t_j 为秩次同为 j 的个数，如有相同秩次分别为 3.5，3.5，6，6，6，9.5，9.5，9.5，9.5，其中秩次同为 3.5 有 2 个，秩次同为 6 的有 3 个，秩次同为 9.5 的有 4 个，故

$$\sum(t_j^3-t_j)=(2^3-2)+(3^3-3)+(4^3-4)=90$$

例 2　在《伤寒论》与《吴鞠通医案》中均载有小青龙汤，其配伍用量及组成处方的中药见表 7-2. 试分析两个小青龙汤是否不同.

表 7-2　两个小青龙汤的用药比较(单位：g)

	麻黄	芍药	干姜	甘草	半夏	五味子	桂枝	细辛
①《伤寒论》小青龙汤	9	9	9	9	9	9	9	9
②《医案》小青龙汤	9	9	9	9	15	6	15	6
③配对差值 d	0	0	0	0	−6	3	−6	3
④秩次	±1.25	±1.25	±1.25	±1.25	−7.5	+5.5	−7.5	+5.5

解　本例可作为配对设计资料处理而不能作为完全随机设计资料处理.

H_0：配对差值总体中位数=0；H_1：配对差值总体中位数≠0. $\alpha=0.05$.

求配对差值. 见表 7-2 第③行；依差值的绝对值从小到大编秩，再给秩次冠以差值的正负号. 本例有 4 个差值为 0，为保存样本含量，将 0 全部保留，4 个 0 占秩次为 1～4，平均秩次为 2.5，4 个 0 都分为正负各半的等级±1.25，本例编秩见表 7-2 第④行. $T_-=20$，$T_+=16$，取 $T=T_+=16$ 作检验统计量. 以 $n=8$，查附表 15，T 界值表，检验统计量 $T=16$ 在双侧 0.10 显著水平上、下界值范围(5，31)之内，故 $P>0.50$，按双侧 0.05 水准不能拒绝 H_0，可认为两个小青龙汤差异无统计意义.

7-1.2　样本中位数与总体中位数比较的符号秩和检验

样本中位数与总体中位数比较的目的是推断样本是否来自某已知中位数的总体，即推断样本所代表的总体中位数是否等于某一已知的总体中位数. 样本中位数与总体中位数比较的符号秩和检验基本思想、方法步骤同配对比较的符号秩和检验. 唯一不同的是“差值”的算法各异，这里的“差值”是各观察值与已知总体中位数之差.

例 3　已知某地正常人尿氟含量的中位数为 0.86mg/L，今在该地某厂随机抽取 12 名工人，测得尿氟含量(mg/L)为：0.84，0.86，0.88，0.94，0.97，1.01，1.05，1.09，1.20，1.28，1.35，1.83. 问该厂工人的尿氟含量是否高于当地正常人？

解　(1) 检验假设：H_0：该厂工人的尿氟含量与当地正常人相同，中位数=0.86；H_1：该

厂工人的尿氟含量高于当地正常人,中位数>0.86. $\alpha=0.05$.

(2) 分别求各观察值与已知总体中位数之差(标明正负号),如表7-3第②栏.

(3) 编秩,求秩和及 T 值:依差值的绝对值从小到大按1,2,3,…编秩,并标上原差值的正负号,分别统计正负秩和.本例编秩11个(差值为0的不编秩,n 相应减少),$n=11$,见表7-3第③栏,可取 $T=1.5$ 或64.5.

表7-3 例3的符号秩和检验计算表

尿氟含量(mg/L) ①	与已知中位数之差值 ②	差值秩次 ③
0.84	−0.02	−1.5
0.86	0	
0.88	0.02	+1.5
0.94	0.08	+3
0.97	0.11	+4
1.01	0.15	+5
1.05	0.19	+6
1.09	0.23	+7
1.20	0.34	+8
1.28	0.42	+9
1.35	0.49	+10
1.83	0.97	+11
	$T_-=1.5$	$T_+=64.5$

(4) 确定 P 值,作出推断结论.用 n 和 T 值查配对符号秩和检验用 T 界值表(附表15),得 $P<0.005$,按 $\alpha=0.05$ 显著水平拒绝 H_0,接受 H_1,可认为该厂工人的尿氟含量高于当地正常人.

§7-2 完全随机设计两样本比较的秩和检验(Wilcoxon两样本比较法)

完全随机设计两样本比较的秩和检验又称成组比较的秩和检验,它是用两样本观察值的秩来推断两样本分别代表的总体分布位置是否不同.

7-2.1 原始数据的两样本比较

例1 为了考察中药葛根对心脏的影响,使用3g/100ml和5g/100ml的葛根剂量,测定大鼠用药后1min心肌收缩的抑制率(1−用药后心肌的收缩量/用药前心肌的收缩量)×100,得表7-4第①、③栏的数据,试检验这两种葛根剂量对心肌收缩作用是否相同?

解 (1) 检验假设:H_0:两总体分布相同;H_1:两总体分布不相同.$\alpha=0.05$.

(2) 编秩.将两样本的全部观察值统一由小到大排列,混合编秩结果见表7-4第②、④栏.

(3) 以较小样本含量(n_1)组的秩和作为检验统计量 T,若两样本容量相等,可取任一组的秩和为检验统计量 T.本例 $n_1=6$,$n_2=7$,较小样本含量 $n_1=6$ 组的秩和为48,故 $T=48$.

表 7-4　葛根剂量对心肌收缩的抑制率的影响

3g/100ml 剂量组		5g/100ml 剂量组	
抑制率 ①	秩次 ②	抑制率 ③	秩次 ④
94.45	12	90.71	9
54.69	2	98.25	13
−1.24	1	79.92	4
81.80	5	90.68	8
85.19	6	68.64	3
86.92	7	91.90	11
91.32	10		
$n_2=7$	$T_2=43$	$n_1=6$	$T_1=48$ (T)

(4) 确定 P 值并作出推断结论. 查附表 16,T 界值表,先找到 n_1 与 n_2-n_1 相交处所对应的四行界值,再逐行考察:将检验统计量 T 值与 T 界值比较,若 T 值在界值范围内,其 P 值大于相应的概率;若 T 值在界值范围外,其 P 值等于或小于相应的概率. 本例以 $n_1=6$,$n_2-n_1=7-6=1$,$T=48$,查附表 16T 界值表,得双侧 $P>0.05$ 的临界值范围是 27～57. 因为 $27<T<57$,故 $P>0.05$,按双侧 $\alpha=0.05$ 的显著水平,不能拒绝 H_0,故认为这两种剂量对大鼠心肌收缩作用差异无显著意义.

如果 n_1 或 n_2-n_1 超出附表 16 的范围,可用正态近似法,按式(7-5)计算 u 值:

$$u=\frac{\left|T-\frac{n_1(N+1)}{2}\right|-0.5}{\sqrt{n_1n_2(N+1)/12}} \tag{7-5}$$

式中 $N=n_1+n_2$,0.5 为连续性校正数.

相同秩次出现对计算秩和没有影响,故用查表法确定 P 值不会影响检验结果. 而用 u 检验时,因式(7-5)是在无相同秩次(即无相同观察值)的情况下使用的,在相同秩次不多时可得近似值;在相同秩次较多(比如超过 25%)时,常因相同秩次的影响,使 u 值偏小,故需按式(7-6)进行校正,u 经校正后的值 u_c 可略增大,P 值相应减小.

$$u_c=\frac{u}{\sqrt{C}} \tag{7-6}$$

下式中 t_j 的意义同式(7-4);C 为校正数,计算公式为

$$C=1-\frac{\sum(t_j^3-t_j)}{N^3-N} \tag{7-7}$$

7-2.2　频数表资料的两样本比较

例 2　用蠲哮汤治疗热哮型支气管哮喘 67 例,对照组 30 例以牡荆油胶丸治疗,两组在年龄、病情等方面具有可比性,疗效见表 7-5 第①、②、③栏,试作比较.

解　(1) 检验假设:H_0:两组总疗效相同;H_1:两组疗效不相同. $\alpha=0.05$.

(2) 编秩. 本例疗效分为四个等级,各等级的患者总数见表 7-5 第④栏,疗效为"临控"者共有 23+4=27 人,应占秩次 1～27,这 27 人属同一等级,不能分列高低,故一律以其平均秩次 (1+27)/2=14 代表;余类推. 秩次范围及平均秩次见表 7-5 第⑤、⑥栏.

表 7-5　某药对两种病情支气管炎疗效的秩和检验计算表

治疗效果 ①	治疗组 ②	对照组 ③	合计 ④=②+③	秩次范围 ⑤	平均秩次 ⑥	秩和	
						治疗组 ⑦=②×⑥	对照组 ⑧=③×⑥
临控	23	4	27	1～27	14	322	56
显效	27	6	33	28～60	44	1188	264
有效	12	9	21	61～81	71	852	639
无效	5	11	16	82～97	89.5	447.2	984.5
合计	67(n_2)	30(n_1)	97(N)	—	—	2809.5	1943.5(T)

（3）分别求两组秩和. 每组分别将各组段(或等级)内的频数乘相应的平均秩次之后相加，得各自的秩和，见表 7-5 第⑦、⑧栏.

（4）以样本较小组的秩和作为统计量 T 值，若 $n_1=n_2$ 时，一般以秩和较小者为 T. 本例 $T=1943.5$.

（5）同上述原始数据两样本比较秩和检验步骤(4)：以 n_1，n_2-n_1 及统计量 T 值，查附表 16T 界值表，得出 P 值，作出推断结论. 若 n_1 或 n_2-n_1 超出附表 16 所列范围，可采用正态近似法作 u 检验. 本例因 $n_1=30$，$n_2-n_1=37$，已超出附表 16T 界值表所列范围，采用正态近似法作 u 检验．因各等级的人数即其等级内相同秩次的个数 t_j，由于相同秩次过多，故先按式(7-5)计算 u 值：

$$u=\frac{\left|1943.5-\dfrac{30(97+1)}{2}\right|-0.5}{\sqrt{30\times 67\times(97+1)/12}}=3.6918$$

再按式(7-6)校正值 u_c：

$$\sum(t_j^3-t_j)=(27^3-27)+(33^3-33)+(21^3-21)+(16^3-16)=68880$$

$$C=1-\frac{\sum(t_j^3-t_j)}{N^3-N}=1-\frac{68880}{97^3-97}=0.9245$$

$u_c=u/\sqrt{C}=3.6918/\sqrt{0.9245}=3.8396$，而 $u_{0.05}=1.96$，故 $P<0.05$.

（6）按 $\alpha=0.05$ 显著水平拒绝 H_0，接受 H_1，认为两组的总疗效不相同. 根据治疗组的总有效率(23+27+12)/67=92%，高于对照组的总有效率(4+6+9)/30=63.3%，可认为黼哮汤治疗热哮型支气管哮喘的总疗效优于牡荆油胶丸.

由上可见，完全随机设计两样本比较秩和检验的基本思想是：先假设样本含量分别为 n_1 和 n_2 的两个样本来自同一总体(或分布相同的两总体)，如 H_0 成立，每个数据排在两个组内是随机的，样本含量为 n_1 样本的秩和 T 与平均秩和 $n_1(N+1)/2$ 一般相差不大. 若 T 与$[n_1(N+1)/2]$相差悬殊，表示取得现在样本统计量 T 值的概率 P 很小，因而拒绝 H_0；反之，则不能拒绝 H_0.

§7-3　完全随机设计多样本比较的秩和检验(H 检验法)

H 检验即 Kruskal-Wallis 法秩和检验，可用于不满足正态分布或方差不齐的两样本或多样本比较，检验统计量为

$$H=\frac{12}{N(N+1)}\sum\frac{R_i^2}{n_i}-3(N+1) \tag{7-8}$$

式中 R_i 为第 i 样本的秩和；n_i 为第 i 样本的例数；$N=\sum n_i$，($i=1,2,\cdots,k$. k 为样本数).

当样本的相同秩次较多(如超过 25%)时，由式(7-8)算得的 H 值偏小，宜用式(7-9)求校正 H_c 值作检验统计量，校正后 $H_c>H$，P 值减小.

$$H_c=H\Big/\left[1-\frac{\sum(t_i^3-t)}{N^3-N}\right] \tag{7-9}$$

式中分子为由式(7-8)算得的 H 值；分母为校正数；t_j 为相同秩次的个数.

下面分别原始资料和频数分布表资料用实例介绍完全随机设计多样本比较 H 检验的方法步骤.

7-3.1　原始资料多样本比较的秩和检验

例 1　分泌型免疫球蛋白 S_{IgA} 是胃肠道分泌液中的主要免疫球蛋白类. 某医院研制了“^{125}I-S_{IgA} 放射免疫测定药盒”，为人体 S_{IgA} 的检验提供了一种简便方法. 为比较不同批号药盒检验结果是否一致，该院曾将三个批号随机抽取药盒，测定某一标本. 结果如表 7-6 第①、③、⑤栏，试问不同批号测定结果有无差别?

表 7-6　三个批号药盒的 S_{IgA} 放射免疫测定值比较

1 号		2 号		3 号	
测定值 ①	秩　次 ②	测定值 ③	秩　次 ④	测定值 ⑤	秩　次 ⑥
2.11	5.5	2.25	8	2.75	10
1.80	1	2.11	5.5	3.10	11
1.92	2	2.21	7	3.27	12
2.00	3	2.57	9	3.27	13
2.01	4				
R_i	15.5		29.5		46
n_i	5		4		4

解　(1) H_0：不同批号的测定值总体的分布位置相同：H_1：不同批号的测定值总体的分布位置不同或不全相同．$\alpha=0.05$.

(2) 将 k 个样本的数据由小到大统一编秩，计算各样本的秩和 R_i. 编秩时如有相同数据分在不同样本组内，应取其平均秩次；相同观察值在同一组内不必计算平均秩次，但仍应视为相同秩次. 本例各组数据统一编秩及计算各样本秩和的结果见表 7-6 第②，④，⑥栏.

(3) 计算统计量 H 值，当相同秩次较多时，应使用校正式求 H_c. 本例 $N=\sum n_i=5+4+4=13$，按式(7-8)：

$$H=\frac{12}{13(13+1)}\left(\frac{15.5^2}{5}+\frac{29.5^2}{4}+\frac{46^2}{4}\right)-3(13+1)=10.39$$

(4) 确定 P 值并作出推断结论. 分两种情况：①当比较的样本数为 $k=3$(即三样本比较)，且每个样本的例数均 $n_i\leqslant 5$ 时，用观察例数直接查附表 17，H 界值表(三样本比较的秩和检验用)，确定 P 值. ②当处理组较多，各处理组样本含量较大时，H 值的分布近于自由度为 $f=k-1$ 的 χ^2 分布．故当 $k\geqslant 3$，有 $n_i\geqslant 5$，附表 17 查不到 H 界值时，可用近似 χ^2 法，以 $f=k-1$ 查 χ^2 界值表(附表 6)，确定 P 值.

本例，三样本的例数均不超过 5，可用查表法. 根据 $n=13$，$n_1=5$，$n_2=n_3=4$ 查附表 17，三样本比较的秩和检验界值表，得 $H_{0.05}=5.62$，$H_{0.01}=7.76$. 因 $H>H_{0.01}$，$P<0.01$，按 $\alpha=0.05$ 的显著水平拒绝 H_0，接受 H_1，可认为不同批号药盒的测定值有不同.

多样本比较经 H 检验认为各总体分布位置有不同时，可进一步作多个样本间两两比较的秩和检验，见§7-5.

7-3.2 频数表资料的多样本比较秩和检验

频数表资料多样本比较的 H 检验方法与原始数据多样本比较的 H 检验基本相同，不同的有两点：①属于同一组段或等级的值，一律取平均秩次，再以各组段的频数加权；②由于相同秩次较多，统计量除按式(7-8)算得 H 值外，还需进一步按式(7-9)计算校正值 H_c. 但若根据 H 值已能拒绝 H_0，由于 $H_c>H$，就可不必计算校正 H_c 值了.

例 2 某医院以蛞蝓胶囊为主，综合治疗中晚期肺癌，并与中西医结合治疗(对照 1 组)及联合化疗(对照 2 组)作比较观察，其近期疗效分部分缓解、稳定、扩展三级，见表 7-7 第①～⑤栏，试比较三组的疗效.

表 7-7 三组近期疗效秩和检验计算表

疗效	治疗	对照 1	对照 2	合计	秩次范围	平均秩次	秩和 R_i		
							治疗	对照 1	对照 2
①	②	③	④	⑤	⑥	⑦	⑧	⑨	⑩
缓解	10	9	16	35	1～35	18	180	162	288
稳定	4	10	27	41	36～76	56	224	560	1512
扩展	2	4	10	16	77～92	84.5	169	338	845
合计	16 (n_1)	23 (n_2)	53 (n_3)	92 (N)	—	—	573 (R_1)	1060 (R_2)	2645 (R_3)

解 (1) 检验假设：H_0：三组疗效相同；H_1：三组疗效不相同或不全相同；$\alpha=0.05$.

(2) 编秩，求秩和，见表 7-7 第⑥～⑩栏.

(3) 按式(7-8)：

$$H=\frac{12}{92(92+1)}\left(\frac{573^2}{16}+\frac{1060^2}{23}+\frac{2645^2}{53}\right)-3(92+1)=3.4309$$

$$\sum(t_i^3-t_i)=(35^3-35)+(41^3-41)+(16^3-16)=115800$$

$$H_c=H\Big/\left[1-\frac{\sum(t_j^3-t)}{N^3-N}\right]=3.4309\Big/\left[1-\frac{115800}{92^3-92}\right]=4.0303$$

以自由度 $f=k-1=3-1=2$ 查 χ^2 临界值表(附表 6)，$\chi^2_{0.05(2)}=5.99$，$P>0.05$，按显著水平 $\alpha=0.05$ 不拒绝 H_0，不能认为三组疗效不同.

§7-4 配伍组设计多个样本比较的秩和检验 (Friedman 秩和检验)

本节利用实例介绍 Friedman 秩和检验.

例 某医师按中医辨证，把肺癌患者分成五类，研究辨证分型的疗效，由于疗效又受病期的影响，所以又按病期分为Ⅱ、Ⅲ、Ⅳ三个配伍组($b=3$)，资料见表 7-8，试分析不同辨证分型的肺癌患者一年生存率是否不同?

表 7-8　肺癌患者辨证与一年生存率

病期别	阳　虚	气阴两虚	气　虚	阴阳两虚	气滞血瘀
Ⅱ	24/51	20/29	2/7	2/8	0/1
Ⅲ	24/50	20/35	4/15	3/8	1/2
Ⅳ	21/57	8/26	3/12	2/4	0/6

注：表中分母为观察数，分子为一年生存数.

解　(1) 检验假设：H_0：不同辨证类型的肺癌患者一年生存率相同；H_1：不同辨证类型的肺癌患者一年生存率有不同或不全相同．$\alpha=0.05$.

为便于比较，将表 7-8 中的分数都化为小数，列于表 7-9.

(2) 编秩，求秩和. 先在每个配伍组(本例为每个病期)内将数据从小到大编秩，如有相同秩次数，则取平均秩次，本例各病期内编秩结果见表 7-9 括号内的数码；再按处理组将各秩次分别相加，得各处理组的秩和 $R_i(i=1,2,\cdots,k)$，见表 7-9 下部：

表 7-9　用小数表示各期患者的一年生存率

病期	阳　虚	气阴两虚	气　虚	阴阳两虚	气滞血瘀
Ⅱ	0.471(4)	0.690(5)	0.286(3)	0.250(2)	0.000(1)
Ⅲ	0.480(3)	0.571(5)	0.267(1)	0.375(2)	0.500(4)
Ⅳ	0.268(4)	0.308(3)	0.250(2)	0.500(5)	0.000(1)
R_i	11	13	6	9	6
$R_i-\overline{R}$	2	4	−3	0	−3

注：①()中的数码为区组内的编秩；② $\overline{R}=\sum R_i/k=45/5=9, b=n_i=3$.

(3) 按式(7-10)计算检验统计量 M，以处理组数 k(本例 $k=5$)及配伍组数 b(本例 $b=3$，即各处理组的样本含量 $n_i=3$)查 M 界值表(附表 18)，得界值 M_α，若统计量 $M\geqslant M_{0.05}$，则 $P<0.05$，拒绝 H_0；否则不拒绝 H_0.

$$M=\sum(R_i-\overline{R})^2 \text{ 即 } M=\sum R_i^2-\frac{\left(\sum R_i\right)^2}{k} \tag{7-10}$$

式中 $\overline{R}$ 为处理组的平均秩和，可按 $\overline{R}=\left(\sum R_i\right)/k$ 计算.

本例，

$$\overline{R}=\left(\sum R_i\right)/k=(11+13+6+9+6)/5=9$$

$$M=\sum(R_i-\overline{R})^2=(11-9)^2+(13-9)^2+(6-9)^2+(9-9)^2+(6-9)^2=38$$

以 $k=5, b=3$ 查 M 界值表(附表 18)，得 $M_{0.05}=64$，现统计量 $M=38<M_{0.05}$，$P>0.05$，按 $\alpha=0.05$显著水平不拒绝 H_0，即不能认为辨证类型不同的肺癌患者一年生存率不同.

当处理组数 k 或配伍组数 b 较大，特别是附表 18 查不到 M 界值时，按式(7-11)计算统计量 χ_r^2 值，因 $N=kb$ 较大时，χ_r^2 的分布近似自由度 $f=k-1$ 的 χ^2 分布，故可用 χ^2 分布近似法，查附表 6，χ^2 临界值表，确定 P 值，作出推断结论.

$$\chi_r^2=\frac{12M}{bk(k+1)}, \text{自由度 } f=k-1 \tag{7-11}$$

本例如用 χ^2 分布近似法，按式(7-11)：

$$\chi_r^2=\frac{12\times 38}{3\times 5(5+1)}=5.07, \text{自由度 } f=5-1=4$$

查 χ^2 界值表 $\chi^2_{0.05(4)}=9.488$，$\chi^2<\chi^2_{0.05(4)}$，$P>0.05$，结论同上.

若配伍组内有相同秩次时，用式(7-11)求得的 χ_r^2 值偏小，可用式(7-12)求校正 χ_{rc}^2 值，使用校正公式的情况同式(7-6)关于 u 值的校正.

$$\chi_{rc}^2=\frac{12M}{bk(k+1)-\dfrac{\sum(t_i^3-t_i)}{k-1}} \tag{7-12}$$

说明：若要检验配伍组间差异有无统计意义，方法步骤与处理组的比较完全相同，只需将处理组与配伍组对换(即行与列对换)：先在每个处理组内将数据从小到大编秩，分别求各配伍组间的秩和 $R_i(i=1,2,\cdots,b)$；将计算公式中的 k 与 b 对换后，将数据代入即可得出 χ^2 值.

§7-5 两两比较的秩和检验

7-5.1 多个样本间两两比较的秩和检验

多样本比较经 H 检验认为各总体分布位置有不同时，实际工作中常需进一步了解哪两个总体间有差别？哪两个总体间没有差别？可在前述 H 检验的基础上进一步作多个样本间两两比较的秩和检验. 样本含量相等的资料，可用秩和 q 检验，我们在配伍设计多个样本比较的秩和检验中介绍. 这里介绍推广了的 t 检验，可用于样本含量不等的资料，统计量 t 按式(7-13)计算：

$$t=\frac{\overline{R}_A-\overline{R}_B}{\sqrt{\dfrac{N(N+1)(N-1-H)}{12(N-k)}\left(\dfrac{1}{n_A}+\dfrac{1}{n_B}\right)}},f=N-k \tag{7-13}$$

式中分子为任两比较组的平均秩次之差($\overline{R}_A-\overline{R}_B$)；分母为($\overline{R}_A-\overline{R}_B$)的标准误，其中 n_A、n_B 分别为两对比组的样本含量，N 为各样本的总例数，k 为样本数(处理组数)，H 为 H 检验算得的 H 值或 H_C 值.

例 1 §7-3 中例 1 经 H 检验三个批号药盒的 S_{IgA} 放射免疫测定值总体分布位置有差别，为进一步了解哪两个总体分布间有差别，哪两个总体分布间没有差别，可用推广了的 t 检验作多个样本间两两比较的秩和检验(表 7-10).

表 7-10 三个样本间两两比较的秩和检验(推广 t 检验)计算表

对比组 A 与 B	样本含量		$\overline{R}_A-\overline{R}_B$	t	P
	n_A	n_B			
①	②	③	④	⑤	⑥
1 与 2	5	4	−4.275	−4.078	<0.005
1 与 3	5	4	−8.400	−8.013	<0.001
2 与 3	4	4	−4.125	−3.733	<0.005

解 (1) 检验假设：H_0：两两比较的总体分布相同；H_1：两两比较的总体分布不同. $\alpha=0.05$.

(2) 为计算两两比较的统计量 t 值，先用各样本的秩和 R_i 及样本含量 n_i 求得各样本的平均秩次：$\overline{R}_1=15.5/5=3.1$；$\overline{R}_2=29.5/4=7.375$；$\overline{R}_3=46/4=11.5$. 列出两两比较秩和检验计算表，见表 7-10. 表中第①栏为三个样本各种组合的对比组；第②、③栏为两两对比组的样本含量；第④栏为对比组(用 A、B 表示)的平均秩次之差 $\overline{R}_A-\overline{R}_B$；第⑤栏的 t 值系按式(7-13)求得，本例 $k=3$，$N=13$，前已求得 $H=10.39$，如"1 与 2"比较时，按式(7-13)

$$t=\frac{3.1-7.375}{\sqrt{\frac{13(13+1)(13-1-10.39)}{12(13-3)}\left(\frac{1}{5}+\frac{1}{4}\right)}}=-4.078$$

第⑥栏是以各 t 的绝对值，与由 t 界值表(附表 7)查得自由度 $f=N-k=13-3=10$ 的 t 界值比较，得出的 P 值.

(3) 推断结论：由表 7-10 中第⑥栏可以看出，按 $\alpha=0.05$ 的显著水平，三个样本间两两比较均拒绝 H_0，可认为任何两个批号药盒测定值的总体分布不相同，以批号 3 测定值最高，批号 1 测定值最低，批号 2 居中.

7-5.2　配伍组设计两两比较的秩和检验

配伍组设计样本间两两比较的秩和检验系样本含量相等的两两比较秩和检验，可用于多行多列资料列或行变异间两两比较(秩和检验). 统计量 q 的计算公式为式(7-14)：

$$q=(R_A-R_B)/S_{R_A-R_B} \tag{7-14}$$

$$S_{R_A-R_B}=\sqrt{bk(k+1)/12} \tag{7-15}$$

式中(R_A-R_B)为两两比较中的任何两个对比组的秩和之差；$S_{R_A-R_B}$ 为(R_A-R_B)的标准误；b 为配伍组数；k 为处理组数.

例 2　用某方剂治疗血吸病患者，在治疗前及治疗后测定 7 名患者血清谷丙转氨酶(SGPT)的变化，以观察该药对肝功能的影响，测定结果见表 7-11，试检验四个阶段的 SGPT 变化有无差别.

表 7-11　某方剂治疗血吸虫病患者四个阶段 SGPT(单位)的变化

患者编号	治疗前	治疗后		
		1 周	2 周	3 周
1	63(2)	188(4)	139(3)	54(1)
2	90(1)	238(4)	220(3)	144(2)
3	54(1)	300(4)	83(2)	92(3)
4	45(1)	140(3)	213(4)	100(2)
5	54(2)	175(4)	150(3)	36(1)
6	72(1)	300(4)	163(3)	90(2)
7	64(1)	207(4)	185(3)	87(2)
R_i	9	27	21	13

注：()中的数码为区组内的编秩.

在本例中，无必要研究患者之间 SGPT 是否不同，但因为各患者 SGPT 不同是显而易见的，为了排除患者之间差别的影响而对四个阶段的 SGPT 变化作研究，所以将患者作为配伍组(区组)，而将治疗的不同阶段作为处理因素.

解　检验假设 H_0：四个阶段 SGPT 的总体分布相同；H_1：四个阶段 SGPT 的总体位置不相同或不全相同. $\alpha=0.05$.

先分别将每一患者的治疗四阶段 SGPT 观察值从小到大编秩，列于其后的括号内；再分别治疗各阶段计算秩和 $R_i(i=1,2,3,4)$，见表 7-11 的最后一行. 按式(7-10)：

$$M=\sum R_i^2-\left(\sum R_i\right)^2/k=(9^2+27^2+21^2+13^2)-(9+27+21+13)2/4=195$$

以样本数 $k=4$，配伍组数 $b=7$，查 M 界值表(附表 18)，$M_{0.05}=92$，$P<0.05$，拒绝 H_0，接受

H_1,故可认为治疗前后四个阶段的 SGPT 有差别.

进一步作两两比较的秩和检验:H_0:任两阶段 SGPT 的总体分布相同;H_1:任两阶段 SGPT 的总体位置不相同或不全相同. $\alpha=0.05$.

将各处理组 SGPT 的秩和从大到小排列,如表 7-12,按顺序列出对比组及两对比组范围内包括的组数 α,如表 7-13 第①栏和③栏.

表 7-12 表 7-11 资料按秩和大小排序编组次

秩和按大小顺序排列	27	21	13	9
组　名	治后 1 周	治后 2 周	治后 3 周	治前
秩和编秩(组次)	1	2	3	4

按式(7-15)求得

$$S_{R_A-R_B}=\sqrt{7\times4(4+1)/12}=3.416$$

列出两两对比计算表,见表 7-13,

$$f_{误差}=(b-1)(k-1)=(7-1)(4-1)=18$$

查 q 界值表得 q 界值见第⑤栏;将计算的统计量 q 值同 q 界值比较,得出的 P 值见第⑥栏.

结论:根据第⑥栏的 P 值,按 $\alpha=0.05$ 显著水平认为治后 1 周 SGPT 有升高,然后下降,治后 3 周与 1 周相比已明显下降.

表 7-13 表 7-11 资料两两比较

对比组 A 与 B ①	两秩和之差 R_A-R_B ②	组数 α ③	检验统计量 q=②/3.416 ④	q 界值 ⑤	P 值 ⑥
1 与 4	18	4	5.27**	$q_{0.01(18,4)}=5.09$	<0.01
1 与 3	14	3	4.10	$q_{0.05(18,3)}=3.61$	<0.05
1 与 2	6	2	1.76	$q_{0.05(18,2)}=2.97$	>0.05
2 与 4	12	3	3.51	$q_{0.05(18,3)}=3.61$	>0.05
2 与 3	8	2	2.34	$q_{0.05(18,2)}=2.97$	>0.05
3 与 4	4	2	1.17	$q_{0.01(18,4)}=5.09$	>0.05

7-5.3 多个实验组分别与一个对照组比较的秩和检验

这里介绍秩和 Dunnett t 检验,它要求各组样本含量 n 相等,统计量 t_D 的计算公式为式(7-16),检验方法步骤同多个实验组分别与一个对照组均数比较的 Dunnett t 检验.

$$t_D=\frac{\overline{R}_{实验}-\overline{R}_{对照}}{S_{\overline{R}_{实验}-\overline{R}_{对照}}} \tag{7-16}$$

$$S_{R_{实验}-R_{对照}}=\sqrt{n(na)(na+1)/6} \tag{7-17}$$

式中$(\overline{R}_{实验}-\overline{R}_{对照})$为对比的实验组与对照组平均秩次之差;$S_{R_{实验}-R_{对照}}$ 为$(\overline{R}_{实验}-\overline{R}_{对照})$的标准误;$n$ 为各组相等的样本含量;α 为对比的实验组与对照组所包含的组数.

说明:多行多列的资料,要分析行变异及列变异有无统计意义,满足方差分析条件或通过变量变换使满足方差分析条件,用方差分析及两两比较的参数检验法为好,秩和检验法一般用于初步分析.

§ 7-6　中位数检验法和游程检验

7-6.1　中位数检验法

中位数检验法常用于两个或多个样本中位数的比较，基本思想是如果各比较组分布位置相同，则在资料合并算得的中位数上、下，每组观察值数目基本相等，故可用中位数上下观察值频数的差异来推断所估计的总体中位数有无差别. 方法步骤如下：

(1) 将各组数据混合由小到大排列，求出混合数据的中位数 M；

(2) 分别列出各组在中位数 M 上下的观察值频数 m_j ($j=1,2,\cdots,k$；k 为比较组数) 并计算各 (n_j-m_j) 值，列出 $2\times k$ 表，见表 7-14.

表 7-14　中位数检验法符号示意表

	第一组	第二组	…	第 k 组	合　计
$>M$ 的频数	m_1	m_2	…	m_k	$\sum m_j$
$\leqslant M$ 的频数	n_1-m_1	n_1-m_2	…	n_k-m_k	$\sum n_j-\sum m_j$
合　计	n_1	n_2	…	n_k	$n=\sum n_j$

(3) 计算统计量 χ^2 值(自由度 $f=k-1$，k 为比较组数)作 χ^2 检验.

注意：① χ^2 检验要求符合条件，如各 n_j 较小，则 $2\times k$ 表中理论值常会过小，故各组 n_j 应有相当数字，以超过 10 较好；② 样本数 $k=2$ 时，如两样本含量均超过 10，可用四格表 χ^2 检验法，否则用四格表精确概率检验法.

例 1　舌诊白苔与剥脱苔脱落细胞计数结果如下，问两种舌苔脱落细胞中位数是否相同？

白苔组：14　42　50　50　66　82　94　99　103　107　109　113　147　339

剥脱苔组：26　56　114　195　199　215　228　270　448　543　548　620　685　873

解　(1) 检验假设：H_0：两组脱落细胞的总体分布相同；H_1：两组脱落细胞总体中位数不等. $\alpha=0.05$

(2) 将两样本观察值混合由小到大排列，求出混合数据的中位数 M. 本例共 $14+14=28$ 例，按 n 为偶数时的中位数计算公式计算中位数：

$$M=\frac{(x_{28/2}+x_{1+28/2})}{2}=\frac{(x_{14}+x_{15})}{2}=\frac{(113+114)}{2}=113.5$$

(3) 分别算出各组大于 M 和小于等于 M 的观察值个数，列出四格表，见表 7-15：

表 7-15　中位数检验的四格表

	白苔组	剥脱苔组	合计
$>M$	2	12	14
$\leqslant M$	12	2	14
合计	14	14	28

(4) 本例各样本含量 $n>10$，计算统计量 χ^2 值：

$$\chi^2=\frac{n(|ad-bc|-n/2)^2}{(a+b)(c+d)(a+c)(b+d)}$$

$$= \frac{28(|2\times2-12\times12|-28/2)^2}{14\times14\times14\times14} = 11.57$$

以自由度 $f=1$ 查 χ^2 临界值表(附表 6),$\chi^2_{0.005(1)}=7.88$,$\chi^2>\chi^2_{0.005(1)}$,$P<0.005$,按 $\alpha=0.05$ 显著水平拒绝 H_0,接受 H_1,认为两舌苔组脱落细胞的中位数不同,剥落苔组高于白苔组.

例 2 试比较表 7-16 中三组小儿的白细胞数.

解 (1) 检验假设:H_0:各样本所代表的总体中位数相同;H_1 各样本所代表的总体中位数不相同或不全相同.$\alpha=0.05$.

(2) 将各样本观察值统一从小到大排列,求出混合数据中的中位数 M. 本例三组共有 $n=\sum n_j=10+14+11=35$ 例,中位数的秩次是 $(n+1)/2=(35+1)/2=18$,故混合秩次 18 的那个数据 $(9.00\times1000/\text{mm}^3)$ 就是中位数 M,见表 7-16 中打"*"的数据.

表 7-16 三组小儿的白细胞数($\times10^9$/L)

正常组 ($n_1=10$)		细菌感染组 ($n_2=14$)		病毒感染组 ($n=11$)	
测定值	秩次	测定值	秩次	测定值	秩次
4.70	3.5	5.7	9	2.85	1
5.30	7	10.50	20.5	4.20	2
5.40	8	10.90	22	4.70	3.5
6.60	12	13.50	24	4.80	5
7.10	13	14.20	25	5.20	6
7.25	14	15.20	27	6.10	10
7.70	15	15.60	28	6.20	11
8.15	17	15.95	29	7.80	16
10.50	20.5	17.80	30	9.00*	18
12.00	23	18.70	31	10.40	19
		19.60	32	15.00	20
		20.50	33		
		21.80	34		
		27.00	35		

(3) 分别数出各样本中大于 M 及不大于 M 的观察值个数,见表 7-17.

表 7-17 表 7-16 资料的三组中位数比较

中位数上、下频数	正常组	细菌感染组	病毒感染组	合计
>9.00 的频数	2	13	2	17
≤9.00 的频数	8	1	9	18
合计	10	14	11	35

(4) 计算统计量 χ^2 值 本例 2×3 列联表资料,符合 χ^2 检验的条件,计算 χ^2 值:

$$\chi^2 = N\left(\sum\frac{A^2}{n_R n_C}-1\right) = 35\left[\left(\frac{2^2}{17\times10}+\frac{13^2}{17\times14}+\cdots+\frac{9^2}{18\times11}\right)-1\right] = 18.330$$

自由度 $f=k-1=3-1=2$,查 χ^2 临界值表(附表 6),得 $\chi^2_{0.01(2)}=9.21$,因 $\chi^2>\chi^2_{0.01}$,$P<$

0.01，按 $\alpha=0.05$ 显著水平拒绝 H_0，接受 H_1，可认为三组小儿的白细胞数不等，细菌感染组高出其他二组.

7-6.2　游程检验

所谓“游程”，就是在依时间或其他顺序排列的有序数列中，具有相同属性的连续部分. 每个游程含有数据的个数称为游程的长度，游程的长度以 l 表示，游程的个数以 r 表示. 例如，有符号序列如下：

$$+ + + + - - - - - +$$

该符号序列的游程个数 $r=3$，它们的游程长度 l 分别为 4>5>1.

游程检验包括游程个数检验和游程长度检验. 设样本序列中，所有观察值为互斥的两类，一类观察值的个数为 n_1，另一类为 n_2，$n_1+n_2=n$. 游程个数检验和游程长度检验均可用于检验序列中两类事件发生过程的随机性，前者还可用于两样本的比较. 下面我们介绍游程个数检验.

一、样本序列的随机性检验

游程个数检验的基本思想是根据样本序列中的 n_1，n_2 与 r 值的大小来推断两类事件的发生过程是否随机. 将两样本观察值混合，统一由小到大排列，并用“x”“y”或“+”“−”或“0”“1”之类的符号标注在各观察值下，用以分辨各观察值所属样本，得到一个含两类属性的序列，计算序列中游程个数 r. H_0 为两类事件的发生是随机的，如果 H_0 成立，做随机抽样，当 n_1 与 n_2 一定时，r 值不会太大也不会太小. 若 r 值太大或太小，则认为 H_0 不成立. 方法是当求得 r 值后，将 r 值与游程个数检验用 r 界值（见附表 19）r_α 的上、下界比较，若检验统计量 r 值在界值上、下界范围内，则认为由 H_0 成立的总体抽得此检验统计量 r 值的概率 P 大于表上方相应概率水平，于是按其水准不拒绝 H_0；若 r 值在 r_α 界值上、下界范围外，则 P 值小于相应的概率水平，按其水准拒绝 H_0，接受 H_1. 当样本含量 n 较大时，r 的分布近似正态分布，其均数和标准差分别为 μ_r，σ_r：

$$\mu_r=\frac{2n_1n_2+n}{n},\sigma_r=\sqrt{\frac{2n_1n_2(2n_1n_2-n)}{n^2(n-1)}} \tag{7-18}$$

所以，当 n_1 或 n_2 超出附表 20 的范围时，可用 u 检验，统计量 u 为

$$u=\frac{|\mu_r-r|-0.5}{\sigma_r} \tag{7-19}$$

例 3　用某中药治疗某病患者 43 人，用药后定期观察. 疗效分显著、有效、不变、恶化、显著恶化，共五个等级. t_1 时点患者病情记分为：显效 1，有效 0.72，不变 0.47，恶化 0.28，显著恶化 0，并以此为判定标准，给其他时点打分，各时点平均分数如下. 试检验此治疗过程是否有依时间序列的倾向性？

t_i：	t_1，	t_2，	t_3，	t_4，	t_5，	t_6，	t_7，
分数：	0.45，	0.43，	0.52，	0.66，	0.62，	0.57，	0.60，
t_i：	t_8，	t_9，	t_{10}，	t_{11}，	t_{12}，	t_{13}，	t_{14}，
分数：	0.65，	0.55，	0.63，	0.69，	0.70，	0.65，	0.67.

采用游程个数检验计算步骤如下面的解：

解　(1)检验假设：H_0：此治疗过程无依时间序列的倾向性；H_1：此治疗过程有依时间序列的倾向性. $\alpha=0.05$.

(2) 求中位数 M. 本例 $n=14$ 为偶数，14 个数据从小到大排列，中间两个数值为 $x_{n/2}=x_{14/2}=x_7=0.60$，$x_{n/2+1}=x_{14/2+1}=x_8=0.65$. 中位数 $M=(0.62+0.63)/2=0.625$.

(3) 将序列中大于中位数者标记为“+”，小于中位数者标记为“−”，等于中位数者弃去不计，则本例疗效过程的序列为：

$$- - - + - - - + - + + + + +,\ \text{游程个数}\ r=6$$

分别以 n_+、n_- 表示“+”、“−”号个数. 本例 $n_+=7$，$n_-=7$，$n_1=n_2=7$，查附表 19，游程个数检验用 r 界值表，$r_{0.05}$ 界值范围为 3～13，现 $r=6$，在 $r_{0.05}$ 上、下界范围内，故 $P>0.05$，按 $\alpha=0.05$ 显著水平接受 H_0，不能认为该治疗过程有依时间序列的倾向性.

二、两样本比较

游程检验用于两样本的比较的目的是推断两样本分别代表的两总体分布是否相同. 下面通过实例说明方法步骤：

例 4 用两种不同的饲料(高蛋白与低蛋白)喂养大白鼠，体重增加资料如表 7-18. 试比较两种饲料对体重增加的影响是否不同?

表 7-18 两种饲料喂养大白鼠八周增加的体重(g)

低蛋白 x ($n_1=9$)	70		85	94		99	101		107			117	118			126			
高蛋白 y ($n_2=10$)		83			97			104		108	113			119	123	124		129	134
序列	x	y	x	x	y	x	x	y	x	y	y	x	x	y	y	y	x	y	y

解 H_0：两样本所代表的总体分布相同；H_1：两样本所代表的总体分布不相同. $\alpha=0.05$.

将两组实验数据混合从小到大排列，并按所属组别分别标以“x”“y”，得到表 7-18 最下一行的“序列”，由该表可见 $n_1=9$，$n_2=10$，序列的游程个数 $r=12$. 查附表 19，游程检验用 r 界值表，得 $r_{0.05}$ 的界值范围为(5,16)，现 $5<r<16$，故 $P>0.05$，不能拒绝 H_0，即尚不能认为两种不同的饲料喂养大白鼠体重对增加有显著性影响.

若有相等观察值在两样本内时，计算 r 的方法是将相等值下的两样本属性的标记(如 x，y)作两种排列：一种是使游程个数最小，记作 $r_{\min}$；另一种是使游程个数最大，记作 $r_{\max}$，$T=(r_{\max}+r_{\min})/2$，例如序列 117，118，118，123 中，若 117 属于 x，123 属于 y，其中 2 个 117，1 个属于 y，1 个属于 x. 于是最小游程个数的排列法为 $xxyy$，$r_{\min}=2$；最大游程个数的排列法为 $xyxy$，$r_{\max}=4$，故 $r=(2+4)/2=3$. 若相等观察值只在同一样本内时，则不影响 r 值.

§7-7 等级相关分析(Spearman 法)

用积差相关系数作于双变量正态分布资料的直线相关分析，属于参数相关分析方法. 对于①用等级或相对数表示的资料，②不服从正态分布的资料，③总体分布类型不知的资料，则不宜用参数相关分析方法，而可用等级相关分析. 等级相关分析属于非参数统计方法. 本节介绍常用的 Spearman 等级相关分析方法.

Spearman 等级相关分析是按原始数值由小到大排秩来计算等级相关系数(rank correlation coefficient，记为 r_s). 和积差相关系数一样，等级相关系数 r_s 可表示两变量间直线相关关系的密切程度和方向，计算公式为

$$r_s = 1-\frac{6\sum d^2}{n(n^2-1)} \tag{7-20}$$

式中 d 为每对观察值的秩次之差，n 为对子数.

样本相关系数 r_s 是总体相关系数 ρ_s 的估计值. r_s 的取值界于 -1 和 1 之间，$r_s>0$ 表示正相关，$r_s<0$ 表示负相关，$r_s=0$ 为零相关. 检验假设 $H_0:\rho_s=0$ 是否成立，可用 t 检验，但更简单的是用查表法. 用 n 查 Spearman 等级相关系数 r_s 界值表(附表 20)，若样本 $|r_s|$ 值大于 α 的 r_s 界值，则按显著水平 α 拒绝 H_0，接受 H_1，认为 r_s 系数来自 $p_s\neq0$ 的总体，即两变量间等级相关具有统计学意义；反之，不能拒绝 H_0.

例　研究 2～7 岁急性白血病患儿的血小板数与出血症状之间有无联系，资料见表 7-19 第①、②、④栏.

表 7-19　血小板和出血症状有无联系分析

患儿 编号 ①	血小板数 x ②	秩次 ③	出血症状 y ④	秩次 ⑤	d ⑥=③−⑤	d^2 ⑦
1	12160	1	+++	11.5	−10.5	110.25
2	13790	2	++	9	−7.5	49.00
3	16500	3	+	7	−4.5	16.00
4	310500	4	−	3.5	0.5	0.25
5	42600	5	++	9	−4.0	16.00
6	54270	6	++	9	−3.0	9.00
7	74240	7	−	3.5	3.5	12.25
8	10640	8	−	3.5	4.5	20.25
9	126170	9	−	3.5	5.5	30.25
10	129000	10	−	3.5	6.5	42.25
11	143880	11	+++	11.5	−0.5	0.25
12	200400	12	−	3.5	8.5	
合计						72.25 378.00

解　检验假设 $H_0:p=0$，即急性白血病患儿的血小板数与出血症状之间无联系；

$H_1:p\neq0$，急性白血病患儿的血小板数与出血症状之间有联系. $\alpha=0.05$.

分别将两个变量从小到大编秩，见表 7-19 第③、⑤栏，遇相同观察值时，取平均秩. 如 y 中有 6 个“−”，秩次从 1～6，平均秩次为 $(1+2+\cdots+6)/6=(1+6)/2=3.5$，余仿此.

求每对观察值秩次之差 d，计算 $\sum d^2$. 见表 7-19 第 ⑥、⑦ 栏.

$$r_s=1-\frac{6\sum d^2}{n(n^2-1)}=1-\frac{6\times378.00}{12(12^2-1)}=-0.322$$

用 $n=12$ 查 Spearman 等级相关系数 r_s 界值表(附表 20)，得双侧 $r_{0.50(12)}=0.217$，$r_{0.2(12)}=0.406$，$0.217<|r_s|<0.406$，$0.20<P<0.50$，不能拒绝 H_0，可认为 2～7 岁急性白血病患儿的血小板数与出血症状程度之间不存在相关关系.

相同秩次较多时，r_s 的绝对值偏大，P 值偏小，可按式(7-21)计算校正值 r_{sc}，r_{sc} 的绝对值较 r_s 小，P 值较大.

$$r_{sc}=\frac{(n^3-n)/6-(T_x-T_y)-\sum d^2}{\sqrt{[(n^3-n)/6-2T_x][(n^3-n)/6-2T_y]}}\tag{7-21}$$

式中 T_x(或 T_y) $= \sum(t_j^3 - t_j)/12$,t_j 为 x(或 y) 中第 j 个相同秩次的个数.

本例,血小板数没有相同秩次,$T_x=0$;出血症状有 6 个“−”,3 个“++”,2 个“+++”,故 $T_y=[(6^3-6)+(3^3-3)+(2^3-2)]/12=20$. 按式(7-21):

$$r_{sc}=\frac{(12^3-12)/6-(0+20)-378}{\sqrt{[(12^3-12)/6][(12^3-12)/6-2\times 20]}}=\frac{-112}{16.91\times 15.68}=-0.422$$

以 $n=12$ 查 r_s 临界值表(附表 20),得 $0.10<P<0.20$. 按 $\alpha=0.05$ 显著水平不能拒绝假设 H_0,可认为 2~7 岁急性白血病患儿的血小板数与出血症状之间不存在相关关系.

习 题 七

1. 以三种不同取穴方式针刺治疗血管神经性头痛 157 例,疗效见表 1,试比较不同取穴方式疗效有无差别?

表 1 三种不同取穴治疗血管神经性头痛疗效

	痊 愈	显 效	好 转	无 效
循经取穴	34	6	40	2
逢时取穴	35	6	9	2
辨证逢时取穴	49	6	2	0

2. 调查正常人脉象,记录各年龄组弦脉阳性率,资料如表 2,试问两者有无直线相关关系存在?

表 2 年龄与弦脉阳性率

年龄分组(岁)	17~20	21~30	31~40	41~50	51~60	61~93
弦脉阳性率(%)	16.7	12.2	35.2	74.4	91.7	100.0

3. 某医院测得 10 名受试者针刺膻中穴前后痛阈变化的数据(单位:g)如下,试分析针刺前后痛阈有无差异.

编 号	1	2	3	4	5	6	7	8	9	10
针刺前	600	600	685	1050	900	1125	1400	750	1000	1500
针刺后	610	700	575	600	600	1425	1350	825	800	1440

4. 用西、中两种药物治疗病情、病期相似的黄疸型肝炎,黄疸消退天数见表 3,西药组 55 例的中位数为 12.58 天,中药组 49 例的中位数为 10.11 天,问两药黄疸消退天数的中位数是否不同?

表 3 两药的黄疸消退天数

黄疸消退天数	7	8	9	10	11	12	13	14	15
西药组	2	5	10	18	9	4	4	2	1
中药组	3	8	12	14	5	3	2	1	1

5. 某研究室用活血方治疗 387 例银屑病,四种活血方的疗效见表 4,试分析是否有差异。

表 4 四种活血方治疗银屑病的疗效

	平肝活血方	乌梅活血方	祛风活血方	养阴活血方
基本痊愈	45	11	11	4
显著好转	38	24	8	8
好　转	51	34	16	25
无　效	38	31	18	25

6. 调查慢性气管炎与开始吸烟年龄的关系得资料如表 5，问患者组与对照组开始吸烟年龄差别有无统计意义。

表 5 开始吸烟年龄与慢性气管炎的关系

组别	开始吸烟年龄				合计
	<21	21～30	31～40	≥41	
吸烟组	82	60	12	9	163
对照组	43	67	14	4	128
合计	125	127	26	13	291

7. 试检验表 6 资料针刺不同穴位的镇痛效果有无差别？

表 6 针刺不同穴位的镇痛效果

镇痛效果	各穴位的观察频数		
+	38	53	47
++	44	29	23
+++	12	28	19
++++	24	16	33

8. 新复方降压药、标准降压药与安慰剂的临床试验，结果如表 7，问三种药物效果有无差别？

表 7 三种药物治疗高血压病的有效率

组别	有效	无效	合计	有效率(%)
新复方	35	5	40	87.50
降压方	20	10	30	66.67
安慰剂	7	25	32	21.88
合计	62	40	102	60.70

第七章 PPT

第八章

相关与回归

生命现象的多样性、重复性和复杂性，使生命活动呈现出大量的随机现象. 在医药科学研究中常常要分析变量间的关系，如人的年龄与血压，身高与体重，剂量与疗效等. 一般来说，变量之间的关系可分为确定性的和非确定性的两大类. 确定性关系就是我们所熟悉的函数关系. 然而，在客观世界里普遍存在着一些人们尚且无法利用的"因果关系"，如人的年龄与血压之间显然不是函数关系. 因为对于年龄相同的一群人，其血压有高有低乃是一个随机变化的量(随机变量). 称这类非确定性关系为相关关系. 相关与回归分析的基本内容就是运用数学手段，在大量统计资料中找出这种相关性，并作定量分析.

本章先通过一个衡量变量间相互依赖关系密切程度的指标——相关系数来介绍两变量间相关关系的分析方法，然后再介绍建立描述变量间数量规律的回归方程和回归分析的方法，最后简单地讨论回归的应用.

§8-1 相　　关

8-1.1 散点图

研究成对出现的两个变量 X 和 Y 的相关关系，最简单、最直观的方法就是图像法. 通过试验或观察得到的 n 对样本数据 $(x_1, y_1), (x_2, y_2), \cdots, (x_n, y_n)$，为探讨 X 与 Y 两者之间的联系，通常将这些数据作为点的坐标，描绘在直角坐标系中，所得到的图形称为变量 X 和 Y 的散点图，如图 8-1 所示.

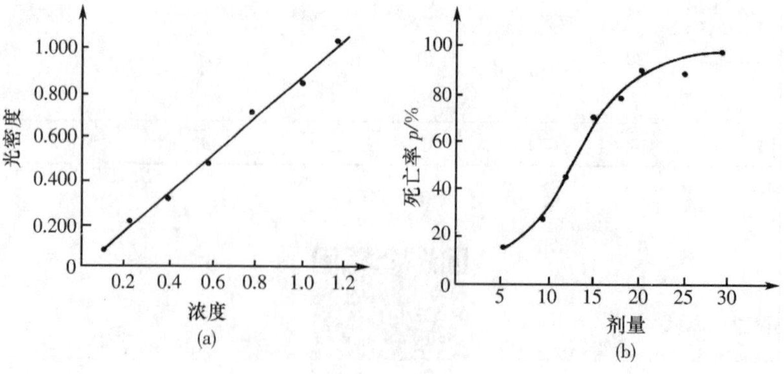

图 8-1

图 8-1(a)是甲醛溶液浓度和光密度的关系，其散点图排布接近一条直线，表明两变量间线性相关关系较好. 图 8-1(b)是某药物剂量和死亡率的关系，其散点图排布虽不呈直线，但却存在着某种曲线相关关系. 若诸散点排布成一条直线或接近一条直线，则表明 Y 与 X 之间存在线性关系，称为 Y 与 X 线性相关. 本章研究的是线性相关，简称相关.

8-1.2　相关系数的概念

存在着相关关系的随机变量 X 和 Y，其相关密切程度可用一个无量纲的指标(参数)，即相关系数来衡量它.

一、总体相关系数

如果变量 X,Y 的方差 DX,DY 存在且 $EX=\mu_x,EY=\mu_y$，则定义

$$\rho=\frac{E(X-\mu_x)(Y-\mu_y)}{\sqrt{DX\cdot DY}}$$

为总体相关系数，其中，$E(X-\mu_x)(Y-\mu_y)$称为 X 和 Y 的协方差.

总体相关系数是衡量两个随机变量间线性相关关系的重要参数，容易证明 ρ 有如下性质：

(1) $-1\leqslant\rho\leqslant 1$；

(2) 如果 X 和 Y 存在着线性相关关系，则 $|\rho|=1$；

(3) 如果 X 和 Y 独立，则 $\rho=0$.

性质(3)是不可逆的，当 $\rho=0$ 时，并不能说明两随机变量是独立的，这时称两随机变量是不线性相关的.

二、样本相关系数

设$(x_1,y_1),(x_2,y_2),\cdots,(x_n,y_n)$是成对出现的变量 X 和 Y 的 n 对样本值，则定义

$$r=\frac{l_{xy}}{\sqrt{l_{xx}\cdot l_{yy}}} \tag{8-1}$$

为 X 和 Y 的样本相关系数，简称相关系数，其中，

$$l_{xy}=\sum_{i=1}^{n}(x_i-\bar{x})(y_i-\bar{y})=\sum_{i=1}^{n}x_iy_i-\frac{1}{n}\Big(\sum_{i=1}^{n}x_i\Big)\Big(\sum_{i=1}^{n}y_i\Big)$$

$$l_{xx}=\sum_{i=1}^{n}(x_i-\bar{x})^2=\sum_{i=1}^{n}x_i^2-\frac{1}{n}\Big(\sum_{i=1}^{n}x_i\Big)^2$$

$$l_{yy}=\sum_{i=1}^{n}(y_i-\bar{y})^2=\sum_{i=1}^{n}y_i^2-\frac{1}{n}\Big(\sum_{i=1}^{n}y_i\Big)^2$$

容易证明相关系数 r 的值介于-1 和 1 之间，即$|r|\leqslant 1$. 由图 8-2 可以看到$|r|$越大，越接近于 1，X 和 Y 之间的线性关系越密切；$|r|$越小，越接近于 0，则 X 和 Y 的线性关系越不密切.

需要指出的是相关系数 r 的绝对值只表示 X 和 Y 之间的线性密切程度，$|r|$很小时，甚至等于 0 时，并不说明 X 和 Y 之间就不存在其他的非线性关系. 如图 8-2(b)所示，虽然 $r=0$，但从图上可以看到 X 和 Y 之间有着明显的曲线关系.

样本相关系数是统计量，通常含有抽样误差. 因此，为了作出具有可靠性的推断，需要做显著性检验.

8-1.3　相关系数的检验

总体相关系数 ρ 是一个客观存在的理论参数，一般无法获得. 在实际问题中可用统计量样

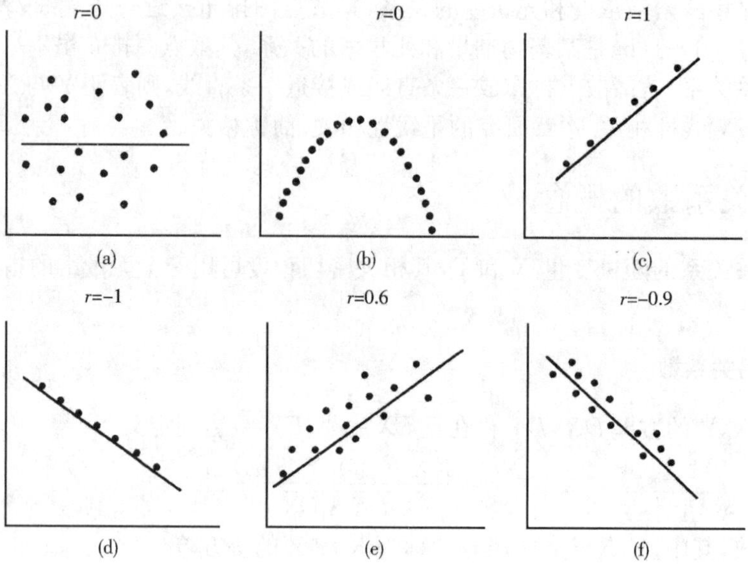

图 8-2

本相关系数 r 来估计它. r 的值随样本的不同而不同,即使由样本算出的 $|r|$ 值较大时,也不能否定 $\rho=0$. 这就需要进行假设检验,以鉴别 ρ 是否等于 0.

在变量 X 和 Y 都服从正态分布的条件下,r 有确定的概率分布. 对此不作进一步的讨论,只给出相应的检验方法.

一、$H_0:\rho=0$ 的 r 检验

先建立原假设 $H_0:\rho=0$,备择假设 $H_1:\rho\neq0$,由(8-1)式计算出统计量 r. 给定显著水平 α,根据自由度 $f=n-2$ 查相关系数临界值表(附表 13)得临界值 $r_{\frac{\alpha}{2}}$,则有

$$P(|r|>r_{\frac{\alpha}{2}})=\alpha.$$

当 $|r|>r_{\frac{\alpha}{2}}$ 时,则以显著水平 α 拒绝假设 H_0,即可认为两变量间的线性相关关系显著. 反之,则不能拒绝假设,即相关关系不显著.

例 1 用双波长薄层扫描仪对紫草含量进行测定,得其浓度 c 与测得积分值 h 的数据如表 8-1所示,试计算相关系数 r,并检验 c 与 h 间线性相关的显著性. ($\alpha=0.01$)

表 8-1

c/(mg/100ml)	5	10	15	20	25	30
h	15.2	31.7	46.7	58.9	76.9	82.8

解 利用表 8-2,计算 ch,c^2 和 h^2,并求其和

$$\bar{c}=17.5,\quad \bar{h}=52.03$$

$$l_{cc}=2275-\frac{1}{6}\times105^2=437.5$$

$$l_{hh}=19655.48-\frac{1}{6}\times312.2^2=3410.67$$

$$l_{ch}=6678-\frac{1}{6}\times105\times312.2=1214.5$$

$$r=\frac{1214.5}{\sqrt{437.5\times3410.67}}=0.994$$

表 8-2

项目	c	h	ch	c^2	h^2
数据	5	15.2	76	25	231.04
	10	31.7	317	100	1004.89
	15	46.7	700.5	225	2180.89
	20	58.9	1178	400	3469.21
	25	76.9	1922.5	625	5913.61
	30	82.8	2484	900	6855.84
$\sum x_i$	105	312.2	6678	2275	19655.48
$(\sum x_i)^2$	11025	97468.84			

假设

$$H_0:\rho=0;\quad H_1:\rho\neq 0$$

因为 $r=0.994$，又 $\alpha=0.01$，$f=6-2=4$，查相关系数临界值表(附表 13)得 $r_{\frac{0.01}{2}}=0.917$. 因为 $|r|>r_{\frac{0.01}{2}}$，故以显著性水平 $\alpha=0.01$，拒绝接受 H_0，即认为 c 与 h 间的线性相关有极显著意义.

二、假设 $H_0:\rho=0$ 的 t 检验

可以证明在 $H_0:\rho=0$ 为真的条件下，统计量

$$t=\frac{r\sqrt{n-2}}{\sqrt{1-r^2}} \tag{8-2}$$

服从自由度 $f=n-2$ 的 t 分布. 根据前面 t 检验的方法，就可以进行 $H_0:\rho=0$ 的假设检验.

例 2　承例 1，用 t 检验法检验 c 与 h 之间的相关系数的显著性.($\alpha=0.01$)

解

$$H_0:\rho=0, H_1:\rho\neq 0$$

由例 1 知 $r=0.994$，又

$$t=0.994\times\frac{\sqrt{6-2}}{\sqrt{1-0.994^2}}=18.175$$

$\alpha=0.01$，$f=6-2=4$，查 t 分布临界值表(附表 7)得

$$t_{\frac{0.01}{2}}=4.604$$

因 $|t|>t_{\frac{0.01}{2}}$，故以 $\alpha=0.01$ 拒绝 H_0，即认为 c 与 h 间的线性相关关系有极显著意义，与例 1 中的结论相一致.

§ 8-2　线性回归方程

对于彼此联系比较紧密的变量，人们总希望能够建立一定的经验公式，以达到互相推算的目的. 例如，在儿科的临床中，需要按体重确定给药量，对 1～7 岁的儿童常用的方法是根据年龄来推算大致的体重(体重＝7＋2×年龄)，再由体重确定药量，这种公式称为经验公式. 如何建立经验公式，这就是回归分析的任务.

8-2.1　一元线性模型

对普通变量 X 的值 $x_1, x_2, \cdots, x_n$，设随机变量 Y 相应的观察值为 $y_1, y_2, \cdots, y_n$ 且诸点

$(x_1,y_1),(x_2,y_2),\cdots,(x_n,y_n)$ 排布成一条直线或接近一条直线，则可假定 Y 与 X 之间有如下关系：

$$Y=\alpha+\beta x+\varepsilon$$

其中，α,β 为不依赖于 X 的未知参数，ε 为随机误差且 $\varepsilon\sim N(0,\sigma^2)$.

由正态分布的性质有

$$Y\sim N(\alpha+\beta x,\sigma^2)$$

在 X 取确定值 x 的条件下，随机变量 Y 的值并不确定，而是形成一个分布，称为 X 等于 x 时的条件分布. 显然，条件分布的均数 μ_y 是一个确定的值，并且随着 X 的取值 x 不同而不同，即可把 μ_y 看成是 x 的函数

$$\mu_y=f(x)=\alpha+\beta x$$

称这个方程为 Y 关于 X 的回归方程，X 叫回归变量，称 β 为总体回归系数，如图 8-3 所示.

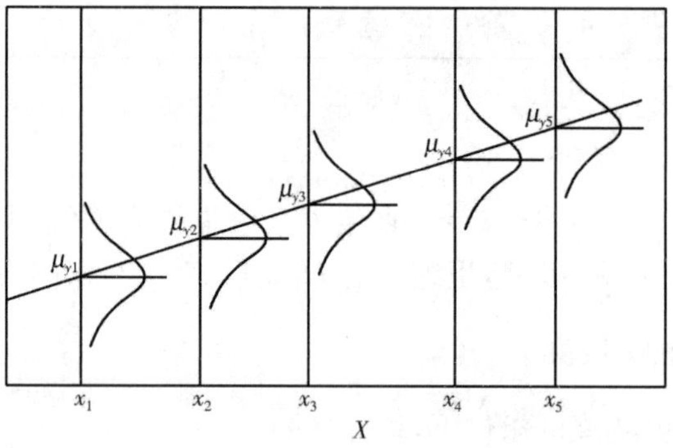

图 8-3

为方便起见，将 μ_y 记为 $\hat{Y}$. 于是

$$\hat{Y}=\alpha+\beta x \tag{8-3}$$

8-2.2 线性回归方程

一、回归参数 α 和 β 的估计

回归分析就是要找出变量 Y 的均数 μ_y 和 x 之间的关系，这就需要通过样本资料来确定(8-3)式中的两个参数 α 和 β. 我们知道，由样本资料得到的是参数的估计值. 因此，就可以得到 $\mu_y=\alpha+\beta x$ 的估计式

$$\hat{y}=a+bx \tag{8-4}$$

用 a,b 分别表示 α 和 β 的估计值，那么 $\hat{y}$ 就是 μ_y 的估计值.

假定 n 对观测值 $(x_1,y_1),(x_2,y_2),\cdots,(x_n,y_n)$ 是简单随机抽样，回归值

$$\hat{y}_i=a+bx_i,\quad i=1,2,\cdots,n \tag{8-5}$$

与实测值 y_i 的偏差为 $y_i-\hat{y}_i$，记离差平方和为

$$Q=\sum_{i=1}^{n}(y_i-\hat{y}_i)^2=\sum_{i=1}^{n}(y_i-a-bx_i)^2 \tag{8-6}$$

则 Q 的意义是很明显的，它等于各点离开直线 $\hat{y}=a+bx$ 的偏差平方和，反映了各点关于直线的偏离情况. 怎样选择 a 和 b 的值，使偏差平方和最小，这就是通常所说的最小离差平方和原则，又称最小二乘法原则.

根据微积分学知识，Q 有极小值的必要条件是

$$\begin{cases}\dfrac{\partial Q}{\partial a}=-2\sum\limits_{i=1}^{n}(y_i-a-bx_i)=0,\\ \dfrac{\partial Q}{\partial b}=-2\sum\limits_{i=1}^{n}x_i(y_i-a-bx_i)=0\end{cases}$$

这样就得到关于 a 和 b 的线性方程组

$$\begin{cases}na+b\sum\limits_{i=1}^{n}x_i=\sum\limits_{i=1}^{n}y_i,\\ a\sum\limits_{i=1}^{n}x_i+b\sum\limits_{i=1}^{n}x_i^2=\sum\limits_{i=1}^{n}x_iy_i\end{cases}$$

这个方程组通常称为线性回归的正规方程. 解此方程组得

$$b=\frac{\sum\limits_{i=1}^{n}x_iy_i-\dfrac{1}{n}\left(\sum\limits_{i=1}^{n}x_i\right)\left(\sum\limits_{i=1}^{n}y_i\right)}{\sum\limits_{i=1}^{n}x_i^2-\dfrac{1}{n}\left(\sum\limits_{i=1}^{n}x_i\right)^2}=\frac{l_{xy}}{l_{xx}} \tag{8-7}$$

$$a=\frac{\left(\sum\limits_{i=1}^{n}y_i\right)\left(\sum\limits_{i=1}^{n}x_i^2\right)-\left(\sum\limits_{i=1}^{n}x_i\right)\left(\sum\limits_{i=1}^{n}x_iy_i\right)}{n\sum\limits_{i=1}^{n}x_i^2-\left(\sum\limits_{i=1}^{n}x_i\right)^2}=\bar{y}-b\bar{x} \tag{8-7$'$}$$

将 a 和 b 的值代入(8-4)式中,就可以得到回归方程

$$\hat{y}=a+bx$$

b 称为样本回归系数,$\hat{y}$ 就是 μ_y 的估计值.

例 1　求 8-1 节例 1 中积分值 h 关于浓度 c 的回归方程.

解　由 8-1 节例 1 知 $\bar{c}=17.5$, $\bar{h}=52.03$, $l_{ch}=1214.5$, $l_{cc}=437.5$, $l_{hh}=3410.67$,所以

$$b=\frac{l_{ch}}{l_{cc}}=\frac{1214.5}{437.5}=2.776$$

$$a=\bar{h}-b\bar{c}=52.03-2.776\times17.5=3.453$$

h 关于 c 的回归方程为

$$\hat{h}=3.453+2.776c$$

如果积分值 h 与浓度 c 没有直接的因果关系,当然也可以把 h 看成是自变量,c 看成是因变量. 因此,同样可以求出 c 关于 h 的回归方程

$$\hat{c}=-1.024+0.356h$$

这两个方程是不可逆的,也就是说,一个回归方程是不可由另一个方程的代数运算得到. 因此根据实际问题的需要,选择合适的自变量是很重要的.

二、回归方程的显著性检验

从任一样本值 $(x_1,y_1),(x_2,y_2),\cdots,(x_n,y_n)$ 出发,不管 Y 与 X 的关系如何,应用(8-7)式总可以求得 Y 关于 X 的回归方程. 然而,这并非表明 Y 与 X 之间确实存在着线性关系. 判断 Y 与 X 之间是否有线性关系,需要检验回归方程是否显著. 对于一元线性回归方程,可以使用 t 检验或方差分析的方法. 下面只介绍方差分析的 F 检验.

全部 n 个观察值 $(x_1,y_1),(x_2,y_2),\cdots,(x_n,y_n)$ 的波动大小用 y 的总离差平方和 l_{yy} 表示,记为 $SS_{总}$.

$$SS_{总}=l_{yy}=\sum_{i=1}^{n}(y_i-\bar{y})^2=\sum_{i=1}^{n}[(y_i-\hat{y}_i)+(\hat{y}_i-\bar{y})]^2$$

$$= \sum_{i=1}^{n}(y_i-\hat{y}_i)^2+2\sum_{i=1}^{n}(y_i-\hat{y}_i)(\hat{y}_i-\bar{y})+\sum_{i=1}^{n}(\hat{y}_i-\bar{y})^2$$

而 $\hat{y}_i=a+bx_i$，$a=\bar{y}-b\bar{x}$，所以

$$\sum_{i=1}^{n}(y_i-\hat{y}_i)(\hat{y}_i-\bar{y})=\sum_{i=1}^{n}[(y_i-a-bx_i)(a+bx_i-a-b\bar{x})]$$

$$=\sum_{i=1}^{n}[(y_i-a-bx_i)(bx_i-b\bar{x})]=0$$

故

$$l_{yy}=\sum_{i=1}^{n}(y_i-\hat{y}_i)^2+\sum_{i=1}^{n}(\hat{y}_i-\bar{y})^2 \tag{8-8}$$

令

$$SS_{回}=\sum_{i=1}^{n}(\hat{y}_i-\bar{y})^2$$

它反映了 y 的线性影响而引起的 y 的离差性，称为回归平方和. 而 $SS_{残}=\sum_{i=1}^{n}(y_i-\hat{y}_i)^2$，它反映了由于随机误差引起的离散性，称为剩余平方和或残差平方和. 因此有

$$SS_{总}=SS_{回}+SS_{残} \tag{8-9}$$

于是，总离差平方和 $SS_{总}$ 表示由两方面原因引起的，一是由 Y 对 X 的线性影响 $SS_{回}$ 引起的，二是其他因素的影响 $SS_{残}$ 引起的.

现检验回归方程显著性的假设

$$H_0:\beta=0,\quad H_1:\beta\neq 0$$

在 H_0 成立的条件下，可以证明统计量

$$F=\frac{SS_{回}/1}{SS_{残}/(n-2)}\sim F(1,n-2)$$

服从第一自由度为1，第二自由度为$(n-2)$的 F 分布. 对于给定的显著水平 α，查 F 分布表可得临界值 $F_{\alpha}(1,n-2)$，当 $F>F_{\alpha}(1,n-2)$时，以显著水平 α 拒绝假设 H_0，即认为 X 与 Y 间的线性关系有显著意义；否则，不能拒绝. 该回归方程显著性的检验采用 F 检验统计量，故称为 F 检验法.

实际计算时，F 检验法一般用下列回归显著性检验的方差分析表（表 8-3）来表示：

表 8-3

方差来源	离差平方和	自由度	均方	F值	显著性
回归	$SS_{回}$	1	$SS_{回}/1$	$F=\frac{SS_{回}/1}{SS_{残}/(n-2)}$	$P<\alpha$（显著）
剩余（残差）	$SS_{残}$	$n-2$	$SS_{残}/(n-2)$		$P>\alpha$（不显著）
总和	$SS_{总}=SS_{回}+SS_{残}$	$n-1$			

为了简化计算，实际上，

$$SS_{回}=\sum_{i=1}^{n}(\hat{y}_i-\bar{y})^2=\sum_{i=1}^{n}[a+bx_i-(a+b\bar{x})]^2$$

$$=b^2\sum_{i=1}^{n}(x_i-\bar{x})^2=b^2l_{xx}$$

那么 $SS_{残}=SS_{总}-SS_{回}$.

例 2 试检验例 1 中回归方程 $\hat{h}=3.453+2.776c$ 的显著性. $(\alpha=0.01)$

解 假设

$$H_0:\beta=0,\quad H_1:\beta\neq 0$$

由例 1,

$$l_{xx}=437.5,\quad SS_{总}=l_{hh}=3410.67$$

所以

$$SS_{回}=b^2 l_{xx}=2.776^2\times 437.5=3371.452$$

$$SS_{残}=SS_{总}-SS_{回}=3410.67-3371.452=39.22$$

$$F=\frac{SS_{回}/1}{SS_{残}/(n-2)}=\frac{3371.452}{39.22/4}=343.85$$

查 F 分布临界值表

$$F_{0.01}(1,4)=21.20$$

$F>F_{0.01}(1,4)$故回归系数有非常显著意义,其方差分析表为(表 8-4).

表 8-4

方差来源	离差平方和	自由度	均方	F 值	显著性
回归	3371.452	1	3371.452	343.85	$P<0.01$(显著)
剩余(残差)	39.22	4	9.805		
总和	3410.672	5			

这与 8-1 节例 3 中的相关显著性检验结论是一致的. 一般地相关显著性检验与回归的显著性检验是一致的,所以两种检验方法择一种就行了.

三、决定系数

回归分析中回归平方和在总平方和中所占的比例称为决定系数,记为 R^2.

$$R^2=\frac{SS_{回}}{SS_{总}}=\frac{l_{xy}^2}{l_{xx}\cdot l_{yy}}$$

R^2 表示变量 Y 的总变异中被变量 X 所决定的占多少,$0\leqslant R^2\leqslant 1$. R^2 越接近 1,表示回归平方和在总平方和中所占的比重越大,回归效果越好。反之,R^2 越接近 0,回归效果越差,在 Y 的总变异中,可由 X 解释的比例越小,回归强度越小. 因此,R^2 是评价回归强度的一个重要指标。如 $R^2=80\%$,说明变量 Y 的变异有 80%由变量 X 所决定.

8-2.3 预测与控制

回归方程的主要应用是预测和控制. 例如,求得较高温度下药品的有效期关于温度的回归方程后,常常需要推算室温下该药品的有效期. 又如,求得了死亡率关于剂量的回归方程后,需要推算死亡率为 50%时的剂量 LD_{50}. 前一个例子就是预测问题,后一个例子就是控制问题.

一、预测

若变量 Y 与 X 之间的线性关系显著,则根据已给的试验数据$(x_i,y_i)(i=1,2,\cdots,n)$,求出的经验回归方程

$$\hat{y}=a+bx$$

就大致反映了变量 Y 与 X 的变化规律,因为它们之间的关系不是确定性关系,所以对于 X 中的任意值 x_0,只能得到 y_0 的估计值

$$\hat{y}_0=a+bx_0$$

自然地,我们希望知道,若用 $\hat{y}_0$ 作为 y_0 的估计值,它的精确性与可靠性如何? 为此,应当对 y_0 进行区间估计. 这就是所谓的预测问题.

可以证明,当 n 充分大时,对于 X 中的任意值 x_0,Y 相应的值 y_0 近似服从正态分布 $N(\hat{y}_0, s^2)$,其中,$\hat{y}_0=a+bx_0$,$s^2=\dfrac{SS_{残}}{n-2}$. 于是,对于 X 中的任意值 x_0,Y 相应的值 y_0 的置信度为 $1-\alpha$的预测区间近似为

$$(\hat{y}_0-u_{\frac{\alpha}{2}}s, \hat{y}_0+u_{\frac{\alpha}{2}}s)$$

即 y_0 的置信度为 $1-\alpha$ 的取值范围为

$$\hat{y}_0-u_{\frac{\alpha}{2}}s<y_0<\hat{y}_0+u_{\frac{\alpha}{2}}s \tag{8-10}$$

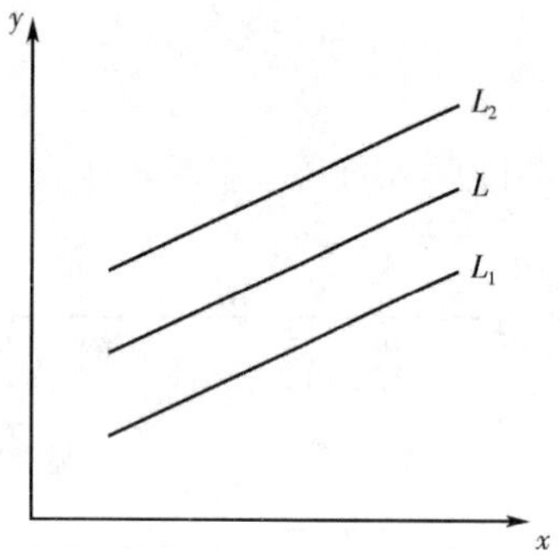

图 8-4

例如,y_0 的置信度为 95%的预测区间是

$$(\hat{y}_0-1.96s, \hat{y}_0+1.96s)$$

若在回归直线

$$L: \hat{y}=a+bx$$

的上下两侧分别作与回归直线平行的直线

$$L_1: \hat{y}=a-1.96s+bx$$
$$L_2: \hat{y}=a+1.96s+bx$$

则可以预料在所有可能出现的试验点$(x_i, y_i)(i=1,2,\cdots,n)$中,大约有 95%的试验点落在这两条直线之间的带形区域内(图 8-4). 预测精度与样本容量 n 和 x_0 有关,n 越大,x_0 越接近于 $\bar{x}$,则预测精度越高.

例 3 已知 $\hat{y}=3.01+1.599x$, $S=0.526$, $n=240$,求 $x_0=1.5$ 时,y_0 的区间估计.($\alpha=0.05$)

解 $\hat{y}_0=3.01+1.599\times1.5=5.409$. $\alpha=0.05$,查 u 的临界值表(附表 7)得 1.96. 因为 $n=240$ 很大,可用近似公式(8-10)得

$$5.409-1.96\times0.526<y_0<5.409+1.96\times0.526$$

即

$$4.378<y_0<6.440$$

二、控制

控制问题是预测问题的逆问题,是问当观察值 y_0 在某区间(y_1', y_2')内取值时,x_0 应控制在什么范围内?也即以置信度为 $1-\alpha$,求出相应的 x_1' 和 x_2',使得 $x_1'<x_0<x_2'$时,x_0 所对应的 y_0 值落在(y_1', y_2')内. 在(8-10)式中,令

$$y_1'=a+bx_0-u_{\frac{\alpha}{2}}s \tag{8-11}$$
$$y_2'=a+bx_0+u_{\frac{\alpha}{2}}s \tag{8-11$'$}$$

从(8-11)式,(8-11′)式中解出 x_0 来作为控制 x_0 的上下限.

例 4 求例 3 中 y_0 落在区间(4.1,6.5)内时,x_0 的控制区间.($\alpha=0.05$)

解 由于 n 很大,可用近似公式(8-11)和(8-11′)式. 因此有

$$4.1=3.01+1.599x_0-1.96\times0.526$$
$$6.5=3.01+1.599x_0+1.96\times0.526$$

可解得 $x_1'=1.326$, $x_2'=1.538$,求得控制区间为

$$1.326<x_0<1.538$$

*8-2.4 多元线性回归与一元非线性回归的简介

一、多元线性回归

前面讨论的是一元线性回归,方程中仅含有一个自变量(回归变量). 实际问题中,还会遇到

回归变量为两个或两个以上的问题.按照一元线性回归的基本思想,同样可以建立多元线性回归的数学模型.

设 Y 是随机变量,$x_1,x_2,\cdots,x_m$ 是 m 个普通变量.若存在着下面的线性关系:

$$\mu_y=\beta_0+\beta_1x_1+\beta_2x_2+\cdots+\beta_mx_m \tag{8-12}$$

则称(8-12)式为 Y 关于 $x_1,x_2,\cdots,x_m$ 的 m 元线性回归,其中,$x_1,x_2,\cdots,x_m$ 为回归变量,称 $\beta_1,\beta_2,\cdots,\beta_m$ 为回归系数,μ_y 是 Y 的均数.

由对 Y 观察而得到的样本值$(y_1,x_{11},x_{12},\cdots,x_{1m}),(y_2,x_{21},x_{22},\cdots,x_{2m}),\cdots,(y_n,x_{n1},x_{n2},\cdots,x_{nm})$,可以得到线性回归方程的估计式

$$\hat{y}=b_0+b_0x_1+b_2x_2+\cdots+b_mx_m \tag{8-13}$$

其中,$b_0,b_1,b_2,\cdots,b_m$ 分别是 $\beta_0,\beta_1,\beta_2,\cdots,\beta_m$ 的估计值,$\hat{y}$ 是 μ_y 的估计值.同一元线性回归一样,$b_0,b_1,b_2,\cdots,b_m$ 可根据最小二乘法原则求得.令

$$Q=\sum_{i=1}^{n}(y_i-\hat{y}_i)^2=\sum_{i=1}^{n}\left(y_i-b_0-\sum_{j=1}^{m}b_jx_{ij}\right)^2$$

由微积分学知识,Q 有极小值的必要条件是

$$\begin{cases}\dfrac{\partial Q}{\partial b_0}=-2\sum\limits_{i=1}^{n}\left(y_i-b_0-\sum\limits_{j=1}^{m}b_jx_{ij}\right)=0,\\ \dfrac{\partial Q}{\partial b_1}=-2\sum\limits_{i=1}^{n}\left(y_i-b_0-\sum\limits_{j=1}^{m}b_jx_{ij}\right)x_{i1}=0,\\ \dfrac{\partial Q}{\partial b_2}=-2\sum\limits_{i=1}^{n}\left(y_i-b_0-\sum\limits_{j=1}^{m}b_jx_{ij}\right)x_{i2}=0,\\ \qquad\cdots\\ \dfrac{\partial Q}{\partial b_m}=-2\sum\limits_{i=1}^{n}\left(y_i-b_0-\sum\limits_{j=1}^{m}b_jx_{ij}\right)x_{im}=0\end{cases}$$

由此便可以得到线性回归的正规方程

$$\begin{cases}nb_0+\sum\limits_{j=1}^{m}\left(\sum\limits_{i=1}^{n}x_{ij}\right)b_j=\sum\limits_{i=1}^{n}y_i,\\ b_0\sum\limits_{i=1}^{n}x_{i1}+\sum\limits_{j=1}^{m}\left(\sum\limits_{i=1}^{n}x_{i1}x_{ij}\right)b_j=\sum\limits_{i=1}^{n}x_{i1}y_i,\\ b_0\sum\limits_{i=1}^{n}x_{i2}+\sum\limits_{j=1}^{m}\left(\sum\limits_{i=1}^{n}x_{i2}x_{ij}\right)b_j=\sum\limits_{i=1}^{n}x_{i2}y_i,\\ \qquad\cdots\\ b_0\sum\limits_{i=1}^{n}x_{im}+\sum\limits_{j=1}^{m}\left(\sum\limits_{i=1}^{n}x_{im}x_{ij}\right)b_j=\sum\limits_{i=1}^{n}x_{im}y_i\end{cases} \tag{8-14}$$

此方程组也可表示成

$$\begin{cases}l_{11}b_1+l_{12}b_2+\cdots+l_{1m}b_m=l_{1y},\\ l_{21}b_1+l_{22}b_2+\cdots+l_{2m}b_m=l_{2y},\\ \qquad\cdots\\ l_{m1}b_1+l_{m2}b_2+\cdots+l_{mm}b_m=l_{my}\end{cases} \tag{8-15}$$

$$b_0=\bar{y}-b_1\bar{x}_1-b_2\bar{x}_2-\cdots-b_m\bar{x}_m \tag{8-15$'$}$$

其中 $l_{11},l_{12},\cdots,l_{mm}$ 和 l_{my} 分别表示 $x_1,x_2,\cdots,x_m,y$ 的离均差平方和及每两个变量的离均差积和,即

$$l_{ij}=\sum(x_i-\bar{x}_i)(x_j-\bar{x}_j),\quad 1\leqslant i,j\leqslant m$$

$$l_{iy}=\sum(x_i-\bar{x}_i)(y-\bar{y})$$

解此方程组,便可得到 $b_j(j=1,2,\cdots,m)$,b_j 称为偏回归系数.目前都用计算机现成的程序直接求得 b_j.

二、非线性回归

非线性回归问题在医药学的理论研究和临床实践中是经常遇到的.建立非线性回归方程,最关键的步骤是确定变量间的函数形式,这需要有该问题所属学科的专业知识和大量的实验资料.这里,只讨论已知函数形式后,确定函数中待定系数的方法.

相当一类非线性回归问题,只要作适当的数据变换就可以化为线性回归问题来解决.例如,某些药物一次静脉快注后,血药浓度 c 是时间 t 的指数函数

$$c=A\mathrm{e}^{-kt}$$

两边取对数后,令 $y=\ln C, a=\ln A$,则化为线性函数

$$y=a-kt$$

又如,动物对药物的反应 y 与剂量 d 之间的关系在某一范围内常常可以用对数函数来描述,公式的一般形式为

$$y=a\lg(10d)+b$$

这里,我们把剂量 d 乘以 10 再取对数是为避免对数取负值,以便于计算.令 $x=\lg(10d)$,则可化对数函数为线性函数

$$y=ax+b$$

再如,溶于 100g 水中的无水氯化铵,达饱和溶液所需克数 S 与绝对温度 T 之间,存在某种幂函数关系

$$S=AT^b$$

两边取对数,并令 $y=\ln S, a=\ln A, x=\ln T$,则可化幂函数为线性函数

$$y=a+bx$$

下面仅以指数函数

$$y=a+b\mathrm{e}^{-kt_i}$$

为例说明确定各待定系数 a,b 的要求和方法.

如果 $t_i(i=1,2,\cdots,n)$ 呈等差数列,公差 $d=t_{i+1}-t_i$,则有

$$y_i=a+b\mathrm{e}^{-kt_i}$$

$$y_{i+1}=a+b\mathrm{e}^{-kt_{i+1}}=a+b\mathrm{e}^{-k(t_i+d)}=a+b\mathrm{e}^{-kt_i}\mathrm{e}^{-kd}$$

由前一式得 $b\mathrm{e}^{-kt_i}=y_i-a$,代入后一式整理得

$$y_{i+1}=a(1-\mathrm{e}^{-kd})+y_i\mathrm{e}^{-kd}$$

令 $A=a(1-\mathrm{e}^{-kd}), B=\mathrm{e}^{-kd}$,则得到

$$y_{i+1}=A+By_i \tag{8-16}$$

由(8-16)式可以看到,当 t_i 呈等差数列时,y_{i+1} 对 y_i 是呈直线关系的.根据实验数据 y_i 就可按线性回归系数公式求出 B 值,然后就可确定常数 k 值.而当 k 确定时,令 $x=\mathrm{e}^{-kt}$,则(8-15)式化成

$$y=a+bx$$

再利用一元线性回归分析方法,就可以确定 a 与 b 的值.

例 5 1954 年对某地区卫生调查时,得儿童各年龄组麻疹曾患率(%)资料如表 8-5 所示.由散点分析图得知曾患率 y 与年龄 t 呈指数曲线.试建立曾患率 y 与年龄 t 的回归方程.

表 8-5

年龄 t	1	2	3	4	5	6
曾患率 y/%	34.3	65.5	76.8	85.2	90.3	94.1

解　设 $y=a+be^{-kt}$.

(1) 确定常数 k 的值. 很明显 t_i 呈等差数列,公差 $d=t_{i+1}-t_i=1$. 由(8-16)式可得 $y_{i+1}=A+By_i$,其中,$B=e^{-k}$.

表 8-6

$y_i(x)$	34.3	65.5	76.8	85.2	90.3
$y_{i+1}(y)$	65.5	76.8	85.2	90.3	94.1

根据表 8-6 得

$$B=\frac{l_{xy}}{l_{xx}}=0.507$$

$$e^{-k}=B=0.507,\quad k=-\ln 0.507=0.679$$

因此可得

$$y=a+be^{-0.679t}$$

令 $x=e^{-0.679t}$ 得 $y=a+bx$.

(2) 确定系数 a 和 b 的值.

根据表 8-7 后两行数据计算得

$$B=\frac{l_{xy}}{l_{xx}}=-117.804,\quad a=\bar{y}-b\bar{x}=94.197$$

所求的回归方程为

$$\hat{y}=94.197-117.804e^{-0.679t}$$

表 8-7

T	1	2	3	4	5	6
$x=e^{-0.679t}$	0.507	0.257	0.130	0.066	0.033	0.017
Y	34.3	65.5	76.8	85.2	90.3	94.1

§8-3　ED_{50}和LD_{50}估计

在医药学的研究中,常常需要测定半数致死量(或半数有效量). 我们知道,一组动物接受带毒性药物的剂量小,动物可能一个不死;如果药物剂量逐渐增加,动物的死亡数也随之增加;剂量增加到一定程度,则该组动物将会全部死亡. 恰好使该组动物死亡一半的药物剂量称为半数致死量(LD_{50}). 把一组中毒动物恰好救活一半,或把一组感染某病动物恰好治愈一半的药物剂量,称为半数有效量(ED_{50}).

半数致死量 LD_{50}(或半数有效量 ED_{50})的测定,特别是数据分析方法很多,作为线性回归的运用,将着重叙述概率单位法,并且还介绍序贯法.

8-3.1　概率单位法

其方法的基本思想是

(1) 给定一种药物和一定品系的动物,对任一只动物,多大剂量才能开始使其死亡,即最小致死量是多大? 由于动物间存在着一个体差异,这是一个随机变量;

(2) 剂量为 x 的情况下,一组动物中死亡数的频率 $F(x)$可以近似看成是总体中最小死亡剂量低于 x 的累计概率 $P(X\leqslant x)$,即 $F(x)\approx P(X\leqslant x)$.

(3) 大量的实践表明,最小致死量取对数后的分布与正态分布相近,即最小致死量的分布接近对数正态分布.知道了最小致死量的分布,怎样来确定 LD_{50} 呢?最简便的方法就是图解法.将实验得到的剂量 D 与死亡率 P 的样本数据 $(D_1,P_1),(D_2,P_2),\cdots,(D_n,P_n)$,在对数正态概率纸上作散点图(用对数尺标记剂量 D),如图 8-5 所示.拟合直线后,查取死亡率为 50%时直线上的点所对应的剂量 D 即为 LD_{50} 的估计值.

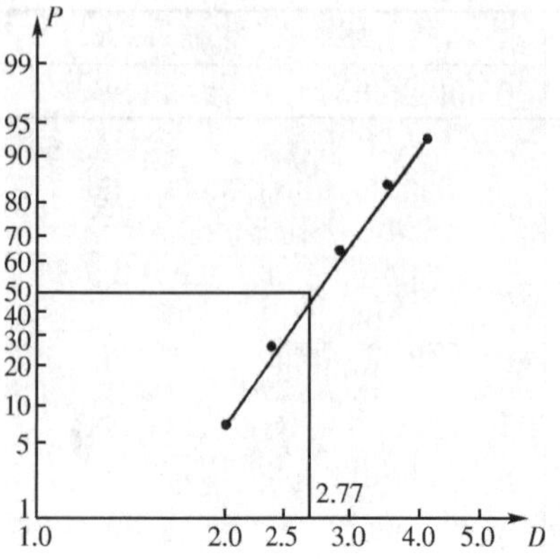

图 8-5

作图法虽然简便,但精度不高且无法估计置信区间.采用回归分析的方法,就可以克服这些缺点.

设药物剂量为 D,为了直接应用前面回归分析中的公式,令 $y=\lg D$,则 y 近似地服从正态分布 $N(\mu,\sigma^2)$,其分布函数 $P(y)=P(Y\leqslant y)$ 是对数剂量为 y 时的死亡率.由此可知 $\frac{y-\mu}{\sigma}\sim N(0,1)$,分布函数 $P(y)=\Phi\left(\frac{y-\mu}{\sigma}\right)$.由此

$$\frac{y-\mu}{\sigma}=\Phi^{-1}(p)$$

$\Phi^{-1}(p)$ 的值可由已知的死亡率 P 反查标准正态分布表得到.由于其值可正可负,使用不方便,故一律加 5 称为概率单位,记为 x,

$$x=\Phi^{-1}(p)+5 \tag{8-17}$$

把 $\Phi^{-1}(p)=x-5$ 代入 $\frac{y-\mu}{\sigma}=\Phi^{-1}(p)$ 中,整理后得到对数剂量 y 关于概率单位 x 的线性函数

$$y=\alpha+\beta x$$

其中,$\alpha=\mu-5\sigma,\beta=\sigma$. x 的值可由(8-17)式求出[或由百分率与概率单位转换表(附表 14)查得].例如,$P=97\%$ 时,反查标准正态分布表得 $\Phi^{-1}(p)=1.88$,则 $x=1.88+5=6.88$.如果查附表 14 也得 $x=6.88$.利用前面知识可以求得 y 关于 x 的回归方程为

$$\hat{y}=a+\beta x$$

当 $p=50\%$ 时,相应的概率单位 $x_0=5$,代入上式就可以得到 $\lg LD_{50}$ 的一个估计值 $\hat{y}_0$,即

$$\lg LD_{50}=a+5b \tag{8-18}$$

$$LD_{50}=\lg^{-1}(a+5b) \tag{8-18$'$}$$

当显著水平为 α 时,其区间估计为

$$\hat{y}_0-t_{\frac{\alpha}{2}}\cdot S\cdot\sqrt{\frac{1}{n}+\frac{(5-\bar{x})^2}{l_{xx}}}\leqslant \lg LD_{50}\leqslant \hat{y}_0+t_{\frac{\alpha}{2}}\cdot S\cdot\sqrt{\frac{1}{n}+\frac{(5-\bar{x})^2}{l_{xx}}} \tag{8-19}$$

其中,n 是剂量组的个数,$t_{\frac{\alpha}{2}}$ 是自由度为 $n-2$ 时 t 分布的临界值,$S^2=\frac{1}{n-2}(l_{yy}-bl_{xy})$.相应地,可以得到 LD_{50} 的估计值和区间估计

$$\lg^{-1}\left[\hat{y}_0-t_{\frac{\alpha}{2}}\cdot S\cdot\sqrt{\frac{1}{n}+\frac{(5-\bar{x})^2}{l_{xx}}}\right]\leqslant LD_{50}\leqslant \lg^{-1}\left[\hat{y}_0+t_{\frac{\alpha}{2}}\cdot S\cdot\sqrt{\frac{1}{n}+\frac{(5-\bar{x})^2}{l_{xx}}}\right] \tag{8-19$'$}$$

例 1 将三价糖酸锑钾 50 的不同剂量注入小白鼠,观察存活与死亡的情况得数据如表 8-8 所示.当显著水平 $\alpha=0.05$ 时,求 LD_{50} 和 LD_{50} 的区间估计.

表 8-8

剂量 D/(Mg/20g)	动物数		死亡率/%	剂量的对数	概率单位
	存活	死亡	$F(D)=P$	$Y=\lg D$	$x=\Phi^{-1}(p)+5$
2.0	12	1	7.7	0.301	3.574
2.5	7	3	30.0	0.398	4.476

续表

剂量 $D/(\mathrm{Mg}/20\mathrm{g})$	动物数		死亡率/%	剂量的对数	概率单位
	存活	死亡	$F(D)=P$	$Y=\lg D$	$x=\Phi^{-1}(p)+5$
3.0	4	7	63.6	0.477	5.348
3.5	2	11	84.6	0.544	6.019
4.0	1	16	94.1	0.602	6.563
5.0	0	17	100.0	0	0

解　利用前 5 个剂量的数据计算回归系数，由于

$$\bar{x}=5.196,\quad \bar{y}=0.4644$$

$$l_{xx}=5.7184,\quad l_{yy}=0.0566,\quad l_{xy}=0.5684$$

所以

$$b=0.0994,\quad a=-0.0521,\quad s=0.0058$$

回归方程为

$$\hat{y}=-0.0521+0.0994x$$

当 $x=5$ 时，$\hat{y}=-0.0521+0.0994\times5=0.4449$，即

$$\mathrm{LD}_{50}=\lg^{-1}0.4449=2.785$$

$\alpha=0.05$，自由度 $f=5-2=3$ 时，查 t 分布临界值表(附表 7)得 $t_{\frac{0.05}{2}}=3.182$. 把有关数据代入(8-19′)式，就可以得到 LD_{50} 的区间估计

$$2.732\leqslant \mathrm{LD}_{50}\leqslant 2.840$$

*8-3.2　序贯法(上下法)

序贯试验是统计学中的一类方法，其特点是试验—分析—试验，即试验一次(或一批)后随即分析数据，由分析结果决定下一次(或一批)的试验如何进行，再试验后再分析，……，如此依试验—分析—试验的进程序贯而行. 其优点是充分利用数据提供的信息，使实验量减少. 但由于在取得试验结果后，数据分析完毕后才能进行后继试验，因此仅当试验结果能够较快得出时，才可考虑采用序贯法.

序贯法通常也叫上下法，其基本思想是选择一系列一定间隔的剂量水平，仅在这些值上观察反应. 第一个试验点宜取在 LD_{50} 的猜测值处. 每得一个正反应(死亡或有效)，下次试验就在低一个水平处进行；每得一个负反应(存活或无效)，下一次试验就在高一个水平处进行. 如记正反应为 1，负反应为 0，则可得到一类如图 8-6 所示的记录.

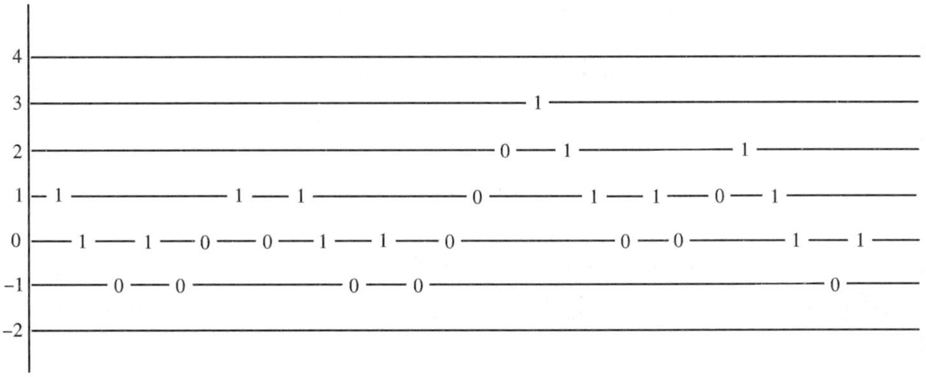

图 8-6

直接平均法第一次试验剂量的选择是很重要的，选择得恰当，可减少试验次数. 如选得不恰当，将使试验剂量错误地在别处徘徊. 由于第一次试验剂量是 LD_{50} 的猜测值处，它可能离 LD_{50} 的真值较远，不可能提供较好的信息. 由此从改变符号的前一次试验开始记数，其对应的对数剂量记为 x_1，顺次分别记为 $x_2, x_3, \cdots, x_n$（为方便给出 LD_{50} 的区间估计采用对数剂量），其中，x_n 是最后一次试验的对数剂量，该次试验可不必进行，其符号可由第 $n-1$ 次试验结果的符号来推测. 如果第 $n-1$ 次为正反应，则第 n 次可认为是负反应，反之亦然. 于是可用 $\bar{x}$ 来估计 LD_{50}，即

$$\lg LD_{50} = \bar{x} = \frac{1}{n}\sum_{i=1}^{n} x_i \tag{8-20}$$

这种平均值法是容易理解的，因为试验已经保证了各剂量在 LD_{50} 的上下摆动. 当 $n \to \infty$ 时，偶然因素在这种摆动中的作用可通过平均的方法来削弱. 因此当 n 较大时，平均值应比较接近摆动中心位置. 当然，这种摆动是有误差的，可以用 $S^2 = \frac{1}{n-1}\sum_{i=1}^{n}(x_i - \bar{x})^2$ 来刻画 x_1, x_2, x_n 的分散性，从而得到 $\lg LD_{50}$ 的标准误 S_0，

$$S_0 = \sqrt{\frac{1}{n(n-1)}\sum_{i=1}^{n}(x_i - \bar{x})^2} \tag{8-21}$$

由开始的讨论知 x 近似地服从正态分布. 给定显著水平 α，则可以得到 $\lg LD_{50}$ 的区间估计

$$\bar{x} - t_{\frac{\alpha}{2}} \cdot S_0 \leqslant \lg LD_{50} \leqslant \bar{x} + t_{\frac{\alpha}{2}} \cdot S_0 \tag{8-22}$$

其中 $t_{\frac{\alpha}{2}}$ 是自由度为 $n-1$ 时 t 分布的临界值.

相应地，可以得到 LD_{50} 的估计值

$$LD_{50} = \lg^{-1}\bar{x} = \lg^{-1}\left(\frac{1}{n}\sum_{i=1}^{n} x_i\right) \tag{8-20$'$}$$

和 LD_{50} 的区间估计

$$\lg^{-1}(\bar{x} - t_{\frac{\alpha}{2}} \cdot S_0) \leqslant LD_{50} \leqslant \lg^{-1}(\bar{x} + t_{\frac{\alpha}{2}} \cdot S_0) \tag{8-22$'$}$$

例 2 某药对小白鼠存活与死亡作序贯试验得资料如表 8-9 所示. 试求 LD_{50} 的估计值和区间估计.（$\alpha=0.05$）

表 8-9

剂量 D	$\lg D$			x_1																				x_{21}
44.7	1.65	1										1		1		1		1						
39.8	1.60		1				1		1		0		0		0		0		1		1		1	
35.5	1.55			1		0		0		0										0		0		0
31.6	1.50				0																			

解 由第 3 次试验开始依次记数，其对应的对数剂量 $x_i(i=1,2,\cdots,21)$. 由(8-20′)式得

$$LD_{50} = \lg^{-1}\left(\frac{1}{n}\sum_{i=1}^{n} x_i\right) = \lg^{-1}1.588 = 38.73$$

由(8-21)式求得

$$S_0 = \sqrt{\frac{1}{21\times(21-1)}\sum_{i=1}^{21}(x_i - \bar{x})^2} = 0.009$$

$\alpha=0.05$，自由度 $f=21-1=20$，查 t 分布的临界值表（附表 7）得 $t_{\frac{\alpha}{2}} = 2.086$. 由(8-22′)式可得区间估计为

$$37.09 \leqslant LD_{50} \leqslant 40.44$$

序贯法求 LD_{50} 的估计值，剂量水平的间隔对估计精度有很大的影响. 为避免较坏起点带来

的较大损失，应避免小间隔. 但间隔过大又会影响估计精度. 为解决这一矛盾可分批试验. 第一批实验，依上述方法求出 LD_{50} 的一个估计值作为第二批试验的起点. 缩小水平间的间隔，进行第二批序贯试验. 再估计 LD_{50} 的值作为第三批试验的起点，……，如此进行下去. 当前后两批的估计值接近到满意的程度便可以终止试验.

习　题　八

1. 两个变量的相关是什么意思？给出变量 x 的一组样本数和变量 y 的一组样本数，这样能研究其相关性吗？为什么？

2. 用显微定量法，测定二陈丸中茯苓浓度 x 与镜检菌丝数目 y 如表 1 所示. 试作出 y 和 x 之间的散点图，计算相关系数并检验其显著性. ($\alpha=0.05$)

表 1

浓度 x/(mg/ml)	2.07	4.14	6.21	8.28	10.34
镜检数 y	60	142	203	269	309

3. 用光电比色计检验尿汞时，得尿汞含量 x/(mg/L) 与消光系数读数 y 的数据如表 2 所示. 计算相关系数，并检验其显著性. ($\alpha=0.05$)

表 2

含量 x/(mg/L)	2	4	6	8	10
读数 y	64	138	205	285	320

4. 任何成对数数据的资料一般总可计算出 a 和 b，但是 $\hat{y}=a+bx$ 却不一定有意义. 怎样判断回归方程是有意义的？能否用相关系数 r 来判断？

5. 用两种方法来测定碳的含量，一种是经典的燃烧法，另一种是简单易行的间接法. 对相同的样本分头测定得数据如表 3 所示.

(1) 求 y 关于 x 的回归方程和 x 关于 y 的回归方程；

(2) 检验 y 关于 x 回归方程的显著性($\alpha=0.05$)；

(3) 上述两个回归方程的回归系数 b_1 与 b_2 之积与相关系数 r 有何关系？

表 3

经典法 x	1.53	0.87	3.07	6.84	2.15	4.18
简便法 y	2.46	1.54	4.82	9.94	3.68	6.14

6. 在第 3 题中，试建立 y 关于 x 的回归方程. 若测得尿汞含量为 5(mg/L)时，求预测值 y_0 和 μ_{y_0} 的区间估计. ($\alpha=0.05$)

7. 将某药物注射于小白鼠体内，得死亡结果如表 4 所示. 用简单的回归法求 LD_{50} 的估计值.

表 4

剂量/(mg/kg)	30	36	43.2	51.8	62.2	74.6	89.5	107.4
注射鼠数	20	20	20	20	20	20	20	20
死亡鼠数	0	2	5	9	12	16	18	20

8. 为测定某药的 LD_{50}，由实验得数据如表 5 所示. 求 LD_{50} 的估计值和区间估计. ($\alpha=0.05$)

表 5

剂量/(mg/kg)	200	260	338	439.4	571.2
死亡率/%	10	30	60	80	90

9. 为求某药的 LD_{50}，得序贯试验资料如表 6 所示. 求 LD_{50} 的估计值和区间估计.（$\alpha=0.05$）

表 6

剂量 D	$\lg D$																			
45	1.653	1																		
40	1.602		1		1				1		1		1						1	
35	1.544			0		1		0		0		0		1		1		0		0
30	1.477						0								0		0			

*10. 一元线性回归方程显著性的 F 检验中，统计量 F 的自由度为$(1,n-2)$，那么 m 元线性回归方程显著性的 F 检验中，统计量 F 的自由度是什么？

*11. 多元线性回归方程的复相关系数 $R=\sqrt{\dfrac{U}{l_{yy}}}$，在一元线性回归方程中，$R$ 和样本相关系数 r 数值上有什么关系？

第八章 PPT

第九章

正交试验设计

两个因素以上的试验为多因素试验.在科学研究和生产实践中,指标一般受多个因素的影响,要通过试验找出各个因素的最佳水平搭配.第六章介绍了单因素试验及双因素试验的方差分析方法,其目的是分析因素对指标是否有显著影响.单因素试验及双因素试验,都是全面试验,但对于多因素试验,涉及的因素及水平较多,做全面试验从人力、物力、财力及时间等方面来看,一般是不现实的.因此,希望合理选择一部分试验,以较少的试验数据,通过正确地分析,推断出最佳的试验方案,这正是试验设计所研究的范畴.试验设计的方法很多,本章仅介绍正交试验设计方法.

§ 9-1　正交表与交互作用

9-1.1　正交表

正交表是正交试验中用来安排试验、分析试验结果的工具是应用数学原理和方法构造的具有正交性数字表,其符号为 $L_n(s^t)$,称为 t 列 n 行 s 水平正交表.现以 $L_4(2^3)$为例,说明正交表符号的含义.

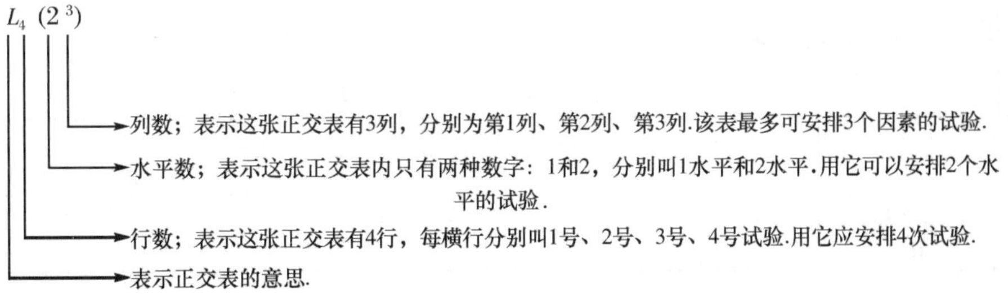

由此看来,$L_4(2^3)$是一张安排 3 因素 2 水平做 4 次试验的正交表,如表 9-1 所示.

又如,$L_9(3^4)$是一张 4 因素 3 水平 9 次试验的正交表,如表 9-2 所示.

表 9-1　$L_4(2^3)$

试验号	列号		
	1	2	3
1	1	1	1
2	1	2	2
3	2	1	2
4	2	2	1

表 9-2 $L_9(3^4)$

试验号	列号			
	1	2	3	4
1	1	1	1	1
2	1	2	2	2
3	1	3	3	3
4	2	1	2	3
5	2	2	3	1
6	2	3	1	2
7	3	1	3	2
8	3	2	1	3
9	3	3	2	1

正交表根据水平数的不同，可分为等水平表、混合水平表. 书末附表 21 提供了常用的正交表，可根据试验因素水平情况选用.

正交表都具有正交性：

(1) 任何一列各水平出现的次数都相等. 例如，$L_4(2^3)$中每列都出现不同数码 1 和 2，各出现 2 次，说明水平均匀分散；显然，n 是 s 的倍数.

(2) 任意两列的同行数码构成的有序数对包含了该水平下所有可能的搭配，并且每种数对出现的次数一样多，如 $L_4(2^3)$中第 1、2 两列构成的有序数对是(1,1)，(1,2)，(2,1)，(2,2)，各出现一次. 第 1,3 两列或第 2,3 两列，也是如此. 这表明正交表中各因素间水平的搭配整齐可比. 不难发现，n 是 s^2 的倍数，比如 3 水平正交表最小为 9 行.

9-1.2 交互作用

在多因素试验中，不仅各因素单独对指标起作用，有时还可能存在因素之间的联合作用，这种联合作用称为交互作用.

例 为提高某中药注射液有效成分的含量，对沉降时是否加乙醇和是否调 pH 进行考察. 在其他条件完全相同的情况下，安排了 4 组试验，试验结果(含量)如表 9-3 所示.

表 9-3

B	A	
	不用醇沉(A_1)	用醇沉(A_2)
不调 pH(B_1)	(1)5.6	(2)7.8
调 pH 至 9(B_2)	(3)7.4	(4)12.1

由表 9-3 可见：

(1) 不调 pH，不用醇沉，含量为 5.6；

(2) 只用醇沉，含量为 7.8，提高 2.2 是醇沉的单独作用；

(3) 只调 pH，含量为 7.4，提高 1.8 是调 pH 的单独作用；

(4) 既调 pH 又醇沉，含量为 12.1，提高 6.5，从 6.5 中除去醇沉的单独作用 2.2 和调 pH 的单独作用 1.8，还有 2.5，显然这是醇沉和调 pH 的联合作用，即交互作用.

在医药实践中，非常重视交互作用. 例如，中医讲究用药的配伍. 一个复方的功效应是方中各药的单独作用和药物之间交互作用的叠加. 又如，在药物研究和生产中，常会遇到某一因素各水平下试验结果的好坏程度，依赖于其他因素水平的选取. 本例在不用醇沉时，调 pH 能使含量提高 7.4－5.6＝1.8，而在用醇沉时，调 pH 能使含量提高 12.1－7.8＝4.3. 这就表明两因素间存在着交互作用. 因此，当两个因素间存在交互作用时，其水平搭配非常重要.

在试验中，因素间总存在着或大或小的交互作用. 但并非对所有的交互作用都要考察，要像确定试验因素那样，根据专业知识和经验认真分析，对那些影响甚微的交互作用，尽量略去，以便减少试验次数. 两个因素(如 A 和 B)间的交互作用称为一级交互作用，记为 $A\times B$. 三个因素(如 A,B 和 C)间的交互作用称为二级交互作用，记为 $A\times B\times C$，二级或二级以上的交互作用称为高级交互作用. 一般来说，大部分高级交互作用都是可以忽略的.

§ 9-2　用正交表安排试验

对于一项研究，首先应根据试验目的拟出要考察的试验因素和水平，确定试验指标，然后进行试验设计. 本节将通过一些实例介绍正交试验设计的方法.

9-2.1　交互作用可忽略的多因素试验

例 1　为提高穿心莲内酯的提取收率，根据实践经验，对工艺中 4 个因素各取两个水平进行考察，其因素水平如表 9-4 所示.

表 9-4

水平	因素			
	乙醇浓度/% (A)	溶剂用量/ml (B)	浸渍温度/℃ (C)	浸渍时间/h (D)
1	95	300	70	10
2	80	500	50	15

若对这 4 个因素两个水平的所有搭配都做试验，称为全面试验法，需做 $2^4=16$ 次. 通过全面试验确能得到最佳工艺条件，但试验次数太多，不仅不经济，有时甚至难以实现. 例如，对 6 因素 5 水平的全面试验，就要做 $5^6=15625$ 次. 一天一次，也要 42 年方能完成. 为此，考虑用正交表来安排试验，选出全面试验中的一部分来做，并通过分析找到最佳方案.

首先选用一张合适的正交表，本例是一个二水平试验，应该从二水平正交表 $L_4(2^3)$，$L_4(2^3)$，$L_8(2^7)$，$L_{12}(2^{11})$，…中选一张较合适的表，$L_4(2^3)$只能安排三个因素，而该试验中包含 4 个因素，$L_4(2^3)$不适合，宜选用正交表 $L_8(2^7)$. 其次把试验考察的因素安排在正交表上，即进行表头设计. 本例的 4 个因素 A,B,C,D 随机地填在正交表 $L_8(2^7)$1,2,4,7 列上(注：此处表头设计是在因素之间交互作用可忽略的前提下设计的，若要考察交互作用，交互作用应按正交原理放在相应列上，将在例 2 中讨论)，如表 9-5 所示.

表 9-5

试验号	列号							试验方案	试验结果
	A	B		C			D		
	1	2	3	4	5	6	7		
1	1(95%)	1(300ml)	1	1(70℃)	1	1	1(10h)	$A_1B_1C_1D_1$	
2	1	1	1	2(50℃)	2	2	2(15h)	$A_1B_1C_2D_2$	
3	1	2(500ml)	2	1	1	2	2	$A_1B_2C_1D_2$	
4	1	2	2	2	2	1	1	$A_1B_2C_2D_1$	
5	2(80%)	1	2	1	2	1	2	$A_2B_1C_1D_2$	
6	2	1	2	2	1	2	1	$A_2B_1C_2D_1$	
7	2	2	1	1	2	2	1	$A_2B_2C_1D_1$	
8	2	2	1	2	1	1	2	$A_2B_2C_2D_2$	

再次,安排试验,表 9-5 中各列的数字“1”,“2”分别代表该列所填因素的相应水平,而每一横行相对应的水平组合就是一种试验方案. 例如,第 1 号试验是 $A_1B_1C_1D_1$,即用 95%的乙醇 300ml,在 70℃下浸渍 10h 进行试验. 再如,第 6 号试验是 $A_2B_1C_2D_1$,即用 80%的乙醇 300ml,在 50℃下浸渍 10h,以次类推. 表中共 8 行,需做 8 次试验. 这 8 次试验称为正交试验,代表了全面的 16 次试验结果全貌. 最后,通过对比分析可找到最佳方案.

值得指出的是:表 9-5 的每个因素列的安排是随机定位的,不同的位置会影响具体的试验方案,所以,应在用正交表安排试验前确定.

在交互作用可忽略时,三水平的试验设计方法与二水平试验基本相同.

9-2.2 交互作用存在的多因素试验

例 2 在例 1 提取穿心莲内酯的工艺试验中,如果除考察 A,B,C,D 4 个因素外,还要考察交互作用 $A\times B,A\times C$ 及 $B\times C$,试寻找最佳工艺条件.

正交表中,列内离差平方和反映所排因素的不同水平之间的差异程度,而每两个列的交互作用的强度也正好由正交表中另一些列的列内离差平方和反映,那些列就称为这两个列的交互作用列. 许多正交表都附有相应的交互作用列表,利用这张表就可以找出正交表中任意两列的交互作用列.

对有交互作用的试验,作表头设计时因素不能任意安排,必须利用交互作用表把因素和要考察的交互作用安放在适当的列上,不能使不同的因素或交互作用同处一列,以免造成混杂. 设计时,一般应先安排涉及交互作用多的因素,然后安排涉及交互作用少的,最后安排不涉及交互作用的. 就本例而言,可先把因素 A,B 分别安排在第 1,2 两列,由 $L_8(2^7)$ 的交互作用表(表 9-6)查出 1,2 两列的交互作用反映在第 3 列,所以 $A\times B$ 要放在第 3 列;然后把 C 排在第 4 列,则 1,4 两列的交互作用在第 5 列;而 2,4 两列的交互作用在第 6 列. 所以,$A\times C$ 放第 5 列,$B\times C$ 应放第 6 列,D 就放在剩下的第 7 列(表 9-7).

表 9-6

列号	1	2	3	4	5	6	7
1	(1)	3	2	5	4	7	6
2		(2)	1	6	7	4	5
3			(3)	7	6	5	4
4				(4)	1	2	3
5					(5)	3	2
6						(6)	1
7							(7)

表 9-7

试验号	列号							试验方案	试验结果
	A	B	$A\times B$	C	$A\times C$	$B\times C$	D		
	1	2	3	4	5	6	7		
1	1(95%)	1(300ml)	1	1(70℃)	1	1	1(10h)	$A_1B_1C_1D_1$	72
2	1	1	1	2(50℃)	2	2	2(15h)	$A_1B_1C_2D_2$	82
3	1	2(500ml)	2	1	1	2	2	$A_1B_2C_1D_2$	78
4	1	2	2	2	2	1	1	$A_1B_2C_2D_1$	80
5	2(80%)	1	2	1	2	1	2	$A_2B_1C_1D_2$	80
6	2	1	2	2	1	2	1	$A_2B_1C_2D_1$	81
7	2	2	1	1	2	2	1	$A_2B_2C_1D_1$	69
8	2	2	1	2	1	1	2	$A_2B_2C_2D_2$	74

从表 9-7 可以看出提取穿心莲内酯的 8 个正交试验最佳为 2 号试验，$A_1B_1C_2D_2$，即用 95％的乙醇 300ml，在 70℃下浸渍 15h，穿心莲内酯的得率为 82％.

9-2.3　正交试验方案的合理性解释

我们看到，用正交表安排试验将大大减少试验次数，那么，自然要问：用正交表设计的一小部分试验能否代表全面试验(如例 1 的试验方案仅安排 8 次试验来代表全面的 16 次试验)？或者说，由这一小部分试验的试验结果所得的分析结论能否反映由全面试验的试验结果所作的分析结论？结论是肯定的. 这是因为试验设计就是以概率论和数理统计为理论基础，科学地安排多因素试验的一种数学方法，其研究的主要内容就是如何合理地安排试验，以使试验次数尽可能少，并能正确分析试验数据.

正交表都具有正交性，体现了试验点具有均匀分散和整齐可比的特点，因此，由正交表设计的试验具有很强的代表性，能够比较全面地反映各因素各水平对指标的影响. 其科学性在下节结果分析中可充分表明.

正交试验设计的一般步骤为：

(1) 明确试验目的，确定考核指标；

(2) 定因素，选水平，确定各因素之间是否存在交互作用，制定因素水平表；

(3) 根据水平数确定正交表的类型；

(4) 根据因素数、交互作用($df_{表} \geq \sum df_{因素} + \sum df_{交互作用}$)，确定正交表的大小(正交表的自由度 $df_{表} = n-1$，因素的自由度 $df_{因素}$ = 水平数 − 1，交互作用的自由度 $df_{A \times B} = df_A \times df_B$)；

(5) 进行表头设计确定试验方案；

(6) 对试验结果进行统计分析，确定最佳试验方案.

§9-3　正交试验的数据分析

试验方案确定后，按各号试验条件严格进行试验，试验顺序可随机确定，并记录试验结果. 接下来的工作就是分析试验所得数据以获得最优决策. 下面介绍两种分析正交试验数据的方法：直观分析法和方差分析法. 前者直观、简单，但过于粗糙；后者能提供更详细的有关结论，但计算量稍大.

9-3.1　试验结果的直观分析

正交试验结果的分析，要解决如下三个问题：一是确定因素各水平的优劣，二是分析因素的主次，三是确定最佳试验方案. 现就本节例 1，介绍试验结果的直观分析法.

例 1　按表 9-5 提供的试验方案进行试验，把各号试验的结果填在表中最后一列，得到表 9-8.

表 9-8

试验号	列号							试验方案	试验结果 Y/％
	A	B		C			D		
	1	2	3	4	5	6	7		
1	1(95％)	1(300ml)	1	1(70℃)	1	1	1(10h)	$A_1B_1C_1D_1$	72
2	1	1	1	2(50℃)	2	2	2(15h)	$A_1B_1C_2D_2$	82

续表

试验号	A	B		C			D	试验方案	试验结果 Y/%
	1	2	3	4	5	6	7		
3	1	2(500ml)	2	1	1	2	2	$A_1B_2C_1D_2$	78
4	1	2	2	2	2	1	1	$A_1B_2C_2D_1$	80
5	2(80%)	1	2	1	2	1	2	$A_2B_1C_1D_2$	80
6	2	1	2	2	1	2	1	$A_2B_1C_2D_1$	81
7	2	2	1	1	2	2	1	$A_2B_2C_1D_1$	69
8	2	2	1	2	1	1	2	$A_2B_2C_2D_2$	74
I_i	312	315		299			302		
II_i	304	301		317			314		
$\overline{\text{I}}_j$	78	78.75		74.75			75.50		
$\overline{\text{II}}_j$	76	75.25		79.25			78.50		
R_i	2	3.5		4.5			3		

根据正交表的正交性，用各水平试验结果的平均值分析试验数据，寻求最佳试验条件.

一、计算各因素水平的综合平均值及极差

以本节例 1 的因素 A 为例，用 I_1 表示包含 A_1 水平的 4 个试验结果之和，用 II_1 表示包含 A_2 水平的 4 个试验结果之和. 其平均值

$$\overline{\text{I}}_1=\frac{1}{4}(y_1+y_2+y_3+y_4)=\frac{1}{4}(72+82+78+80)=78$$

$$\overline{\text{II}}_1=\frac{1}{4}(y_5+y_6+y_7+y_8)=\frac{1}{4}(80+81+69+74)=76$$

称为 A_1 水平 A_2 水平的综合平均值，根据正交表的正交性可知，在 A_1 和 A_2 的各四个实验中，其他因素搭配的情况是相同的，因此，$\overline{\text{I}}_1$ 和 $\overline{\text{II}}_1$ 是可比的，它们分别反映了 A_1 水平 A_2 水平的试验效果.

因素水平中最大的综合平均值与最小的综合平均值之差称为因素的极差，用 R_j 表示第 j 列因素的极差. 极差的大小反映了因素对试验指标影响的程度，如因素 A 的极差 $R_1=78-76=2$.

同样可得 B,C,D 的各水平综合平均值和极差，结果列于表 9-8 的下半部分. 由于 A 在第 1 列且 $\overline{\text{I}}_1>\overline{\text{II}}_1$，表明 A_1 比 A_2 好. 同理，$\overline{\text{I}}_2>\overline{\text{II}}_2$，表明 B_1 比 B_2 好；$\overline{\text{I}}_4<\overline{\text{II}}_4$，表明 C_2 比 C_1 好；$\overline{\text{I}}_7<\overline{\text{II}}_7$，表明 D_2 比 D_1 好.

二、比较极差大小排定因素影响顺序

因素极差越大，说明因素的水平改变对试验结果影响也越大，表明该因素对试验指标的影响越重要. 这样，由极差 R_j 的大小，找出因素的主次顺序如下：

$$\text{主}\xrightarrow[CBDA]{}\text{次}$$

应该注意：因素主次的排序不是固定的，它与因素所考察的范围有关. 当试验范围或试验条件改变时，其主次关系有可能随之改变，本节例 1 因素主次顺序为 C、B、D、A.

三、确定最佳试验方案

因素主次顺序排定后，水平综合平均值越大，水平越优，各因素最优水平组合在一起就是最

佳试验方案. 例如 9-2 节例 1 中 C 应取 C_2，B 取 B_1，D 取 D_2，因素 A 原则上可以任取一水平，但取 A_1 要比 A_2 好些，故取 A_1，较佳工艺条件是 $A_1B_1C_2D_2$，即用 95%的乙醇 300ml，控制温度 50℃浸渍 15h. 可以证明，如果各因素间确实不存在交互作用时，所得到的这个最佳工艺条件就是全面试验中的最佳条件(证明略).

例 2　在 9-2 节例 2 提取穿心莲内酯的工艺试验中，如果除考察 A,B,C,D 4 个因素外，还要考察交互作用 $A\times B$，$A\times C$ 及 $B\times C$，试用直观分析法寻找最佳工艺条件.

解　对有交互作用的试验，作表头设计，安排试验方案，记录试验结果如表 9-9 所示. 用直观分析的方法，计算各列各水平综合平均值和极差，结果列于表 9-9 的下半部分.

表 9-9

试验号	列号							试验方案	试验结果
	A	B	$A\times B$	C	$A\times C$	$B\times C$	D		
	1	2	3	4	5	6	7		
1	1(95%)	1(300ml)	1	1(70℃)	1	1	1(10h)	$A_1B_1C_1D_1$	72
2	1	1	1	2(50℃)	2	2	2(15h)	$A_1B_1C_2D_2$	82
3	1	2(500ml)	2	1	1	2	2	$A_1B_2C_1D_2$	78
4	1	2	2	2	2	1	1	$A_1B_2C_2D_1$	80
5	2(80%)	1	2	1	2	1	2	$A_2B_1C_1D_2$	80
6	2	1	2	2	1	2	1	$A_2B_1C_2D_1$	81
7	2	2	1	1	2	2	1	$A_2B_2C_1D_1$	69
8	2	2	1	2	1	1	2	$A_2B_2C_2D_2$	74
I_j	312	315	297	299	305	306	302		
II_j	304	301	319	317	311	310	314		
$\overline{\mathrm{I}}_j$	78	78.75	74.25	74.75	76.25	76.50	75.50		
$\overline{\mathrm{II}}_j$	76	75.25	79.75	79.25	77.75	77.50	78.50		
R_j	2	3.5	5.5	4.5	1.5	1	3		

由表 9-9 中末行极差看出，$A\times C$ 及 $B\times C$ 的 R 值较小，说明这两个交互作用都很小，可以认为是误差引起的，不妨忽略不计(至于小到何种程度就可以认为是误差引起的而忽略不计，留在方差分析中讨论，这里仅作直观分析). 9-3 节例 1 中仅就各因素对收率的单独作用作了分析，得到的方案为 $A_1B_1C_2D_2$，这里由于 $A\times B$ 的 R 值很大，表明 A 和 B 的交互作用很大，甚至超过 A,B 的单独作用，这时必须考虑 A 和 B 水平的最优搭配.

为此根据表中试验结果，列出下面的二元表(表 9-10)：

表 9-10

因素 A	因素 B	
	B_1	B_2
A_1	$\frac{72+82}{2}=77$	$\frac{78+80}{2}=79$
A_2	$\frac{80+81}{2}=80.5$	$\frac{69+74}{2}=71.5$

比较 A,B 各水平的 4 种搭配，以 A_2B_1 的平均收率最高. 于是，当有交互作用 $A\times B$，$A\times C$ 及 $B\times C$ 存在时，最佳试验方案应为 $A_2B_1C_2D_2$. 这个试验方案在所安排的 8 次试验中是没有

的. 这说明用正交表安排试验，虽然只做了全面试验的一部分，但也不会漏掉好的试验条件. 由于这个方案没有做过试验，可安排几次试验加以验证.

例 3 为提高某药材炮制质量，根据经验确立的试验因素和水平如表 9-11 所示.

表 9-11

水平	因素			
	片厚/mm (A)	浸泡时间/h (B)	切片形状 (C)	烘烤温度/℃ (D)
1	4～6	6	直片	70
2	1～3	8	斜片	80
3	7～9	10	横片	90

还需考察交互作用 $A\times B$，$A\times C$ 及 $B\times C$.

试验指标：总生物碱含量(%).

(1) 选表. 本例是 4 因素三水平试验，$f_A=f_B=f_C=f_D=2$，$f_{A\times B}=f_{A\times C}=f_{B\times C}=2\times2=4$，$f_{试}=20$，故选用自由度 $f_{表}$ 为 26 的正交表 $L_{27}(3^{13})$.

(2) 表头设计. 正交表 $L_{27}(3^{13})$ 每列自由度是 2，所以每列可容纳一个因素；而每个交互作用的自由度为 4，所以每个交互作用需占两列. 例如，把 A，B 分别放在第 1，2 列，查 $L_{27}(3^{13})$ 的交互作用表，$A\times B$ 应放在第 3，4 两列，分别记为 $(A\times B)_1$ 和 $(A\times B)_2$，C 放第 5 列时，$A\times C$ 就该放在第 6，7 两列，$B\times C$ 则放第 8 和第 11 两列，D 不涉及交互作用，无论放在其余的哪列上都不会引起混杂，故放第 12 列. 表头设计、试验安排和结果如表 9-12 所示.

表 9-12

试验号	列号													试验结果
	A	B	$(A\times B)_1$	$(A\times B)_2$	C	$(A\times C)_1$	$(A\times C)_2$	$(B\times C)_1$			$(B\times C)_2$	D		
	1	2	3	4	5	6	7	8	9	10	11	12	13	y_i
1	1	1	1	1	1	1	1	1	1	1	1	1	1	1.11
2	1	1	1	1	2	2	2	2	2	2	2	2	2	1.46
3	1	1	1	1	3	3	3	3	3	3	3	3	3	1.24
4	1	2	2	2	1	1	1	2	2	2	3	3	3	1.54
5	1	2	2	2	2	2	2	3	3	3	1	1	1	2.00
6	1	2	2	2	3	3	3	1	1	1	2	2	2	2.03
7	1	3	3	3	1	1	1	3	3	3	2	2	2	2.51
8	1	3	3	3	2	2	2	1	1	1	3	3	3	2.41
9	1	3	3	3	3	3	3	2	2	2	1	1	1	1.86
10	2	1	2	3	1	2	3	1	2	3	1	2	3	1.34
11	2	1	2	3	2	3	1	2	3	1	2	3	1	1.82
12	2	1	2	3	3	1	2	3	1	2	3	1	2	1.04
13	2	2	3	1	1	2	3	2	3	1	3	1	2	2.16
14	2	2	3	1	2	3	1	3	1	2	1	2	3	2.78
15	2	2	3	1	3	1	2	1	2	3	2	3	1	2.70
16	2	3	1	2	1	2	3	3	1	2	2	3	1	2.02
17	2	3	1	2	2	3	1	1	2	3	3	1	2	2.41

续表

试验号	列号 A 1	B 2	$(A\times B)_1$ 3	$(A\times B)_2$ 4	C 5	$(A\times C)_1$ 6	$(A\times C)_2$ 7	$(B\times C)_1$ 8	9	10	$(B\times C)_2$ 11	D 12	13	试验结果 y_i
18	2	3	1	2	3	1	2	2	3	1	1	2	3	0.99
19	3	1	3	2	1	3	2	1	3	2	1	3	2	2.16
20	3	1	3	2	2	1	3	2	1	3	2	1	3	2.64
21	3	1	3	2	3	2	1	3	2	1	3	2	1	2.55
22	3	2	1	3	1	3	2	2	1	3	3	2	1	2.12
23	3	2	1	3	2	1	3	3	2	1	1	3	2	1.98
24	3	2	1	3	3	2	1	1	3	2	2	1	3	1.19
25	3	3	2	1	1	3	2	3	2	1	2	1	3	1.80
26	3	3	2	1	2	1	3	1	3	2	3	2	1	1.54
27	3	3	2	1	3	2	1	2	1	3	1	3	2	1.22
Ⅰ_j	16.16	15.40	14.52	16.01	16.76	16.05	17.13	16.89			15.44	16.21		
Ⅱ_j	17.26	18.50	14.33	18.34	19.04	16.35	16.68	15.81			18.71	17.32		
Ⅲ_j	17.20	16.80	21.77	16.27	14.82	18.22	16.81	17.92			17.01	17.09		
$\overline{\text{Ⅰ}}_j$	1.80	1.71	1.61	1.78	1.86	1.78	1.90	1.88			1.72	1.80		
$\overline{\text{Ⅱ}}_j$	1.92	2.06	1.59	2.04	2.12	1.82	1.85	1.76			2.02	1.92		
$\overline{\text{Ⅲ}}_j$	1.91	1.86	2.42	1.81	1.65	2.02	1.87	1.99			1.89	1.90		
R_j	0.12	0.35	0.83	0.26	0.47	0.24	0.05	0.23			0.30	0.12		

由于交互作用在表中占两列，计算交互作用的极差时，要取所占两列极差的平均值，如

$$R_{A\times B}=\frac{1}{2}(R_3+R_4)=\frac{1}{2}(0.83+0.26)=0.545$$

同理，

$$R_{A\times C}=\frac{1}{2}(R_6+R_7)=0.145,R_{B\times C}=\frac{1}{2}(R_8+R_{11})=0.265$$

比较极差大小，影响试验结果的主要因素是 $A\times B$ 和 C，其次是 B，其他因素和交互作用的影响都较小. 因素水平的选取，C 应取 C_2.

由于 $A\times B$ 的 R 值大，说明 A 与 B 的交互作用大，为此列出二元表(表 9-13).

表 9-13

因素 A	因素 B B_1	B_2	B_3
A_1	3.81/3	5.57/3	6.78/3
A_2	4.20/3	7.64/3	5.42/3
A_3	7.35/3	5.29/3	4.56/3

由表 9-13 可见，A_2B_2 的结果最高. 由于因素 D 的影响较小，可任取一水平，考虑到节省能源，宜取 D_1. 最后得到最佳工艺条件为 $A_2B_2C_2D_1$，即把药材切成 1～3mm 厚的斜片，浸泡 8h，70℃烘干.

9-3.2　试验结果的方差分析

直观分析法简单、直观，计算量较少，便于普及和推广，但它不能区别试验结果的差异是由因素改变所引起的，还是试验的随机波动所引起的. 为解决这个问题，需要对试验结果作方差分析.

方差分析法的基本思想是把由于因素(含交互作用)水平变化所引起试验结果的差异与试验随机误差分开,如果某因素水平的变化所引起试验结果的变动与试验随机误差相差不大,则可认为该因素对试验结果的影响不显著;反之,就可判断该因素对试验结果有显著影响.下面结合实例介绍这种方法.

例 4 复方丹参注射液的试制.

临床用复方丹参汤(丹参、葛根、桑寄生、黄精、首乌和甘草)治疗冠心病有明显疗效,为将其改制成注射液,需考虑以下几个问题:

(1) 组方是否合理,能否减少几味药?

(2) 用水煎煮好,还是用乙醇渗漉好?

(3) 用调 pH 除杂好,还是用明胶除杂好?

(4) 需不需加吐温-80 助溶?

为解决这些问题,归纳出如下试验因素水平表(表 9-14).

表 9-14

水平	因素				
	A	B	C	D	E
1	甘草、桑寄生	丹参	吐温-80	调 pH 除杂	乙醇渗漉
2	0	丹参、黄精、首乌、葛根	0	明胶除杂	水煎煮

根据资料,还需考察交互作用 $C \times E$.

试验指标:兼顾冠脉血流量和毒性两项指标评出分数.

本例宜选正交表 $L_8(2^7)$安排试验,试验结果如表 9-15 所示.

表 9-15

试验号	列号							试验结果 y_i
	A	B	C	D	E	$C \times E$		
	1	2	3	4	5	6	7	
1	1	1	1	1	1	1	1	4
2	1	1	1	2	2	2	2	8.7
3	1	2	2	1	1	2	2	8.6
4	1	2	2	2	2	1	1	9.9
5	2	1	2	1	2	1	2	0.3
6	2	1	2	2	1	2	1	6.7
7	2	2	1	1	2	2	1	12.7
8	2	2	1	2	1	1	2	10.7
I_j	31.2	19.7	36.1	25.6	30	24.9	33.3	$\sum_{i=1}^{8} y_i = 61.6$
II_j	30.4	41.9	25.5	36	31.6	36.7	28.3	
R_j	0.8	22.2	10.6	10.4	1.6	11.8	5	
$SS_j = R^2/8$	0.08	61.61	14.05	13.52	0.32	17.41	3.13	$CT = 474.32$

由表 9-15 看出,8 次试验结果参差不齐.参差不齐的程度可用其离均差平方和来衡量.另一方面,考虑到引起各次试验结果差异的原因,不外有两种可能:一是由于各因素水平变化造成,二是试验误差的存在,即

$$SS_{总} = SS_{因} + SS_e$$

其中，SS_e 为随机误差离差平方和.

根据方差分析的思想，首先需要计算出这些离均差平方和，然后进行显著性检验.具体步骤如下：

一、计算离均差平方和

(1)总离差平方和.为不失一般性，假设共做 n 次试验，每次试验结果为 $y_i(i=1,2,\cdots,n)$，则总离差平方和为

$$SS_{总}=\sum_{i=1}^{n}(y_i-\bar{y})^2=\sum_{i=1}^{n}y_i^2-CT$$

其中，

$$CT=\frac{1}{n}\left(\sum_{i=1}^{n}y_i\right)^2 \tag{9-1}$$

自由度

$$f_{总}=n-1$$

$SS_{总}$ 反映了 n 次试验结果的总差异.

(2) 各因素(含交互作用)的离差平方和.为不失一般性，假设共做 n 次试验，排有第 j 列的因素(含交互作用)共有 k 个水平，每列同水平重复数为 m，j 列各水平对应试验结果的平均值为 $\bar{j}_k$，如果用 $\overline{\text{I}}_1$ 代替该列中各个"1"水平对指标的影响，用 $\overline{\text{II}}_1$ 代替各个"2"水平对指标的影响，……，由于 $\overline{\text{I}}_1$，$\overline{\text{II}}_1$，…的综合可比性，故可用它们与总均数 y 的离均差平方和(SS_j)来表示因素 j 各水平变化引起试验结果的差异，即

$$SS_j=\sum_{s=1}^{k}m(\bar{s}_j-\bar{y})^2$$

其中，

$$\bar{y}=\frac{1}{n}\sum_{i=1}^{n}y_i,\quad CT=\frac{1}{n}\left(\sum_{i=1}^{n}y_i\right)^2$$

化简后得到

$$SS_j=\frac{\sum_{s=1}^{k}m^2\,\bar{s}_j^{2}}{m}-CT \tag{9-2}$$

具体到本例有

$$CT=\frac{1}{n}\left(\sum_{i=1}^{n}y_i\right)^2=\frac{61.6^2}{8}=474.32$$

$$SS_{总}=\sum_{i=1}^{8}y_i^2-CT=(4^2+8.7^2+\cdots+10.7^2)-474.32=110.1$$

$$f_{总}=8-1=7$$

如把(9-2)式代入后稍加运算，可得到二水平更简单的形式

$$SS_1(SS_A)=\frac{(\text{I}_1-\text{II}_1)^2}{8} \tag{9-3}$$

根据各因素所在列的列号和表 9-12 下栏数据，利用(9-2)式或(9-3)式，分别计算出各因素的离均差平方和

$$SS_1(SS_A)=\frac{(\text{I}_1-\text{II}_1)^2}{8}=\frac{(31.2-30.4)^2}{8}=0.08$$

$$SS_2(SS_B)=\frac{(\text{I}_2-\text{II}_2)^2}{8}=\frac{(19.7-41.9)^2}{8}=61.61$$

同理，

$$SS_3(SS_C)=14.05, SS_4(SS_D)=13.52$$
$$SS_5(SS_E)=0.32, SS_6(SS_{C\times E})=17.41$$

相应自由度

$$f_j=2-1=1$$

(3) 误差的离差平方和. 对于正交表中的空白列，也可用上述方法计算离均差平方和. 显然，它们不是因素或交互作用水平变化引起的，可以看成试验误差的离差平方和. 所以，计算误差离差平方和，只需把所有空白列的离差平方和相加，其自由度也应把这些空白列的自由度相加，

$$SS_e(SS_7)=\frac{(\text{Ⅰ}_7-\text{Ⅱ}_7)^2}{8}=\frac{(33.3-28.3)^2}{8}=3.13$$
$$f_e=1$$

根据方差分析的原理应有

$$SS_{总}=SS_A+SS_B+SS_C+SS_D+SS_E+SS_{C\times E}+SS_e$$

上式可帮助检查各种离均差平方和的计算结果是否正确.

在计算中，有时非空白列的离均差平方和比误差的离均差平方和还要小，这表明该因素或交互作用对试验结果没有影响或影响甚微，可以认为该列的离均差平方和主要是试验误差引起的. 为了提高分析精度，常把它们合并在误差离均差平方和中一起作为试验误差，相应地自由度也应合并在一起. 例如，本例

$$SS_e=SS_7+SS_A+SS_E=3.13+0.08+0.32=3.53$$
$$f_e=1+1+1=3$$

二、显著性检验

因素及交互作用是否显著，可通过 F 检验作结论. 各因素及误差的方差等于其离差平方和除以相应的自由度，由此，再分别计算 F 值，

$$F=\frac{SS_{因}/f_{因}}{SS_e/f_e}$$

例如，对本例，

$$F_B=\frac{SS_B/f_B}{SS_e/f_e}=\frac{61.61/1}{3.53/3}=52.21$$

同理，

$$F_C=11.91,\quad F_D=11.46,\quad F_{C\times E}=14.75$$

查 F 分布临界值表(附表 8)得 $F_{0.05}(1,3)=10.13$，$F_{0.01}(1,3)=34.12$，把上面计算结果列入方差分析表(表 9-16).

表 9-16

方差来源	离均差平方和	自由度	方差	F 值	显著性
B	61.61	1	61.61	52.21	* *
C	14.05	1	14.05	11.91	*
D	13.52	1	13.52	11.46	*
$C\times E$	17.41	1	17.41	14.75	*
误差 e	3.53	3	1.18		

* 为有显著意义，* * 为有极显著意义.

分析表明，因素 B 对试验结果有非常显著的影响，C，D，$C\times E$ 也有显著影响，而 A 和 E 的影响不显著.

从正交试验的观点来看，只选取有显著意义因素的最高水平和交互作用的最优搭配，确定出最佳方案，不显著的因素，原则上可以根据实际条件（如节约、省时等）酌情确定一个水平. 例如，本例 B 可取 B_2，C 取 C_1，D 取 D_2，至于 E 取哪个水平，由于 $C\times E$ 有显著意义，从二元表（表 9-17）看出，最优搭配是 C_1E_2. 因素 A 不显著表明处方中用不用甘草、桑寄生并不影响药品的疗效和质量，故取 A_2.

表 9-17

因素 C	因素 E	
	E_1	E_2
C_1	$\frac{4+10.7}{2}=7.35$	$\frac{8.7+12.7}{2}=10.7$
C_2	$\frac{8.6+6.7}{2}=7.65$	$\frac{9.9+0.3}{2}=5.1$

综合上述分析，得到最佳方案为 $A_2B_2C_1D_2E_2$，这个方案表明丹参、首乌、黄精、葛根为复方丹参注射液的最佳配方. 在生产中，用水煎煮比乙醇渗漉好，应该用明胶除杂，加吐温-80 助溶.

§9-4　多指标试验

前面提到的例子是单指标试验. 实际中，常会遇到需要同时考虑几个指标的问题，这就是多指标试验. 在多指标试验中，有时这项指标好了，另一项指标差，这就需要权衡各项指标，以便对试验结果作出全面客观分析. 在此介绍两种方法.

9-4.1　综合加权评分法

综合加权评分法的基本思想是兼顾各项指标，综合起来评出分数，以各号试验得分的多少评价试验结果的好坏，即化多指标为单指标进行分析. 其做法可先把各号试验的每个指标分别转换为分数，然后根据各项指标的重要程度，综合加权评分.

例 1　为研究中药丸剂溶散度的最佳工艺，根据经验，拟定出试验因素水平如表 9-18 所示.

试验指标：(1)溶散度(分)；(2)菌检(百个/g).

这是两个指标的试验，选用 $L_9(3^4)$ 正交表安排试验，试验设计和试验结果如表 9-19 所示.

表 9-18

水平	因素			
	赋形剂用量/% (A)	干燥温度/℃ (B)	泛丸速度/(分/kg) (C)	乙醇浓度/% (D)
1	5	60	0.67	10
2	10	80	1.33	75
3	15	100	2	95

表 9-19

试验号		列号 1	2	3	4	试验结果		综合评分
		因素				溶散度	菌检	
		A	B	C	D	(y_1)	(y_2)	y
1		1(5%)	1(60)	1(0.67)	1(10%)	70	38	82
2		1	2(80)	2(1.33)	2(75%)	45	50	92
3		1	3(100)	3(2)	3(95%)	40	40	99
4		2(10%)	1	2	3	75	53	73
5		2	2	3	1	80	42	74
6		2	3	1	2	65	41	84
7		3(15%)	1	3	2	65	47	81
8		3	2	1	3	55	41	90
9		3	3	2	1	60	51	83
综合加权评分	$Ⅰ_j$	273	236	256	239			
	$Ⅱ_j$	231	256	248	257			
	$Ⅲ_j$	254	266	254	262			
	R_j	$\frac{42}{3}$	$\frac{30}{3}$	$\frac{8}{3}$	$\frac{23}{3}$			
溶散度	$Ⅰ_j$	155	210	190	210			
	$Ⅱ_j$	220	180	180	175			
	$Ⅲ_j$	180	165	185	170			
	R_j	$\frac{65}{3}$	$\frac{45}{3}$	$\frac{10}{3}$	$\frac{40}{3}$			
菌检	$Ⅰ_j$	128	138	120	131			
	$Ⅱ_j$	136	133	154	138			
	$Ⅲ_j$	139	132	129	134			
	R_j	$\frac{11}{3}$	$\frac{6}{3}$	$\frac{34}{3}$	$\frac{7}{3}$			

根据例 1 的研究目的，指标溶散度(y_1)要比菌检(y_2)重要. 权重系数宜分别取为 0.6 和 0.4. 为在统一标准下加权评分，分别把两项最好的指标都定为 100 分，具体做法如下：

(1) 把溶散度转化为分数. 溶散度越小越好，把结果最好的第 3 号试验定为 100 分，宜用公式 $y_1'=140-y_1$，把各号试验的溶散度转化为分数. 例如，第 1 号试验 $y_1'=140-70=70$ 分，其余类推；

(2) 把菌检转化为分数. 菌检数也是越小越好. 用 $y_2'=138-y_2$ 可把结果最好的第 1 号试验定为 100 分，并用该式把其余各号试验的菌检结果转化为分数；

(3) 加权求和. 根据确定的权重，对两个单项分数加权求和. 用 $y=0.6y_1'+0.4y_2'$ 求出各号试验的综合评分.

为简化计算，将上述三步概括为一个公式

$$y=0.6(140-y_1)+0.4(138-y_2)$$

即

$$y=139.2-0.6y_1-0.4y_2$$

把各号试验的两项指标代入上式，即可得到相应的综合加权评分. 例如，第 1 号试验

$$y=139.2-0.6\times70-0.4\times38=82(分)$$

其余类推. 将各号试验的评分记入表中最后一列. 按单指标(分数)作直观分析,得到表下综合评分栏. 由极差 R 的大小看出,影响质量的主要因素是 A,B 和 D,次要因素是 C. 取重要因素较高水平的组合,得到较佳工艺条件为 $A_1B_3D_3$,因素 C 可根据生产条件任取一水平.

应该指出:① 综合加权评分的方法非常灵活,要根据指标性质研究评分方案. 例如,本例也可采用取倒数的方法评出单项分. 只要方法合理,都会得到同样的结论. ② 本例是属于定量多指标试验. 如果确定的是定性指标,如颜色、气味等,可把各号结果按规定指标及其重要程度,相互比较,把最好的试验结果评为 100 分,其他试验酌情扣分处理.

9-4.2 综合平衡法

前面所讲的加权评分法是采用先综合后分析的方法,当然也可采用先分析后综合的方法处理,即先分别对每项指标进行分析,然后把各项指标分析的结果进行综合平衡,最后归纳出结论,这就是综合平衡法.

例 2 用综合平衡法分析例 1.

(1) 溶散度分析. 由表 9-15 下边溶散度栏中极差看出,影响溶散度的主要因素是 A,其次是 B 和 D,较优工艺方案是 $A_1B_3D_3$,次要因素 C 可根据情况任取一水平;

(2) 菌检分析. 由表中最后菌检栏中极差看出,影响菌检结果的主要因素是 C,其次是 A,较佳工艺条件是 A_1C_1,而 B,D 可任取一水平;

(3) 综合平衡分析. 根据单项分析的两套方案,A 取 A_1 是共同的,在菌检中 B,D 可以任取一水平,照顾到溶散度应取 B_3D_3,因素 C 是菌检的主要因素,应取 C_1. 综合起来,最好方案应是 $A_1B_3C_1D_3$,这与综合加权评分法的结果基本一致.

例 3 为提高烘制麸葛根的质量,以葛根黄酮含量为指标,对烘制温度、烘制时间和用麸量三个因素进行了考察. 其试验因素水平如表 9-20 所示.

表 9-20

水平	因素		
	温度/℃ (A)	时间/min (B)	加麸量/g (C)
1	155	20	3
2	165	30	4
3	175	40	5

(1) 选表. 这是一个三因素三水平的试验,$f_{试}=f_A+f_B+f_C=(3-1)\times3=6$. 在三水平表中选用 $f_{表}$ 为 8 的 $L_9(3^4)$比较合适;

(2) 表头设计. 在 $L_9(3^4)$中,$f_{列}=3-1=2$,本例 $f_{因}=2$,所以每列可容纳一个因素. 把 A,B,C 三个因素依次放在表中的任三列上,如第 1,2,3 列上;

(3) 安排试验. 把第 1,2,3 列中的数字 1,2,3 分别换成该因素的相应水平,就得到试验计划表(表 9-21).

表 9-21 中提供了 9 个试验方案. 例如,第 3 号试验是 $A_1B_3C_3$,即在温度 155℃下烘制 40min,加麸 5g,依此类推.

如果本例再增加两个考察因素,正交表 $L_9(3^4)$就容纳不下了,这时 $f_{试}=2\times5=10$,显然应取自由度 $f_{表}$ 为 17 的正交表 $L_{18}(3^7)$. 读者可根据上述方法自行进行表头设计和安排试验,在此不再赘述.

表 9-21

试验号	列号			
	A	*B*	*C*	*D*
	1	2	3	4
1	1(155℃)	1(12min)	1(3g)	1
2	1	2(30min)	2(4g)	2
3	1	3(40min)	3(5g)	3
4	2(165℃)	1	2	3
5	2	2	3	1
6	2	3	1	2
7	3(175℃)	1	3	2
8	3	2	1	3
9	3	3	2	1

§ 9-5　正交试验设计的灵活应用

9-5.1　不等水平试验

在医药科研和生产实践中，常会遇到因素的水平数不相等的情况．对于不等水平的正交试验，下面介绍两种方法．

一、直接套表法

例 1　考察从麻黄草中提取麻黄碱的最佳工艺条件，确定试验因素和水平如表 9-22 所示．

表 9-22

水平	因素			
	溶剂用量/倍量 (*A*)	溶剂种类 (*B*)	浸煮时间/h (*C*)	pH (*D*)
1	4	0.1%盐酸	2	8
2	6	水	1	12
3	8			
4	10			

本例是不等水平的试验，一个四水平因素，三个二水平因素．可以直接从混合水平表中选用正交表 $L_8(4\times 2^4)$．在做表头设计时，把 A 因素排在具有四水平的第 1 列，B,C,D 依次放在第 2，3，4 列，即得试验方案表 9-23．

表 9-23

试验号	列号				
	1	2	3	4	5
	因素				
	A	*B*	*C*	*D*	
1	1(4 倍量)	1(盐酸)	1(2h)	1(pH8)	1
2	1	2(水)	2(1h)	2(pH12)	2
3	2(6 倍量)	1	1	2	2
4	2	2	2	1	1
5	3(8 倍量)	1	2	1	2
6	3	2	1	2	1
7	4(10 倍量)	1	2	2	1
8	4	2	1	1	2

二、拟水平法

当考察因素的水平数不等，又找不到合适的混合正交表，或即使可以找到，因试验次数太多而客观条件不允许采用时，可对水平数少的因素再拟定一个或几个水平，使各因素在形式上化为等水平，然后按等水平进行试验设计. 具体做法是重复某个已选定的水平或新加估计有意义的水平.

例 2 在“热可平”注射液的研制中，根据临床实践，确定考察的因素水平如表 9-24 所示.

表 9-24

水平	因素		
	药品种类 (*A*)	剂量/(g/ml) (*B*)	用法/(次/日) (*C*)
1	鹅不食草+柴胡	2	1
2	鹅不食草	4	2
3	柴胡	0	4

由于因素 *A* 和 *C* 都是三水平，只有 *B* 是二水平. 根据临床实践，有必要对 *B* 因素的一水平多考察几次，所以虚拟一个三水平(2g/ml). 这样就把问题转化为三水平试验，其试验设计方法同前.

三、不等水平的交互作用

例 3 为考察从麻黄草中提取麻黄碱的较优工艺条件，确定试验因素和水平如表 9-25 所示.

表 9-25

水平	因素			
	溶剂用量/倍量 (*A*)	溶剂种类 (*B*)	浸煮时间/h (*C*)	pH (*D*)
1	4	0.1%盐酸	2	8
2	6	水	1	12
3	8			
4	10			

试验指标:麻黄碱收率.

还需考察交互作用 $A\times B$,$A\times C$ 及 $B\times C$.

如不考察交互作用,曾在 9-5 节例 1 中用直接套表法选用 $L_8(4\times 2^4)$ 正交表讨论过它的试验设计.这里增加三个交互作用,显然该表已不适用,那么应选哪张正交表?如何设计表头?怎样分析试验结果?

由于 $f_A=4-1=3$,$f_B=f_C=f_D=f_{B\times C}=1$,$f_{A\times B}=f_{A\times C}=3$,所以 $f_{试}=13$,故选 $L_{16}(4\times 2^{12})$ 比较合适.该表除第 1 列自由度为 3 外,其余各列均为 1.因此,应把 A 排在第 1 列,$A\times B$ 和 $A\times C$ 都应占其余 2 水平列的 3 个列,而 $B\times C$ 的自由度为 1,只占 1 列.至于它们应该安排在哪些列上,需要了解 $L_{16}(4\times 2^{12})$ 表的构成.混合表是由等水平表改造而成的,方法是合并列,故名并列法.下面以改造 $L_{16}(2^{15})$ 正交表为例,介绍这种方法.

从 $L_{16}(2^{15})$ 表中取出第 1,2 两列.其横行组成的有序数对共有 4 种(1,1),(1,2),(2,1),(2,2),各重复 4 次.按下述原则把每个数对换成一个新数码:(1,1)→1,(1,2)→2,(2,1)→3,(2,2)→4,这样就把表中第 1,2 两列合并为新的一列,由于第 1,2 两列的交互作用反映在第 3 列,所以把第 3 列删去,便得到第 1 列是四水平,其余 12 列是二水平的混合正交表 $L_{16}(4\times 2^{12})$,其表头对照如表 9-26 所示.

表 9-26

$L_{16}(2^{15})$ 列号	1	2	3	4	5	6	7	8	9	10	11	12	13	14	15
$L_{16}(4\times 2^{12})$ 列号		1		2	3	4	5	6	7	8	9	10	11	12	13

知道了 $L_{16}(4\times 2^{12})$ 的构成,就可以进行表头设计了,如把 A 放第 1 列,B 放第 2 列.由上面对照表看出,它们实际上是 $L_{16}(2^{15})$ 中的第 1,2,3 列和第 4 列,由 $L_{16}(2^{15})$ 表的交互作用表知 $A\times B$ 应排在第 5,6,7 列上,即 $L_{16}(4\times 2^{12})$ 的第 3,4,5 列;因素 C 放在 $L_{16}(4\times 2^{12})$ 的第 6 列,即 $L_{16}(2^{15})$ 的第 8 列,则 $A\times C$ 应放在 $L_{16}(2^{15})$ 的第 9,10,11 列,也就是 $L_{16}(4\times 2^{12})$ 的第 7,8,9 列;$B\times C$ 应放在 $L_{16}(2^{15})$ 的第 12 列,即 $L_{16}(4\times 2^{12})$ 的第 10 列,D 可放在 $L_{16}(4\times 2^{12})$ 的第 11 列.总之,混合表中交互作用的安排,要根据原正交表的交互作用表来确定.本例的试验设计与试验结果如表 9-27 所示.

表 9-27

试验号	$L_{16}(2^{15})$ 列号													试验结果
	123	4	5	6	7	8	9	10	11	12	13	14	15	
	$L_{16}(4\times 2^{12})$ 列号													
	1	2	3	4	5	6	7	8	9	10	11	12	13	收率
	因素													y_i
	A	B		$A\times B$		C		$A\times C$		$B\times C$	D			
1	1	1	1	1	1	1	1	1	1	1	1	1	1	61
2	1	1	1	1	1	2	2	2	2	2	2	2	2	83
3	1	2	2	2	2	1	1	1	1	2	2	2	2	35
4	1	2	2	2	2	2	2	2	2	1	1	1	1	48
5	2	1	1	2	2	1	1	2	2	1	1	2	2	60
6	2	1	1	2	2	2	2	1	1	2	2	1	1	71
7	2	2	2	1	1	1	1	2	2	2	2	1	1	58
8	2	2	2	1	1	2	2	1	1	1	1	2	2	61

续表

试验号	$L_{16}(2^{15})$列号 123	4	5	6	7	8	9	10	11	12	13	14	15	试验结果
	$L_{16}(4\times 2^{12})$列号 1	2	3	4	5	6	7	8	9	10	11	12	13	收率 y_i
	因素 A	B		$A\times B$		C		$A\times C$		$B\times C$	D			
9	3	1	2	1	2	1	2	1	2	1	2	1	2	53
10	3	1	2	1	2	2	1	2	1	2	1	2	1	80
11	3	2	1	2	1	1	2	1	2	2	1	2	1	60
12	3	2	1	2	1	2	1	2	1	1	2	1	2	86
13	4	1	2	2	1	1	2	2	1	1	2	2	1	68
14	4	1	2	2	1	2	1	1	2	2	1	1	2	67
15	4	2	1	1	2	1	2	2	1	2	1	1	2	57
16	4	2	1	1	2	2	1	1	2	1	2	2	1	80
Ⅰ$_j$	227	543	558	533	544	452	527	488	519	517	494			
Ⅱ$_j$	250	485	470	495	484	576	501	540	509	511	534			
Ⅲ$_j$	279													
Ⅳ$_j$	272													
$\overline{Ⅰ}_j$	56.75	67.88	69.75	66.63	68	56.5	65.88	61	64.88	64.63	61.75			
$\overline{Ⅱ}_j$	62.5	60.63	58.75	61.88	60.5	72	62.63	67.5	63.63	63.88	66.75			
$\overline{Ⅲ}_j$	69.75													
$\overline{Ⅳ}_j$	68													
R_j	13	7.25	11	4.75	7.5	15.5	3.25	6.5	1.25	0.75	5			
R'_j	11.7	14.56		15.56		31.13		7.37		1.51	10.04			

表 9-27 中最后两行是极差. 关于极差，这里有两点需要说明：

(1) 由于交互作用 $A\times B$ 和 $A\times C$ 各占 3 列，所以它们的极差应分别取其所占列极差的平均值. 例如，

$$R_{A\times B}=\frac{1}{3}(R_3+R_4+R_5)=\frac{1}{3}(11+4.75+7.5)=7.75$$

同理，

$$R_{A\times C}=\frac{1}{3}(R_7+R_8+R_9)=3.67$$

(2) 由于各因素水平数不尽相同，所以需对极差 R 值加以修正. 这是因为水平数多的因素一般比水平数少的极差大. 其修正公式为

$$R'=\sqrt{r}dR$$

其中，r 为该因素各水平重复数，d 为修正系数，由表 9-28 查到. 例如，

$$R'_A=\sqrt{4}\times 0.45\times 13=11.7$$

$$R'_{A\times B}=\sqrt{8}\times 0.71\times 7.75=15.56$$

其余类推. 本例各因素 R 的修正值 R' 附在表中最末行.

表 9-28

水平数	2	3	4	5	6	7	8	9	10
d	0.71	0.52	0.45	0.40	0.37	0.36	0.34	0.32	0.31

比较 R'的大小得到因素及交互作用的主次顺序为

$$\text{主}\longrightarrow\text{次}$$

$$C, A\times B, B, A, D, A\times C, B\times C$$

C 是主要因素，取 C_2 好，$A\times B$ 也很重要，超过了 A，B 单独作用，由二元表 9-29 看出，A 和 B 的最好搭配是 A_3B_2，故 A 取 A_3，B 取 B_2；而 D 取 D_2 较好. 这样得到最佳方案为 $A_3B_2C_2D_2$，即用 8 倍量的水，浸煮 1h，调 pH12.

表 9-29

因素 B	因素 A			
	A_1	A_2	A_3	A_4
B_1	$\frac{144}{2}$	$\frac{131}{2}$	$\frac{133}{2}$	$\frac{135}{2}$
B_2	$\frac{83}{2}$	$\frac{119}{2}$	$\frac{146}{2}$	$\frac{137}{2}$

本例使用的是一列四水平，其他是二水平的混合正交表，如果需要两列或三列四水平，其他是二水平的混合正交表可仿照上述并列法，在合并 $L_{16}(2^{15})$中第 1，2 两列，删去第 3 列的基础上，把第 4，8 两列合并为新列，删去交互作用列第 10 列，便形成 $L_{16}(4^2\times 2^9)$混合表，余类推. 为使用方便，在附表 22 中都给出相应的表头对照.

9-5.2 有重复试验的方差分析

正确估计试验误差，是正交试验方差分析的关键问题之一. 9-3 节例 4 是用空白列的离均差平方和作为误差估计. 对于正交表的各列被因素或交互作用占满而无空白列的情况，为了估计试验误差，进行方差分析，需要做一些重复试验. 所谓重复试验，就是将同一号试验重复做若干次. 现通过实例说明重复试验方差分析的方法.

例 4 在某中药浸膏制备工艺的研究中，确定的试验因素水平如表 9-30 所示.

表 9-30

水 平	因 素			
	酸浓度/N (A)	温浸时间/h (B)	温浸温度/℃ (C)	醇浓度/% (D)
1	10^{-2}	1.5	40	30
2	0.6	2	50	50
3	1.2	2.5	60	70

每号试验做 4 次，以氨基酸含量作为考察指标.

如果选用正交表 $L_9(3^4)$，4 个因素占满表头，其试验方案及结果如表 9-31 所示.

表 9-31

试验号	列号 1	2	3	4	试验结果				合计
	因素 A	B	C	D	y_{i1}	y_{i2}	y_{i3}	y_{i4}	y_i
1	1	1	1	1	5.24	5.50	5.49	5.73	21.96
2	1	2	2	2	6.48	6.12	5.76	5.84	24.20
3	1	3	3	3	5.99	6.13	5.67	6.45	24.24
4	2	1	2	3	6.08	6.53	6.35	6.56	25.52
5	2	2	3	1	5.81	5.94	5.62	6.13	23.50
6	2	3	1	2	5.93	6.08	5.67	6.34	24.02
7	3	1	3	2	6.17	6.29	5.96	6.50	24.92
8	3	2	1	3	6.32	6.63	6.35	6.10	25.40
9	3	3	2	1	6.11	6.59	6.31	6.39	25.40
I_j	70.40	72.40	71.38	70.86					
II_j	73.04	73.10	75.12	73.14					
III_j	75.72	73.66	72.66	75.16					
I_j^2	4956.16	5241.76	5095.10	5021.14					
II_j^2	5334.84	5343.61	5643.01	5349.46					
III_j^2	5733.52	5425.80	5279.48	5649.03					
$\mathrm{I}_j^2+\mathrm{II}_j^2+\mathrm{III}_j^2$	16024.52	16011.17	16017.59	16019.63					
$SS_j=\frac{\mathrm{I}_j^2+\mathrm{II}_j^2+\mathrm{III}_j^2}{3\times 4}-CT$	1.177	0.064	0.599	0.769					

$$G=\sum_{i=1}^{9} y_i = 219.16$$

$$CT=\frac{G^2}{4\times 9}=1334.20$$

$$SS_{总}=\sum_{i=1}^{9}\sum_{k=1}^{4} y_{ik}^2 - CT = 4.30$$

$$SS_{总1}=\frac{1}{4}\sum_{i=1}^{9} y_{ik}^2 - CT = 2.62$$

$$SS_{e2}=SS_{总}-SS_{总1}=1.68$$

$$f_{e2}=27$$

表 9-31 中 9 号试验，每号做 4 次. 可以看出，36 次试验的结果数据参差不齐. 其原因大体来自两个方面：一是纵观各号试验，相互间结果不同是由于因素水平变化而造成；二是横观同号试验，各次结果不同显然是试验误差引起. 与前相仿，首先计算出试验结果的总差异，然后按来源将其分解为几部分，最后用试验误差去检验各因素的显著性.

一、计算离均差平方和

（1）总离均差平方和. 为不失一般性，设正交表共有 n 号试验，每号试验做 m 次，把第 i 号试验的第 k 次结果记为 y_{ik}. 如本例，$n=9$，$m=4$，$y_{43}=6.35$ 等.

$n\cdot m$ 个试验结果的总离均差平方和为

$$SS_{总1}=\sum_{i=1}^{n}\sum_{k=1}^{m}(y_{ik}-\bar{y})^2=\sum_{i=1}^{n}\sum_{k=1}^{m}y_{ik}^2-CT$$

$$f_{总}=n\cdot m-1$$

其中，
$$CT=\frac{G^2}{n\cdot m},\bar{y}=\frac{G}{n\cdot m},G=\sum_{i=1}^{n}\sum_{k=1}^{m}y_{ik}$$

应该注意，由于 G 是 $n\cdot m$ 个数据的总和，所以在计算 CT 值时应以 $n\cdot m$ 去除，这与无重复试验不同.

显然，$SS_{总}$ 既包含各因素水平变化引起的差异，也包含同一号试验的 m 次结果间的差异. 对本例有

$$G=\sum_{i=1}^{n}\sum_{k=1}^{m}y_{ik}=5.24+5.50+\cdots+6.39=219.16$$

$$CT=\frac{G^2}{n\cdot m}=\frac{219.16^2}{9\times4}=1334.20$$

$$SS_{总}=\sum_{i=1}^{n}\sum_{k=1}^{m}y_{ik}^2-CT$$

$$=(5.24^2+5.50^2+\cdots+6.39^2)-1334.20=4.30$$

$$f_{总}=n\cdot m-1=9\times4-1=35$$

(2) 误差离均差平方和. 在同一号试验中,有完全相同条件下的 m 次试验结果,其相互间的差异反映了试验误差的影响. 设第 i 号试验 m 次结果的平均值为 $\bar{y}_i$,即

$$\bar{y}_i=\frac{1}{m}(y_{i1}+y_{i2}+\cdots+y_{im})=\frac{1}{m}\sum_{k=1}^{m}y_{ik}$$

如果每号试验的 m 个结果都以该号试验的平均值代替,则总离均差平方和应为

$$SS_{总1}=m\sum_{i=1}^{n}(\bar{y}_i-\bar{y})2=\frac{1}{m}\sum_{i=1}^{n}y_i^2-CT$$

$$f_{总1}=n-1$$

其中,y_i 为第 i 号试验 m 次结果的和.

显然,$SS_{总1}$是排除了试验误差后的总离均差平方和,$SS_{总}$ 与它之差就是试验误差的离均差平方和. 为了与由空白列算得的离均差平方和相区别,这里把由重复试验数据算得的误差离均差平方和称作第二类离差,记为 SS_{e2},而把由空白列算得的离均差平方和叫做第一类离差,记为 SS_{e1}. 于是

$$SS_{e2}=SS_{总}-SS_{总1}$$

自由度

$$f_{e2}=f_{总}-f_{总1}=(n\cdot m-1)-(n-1)=n(m-1)$$

就本例而言,分别把各号试验的 4 次结果合计在表中最后一列,则有

$$SS_{总1}=\frac{1}{m}\sum_{i=1}^{9}y_i^2-CT$$

$$=\frac{1}{4}(21.96^2+24.20^2+\cdots+25.40^2)-1334.20=2.62$$

$$f_{总1}=n-1=9-1=8$$

$$SS_{e2}=SS_{总}-SS_{总1}=4.30-2.62=1.68$$

$$f_{e2}=n(m-1)=9\times(4-1)=27$$

(3) 各因素的离均差平方和. 对于重复试验,因素及交互作用的离均差平方和的计算方法与无重复试验一样,不同的是,这里要用各号"试验结果的合计值"代替原来的试验结果. 也是首先算出表中各列"1","2","3"等水平对应的合计值 y_i 之和,如本例 A 因素,

$$\mathrm{I}_1=y_1+y_2+y_3=21.96+24.20+24.24=70.40$$

$$\mathrm{II}_1=y_4+y_5+y_6=25.52+23.50+24.02=73.04$$

其余类推,计算结果如表 9-31 所示. 然后按下式计算因素的离均差平方和:

$$SS_j=\frac{\mathrm{I}_j^2+\mathrm{II}_j^2+\mathrm{III}_j^2}{n_j\cdot m}-CT$$

其中,n_j 为第 j 列同水平重复数.

在本例中,$n=9$,$n_j=3$,$m=4$,

$$SS_A(SS_1)=\frac{\mathrm{I}_1^2+\mathrm{II}_1^2+\mathrm{III}_1^2}{3\times4}-CT$$

$$=\frac{1}{12}(70.4^2+73.04^2+75.72^2)-1334.20=1.177$$

$$SS_B(SS_2)=\frac{\text{I}_2^2+\text{II}_2^2+\text{III}_2^2}{3\times 4}-CT=0.064$$

同理,

$$SS_C(SS_3)=0.599\,,\quad SS_D(SS_4)=0.769$$

自由度

$$f_A=f_B=f_C=f_D=3-1=2$$

二、显著性检验

用试验误差 SS_{e2} 去检验各因素及交互作用的显著性. 为此,作方差分析表如下(表 9-32):

表 9-32

方差来源	离均差平方和	自由度	方差	F 值	显著性
A	1.177	2	0.589	9.50	**
B	0.064	2	0.032	0.52	
C	0.599	2	0.300	4.84	*
D	0.769	2	0.385	6.21	**
误差 SS_{e2}	1.680	27	0.062		

注:$F_{0.05(2,27)}=3.35$;$F_{0.01(2,27)}=5.49$.

结论:方差分析表明,因素 A 和 D 对试验结果的影响非常显著,因素 C 也有显著影响. 借助于表 9-31,选取显著因素的最高水平,得到最佳工艺条件为 $A_3C_2D_3$,次要因素 B 可根据缩短工时原则取 B_1,最终的较优方案为 $A_3B_1C_2D_3$.

最后,有必要对正交试验方差分析中的误差估计,再作几点说明:

(1) 对有空白列而没有重复试验的问题(如 9-3 例 4),应以第一类离差作为误差估计;对无空白列的重复试验(如本节例 4),以第二类离差作为误差估计;对有空白列的重复试验,应将两类离差合并起来作为误差估计;

(2) 如果空白列的离均差平方和过大,不能把它视为误差,表明该列反映了某些因素的交互作用;

(3) 对安排了因素或交互作用的列,如果离均差平方和很小,可将其并入误差之中;

(4) 对于既无空白列,又不做重复试验的情况,由于无法估计试验误差,一般不能作方差分析.

习　题　九

1. 试验设计的意义是什么? 正交试验设计与全面试验法、简单比较法相比有什么优点?

2. 何谓试验因素、水平、指标? 什么是因素间的交互作用?

3. 为了提高复方茵陈汤的利胆排石疗效,探讨更合理的配方,确定试验因素水平如表 1 所示.

(1) 如不考虑交互作用,应选哪张正交表? 并用所选表作表头设计;

(2) 如果还要考虑交互作用 $A\times C$ 和 $B\times C$,应该如何选表和作表头设计?

表 1

水平	因素							
	金钱草 (A)	大黄 (B)	木香 (C)	黄芩 (D)	茵陈 (E)	枳壳 (F)	栀子 (G)	柴胡 (H)
1	0	0	0	0	0	0	0	0
2	3g	3g	3g	3g	7g	3g	3g	3g

4. 已知因素 A,B,C,D 都是二水平，还要考虑交互作用 $B\times C,B\times D$，如何选表和作表头设计？

5. 已知 A,B,C,D 是三水平，如不考虑交互作用，如何进行表头设计？如需考虑交互作用 $A\times B,A\times C$，又如何设计表头？

6. 已知因素 A,B 是四水平，C,D 是二水平. 如不考虑交互作用，如何选表及表头设计？若还要考虑交互作用 $C\times D$，又如何安排试验？

7. 为提高某药收率，确定考察的试验因素水平如表 2 所示，还需考察交互作用 $A\times B,A\times C,B\times C$.

表 2

水平	因素			
	原料配比(A)	反应温度(B)/℃	反应时间(C)/h	pH(D)
1	1.2∶1	70	2	8
2	1.5∶1	60	3	10

如果用正交表 $L_8(2^7)$ 安排试验，按表 3 的表头设计，各号试验的收率依次为 86,95,91,94,91,96,83,88. 试分析试验结果.

表 3

列号	1	2	3	4	5	6	7
因素	A	B	$A\times B$	C	$A\times C$	$B\times C$	D

8. 在芫花叶总黄酮提取工艺的研究中，考察的因素水平如表 4 所示：

(1) 选取合适正交表，并作表头设计；

(2) 如把 A,B,C 放在 $L_9(3^4)$ 表的第 1,2,3 列上，所得总黄酮收率(%)依次为 0.55,0.95,0.96,0.48,0.58,0.79,0.75,1.02,1.65，试对结果作直观分析，并确定最佳工艺条件；

(3) 对试验结果作方差分析.

表 4

水平	因　素		
	提取温度/℃ (A)	乙醇浓度/% (B)	提取次数 (C)
1	30	70	2
2	50	80	3
3	回流	工业醇	4

9. 为提高甘草酸收率，确定试验因素水平如表 5 所示.

表 5

水平	因　素				
	溶剂种类(A)	溶剂用量(B)	加酸种类(C)	加热温度(D)/℃	加热时间(E)/min
1	0.25%氯仿	300	1%硝酸	60	120
2	0.5%氨水	600	10%硫酸	100	60
3	10%乙醇				
4	蒸馏水				

(1) 需考虑交互作用 $A\times B$ 和 $B\times C$，应如何选表和设计表头？

（2）如果选用正交表 $L_{16}(4\times2^{12})$，作出表 6 的表头设计.

表 6

列号	1	2	3	4	5	6	7	8	9	10	11	12	13
因素	A	B		$A\times B$		C			D	$B\times C$			E

试验结果依次为 2.67，4.28，3.45，6.03，3.76，4.25，8.05，6.73，1.51，2.03，3.87，2.19，4.31，6.53，9.86，11.27. 试对试验结果作方差分析.

10. 为提高某产品质量，考察了 A,B,C,D,E 5 个因素及交互作用 $A\times B$，每号试验取 10 个样品记录正品、外观差产品、性能不好产品的数目. 试验结果如表 7（三项指标同等重要）所示.

（1）用综合平衡法对试验结果进行分析；

（2）用加权评分法分析试验结果.

表 7

试验号	列号							试验结果		
	1	2	3	4	5	6	7			
	因素							正品	外观差	性能差
	A	B	$A\times B$	C	D	E				
1	1	1	1	1	1	1	1	1	3	6
2	1	1	1	2	2	2	2	4	5	1
3	1	2	2	1	1	2	2	9	1	0
4	1	2	2	2	2	1	1	3	6	1
5	2	1	2	1	2	1	2	0	1	9
6	2	1	2	2	1	2	1	5	5	0
7	2	2	1	1	2	2	1	8	2	0
8	2	2	1	2	1	1	2	2	7	1

第九章 PPT

附 表

附表 1 二项分布累积概率 $P(X\geqslant k)$ 值表

n	k \ P	0.01	0.02	0.04	0.06	0.08	0.1	0.2	0.3	0.4	0.5	P \ k	n
5	5			0.00000	0.00000	0.00000	0.00001	0.00032	0.00243	0.01024	0.03125	5	5
	4	0.00000	0.00000	0.00001	0.00006	0.00019	0.00046	0.00672	0.03078	0.08704	0.18750	4	
	3	0.00001	0.00008	0.00060	0.00197	0.00453	0.00856	0.05792	0.16308	0.31744	0.50000	3	
	2	0.00098	0.00384	0.01476	0.03187	0.05436	0.08146	0.26272	0.47178	0.66304	0.81250	2	
	1	0.04901	0.09608	0.18463	0.26610	0.34092	0.40951	0.67232	0.83193	0.92224	0.96875	1	
10	10								0.00001	0.00010	0.00098	10	10
	9							0.00000	0.00014	0.00168	0.01074	9	
	8						0.00000	0.00008	0.00159	0.01229	0.05469	8	
	7				0.00000	0.00000	0.00001	0.00086	0.01059	0.05476	0.17188	7	
	6			0.00000	0.00001	0.00004	0.00015	0.00637	0.04735	0.16624	0.37695	6	
	5		0.00000	0.00002	0.00015	0.00059	0.00163	0.03279	0.15027	0.36690	0.62305	5	
	4	0.00000	0.00003	0.00044	0.00203	0.00580	0.01280	0.12087	0.35039	0.61772	0.82813	4	
	3	0.00011	0.00086	0.00621	0.01884	0.04008	0.07019	0.32220	0.61722	0.83271	0.94531	3	
	2	0.00427	0.01618	0.05815	0.11759	0.18788	0.26390	0.62419	0.85069	0.95364	0.98926	2	
	1	0.09562	0.18293	0.33517	0.46138	0.56561	0.65132	0.89263	0.97175	0.99395	0.99902	1	
15	15									0.00000	0.00003	15	15
	14								0.00000	0.00003	0.00049	14	
	13								0.00001	0.00028	0.00369	13	
	12							0.00000	0.00009	0.00193	0.01758	12	
	11							0.00001	0.00067	0.00935	0.05923	11	
	10							0.00011	0.00365	0.03383	0.15088	10	
	9					0.00000	0.00000	0.00079	0.01524	0.09505	0.30362	9	
	8				0.00000	0.00001	0.00003	0.00424	0.05001	0.21310	0.50000	8	
	7			0.00000	0.00001	0.00008	0.00031	0.01806	0.13114	0.39019	0.69638	7	
	6		0.00000	0.00001	0.00015	0.00070	0.00225	0.06105	0.27838	0.59678	0.84912	6	
	5	0.00000	0.00001	0.00022	0.00140	0.00497	0.01272	0.16423	0.48451	0.78272	0.94077	5	
	4	0.00001	0.00018	0.00245	0.01036	0.02731	0.05556	0.35184	0.70313	0.90950	0.98242	4	
	3	0.00042	0.00304	0.02029	0.05713	0.11297	0.18406	0.60198	0.87317	0.97289	0.99631	3	
	2	0.00963	0.03534	0.11911	0.22624	0.34027	0.45096	0.83287	0.96473	0.99483	0.99951	2	
	1	0.13994	0.26143	0.45791	0.60471	0.71370	0.79411	0.96482	0.99525	0.99953	0.99997	1	
20	20										0.00000	20	20
	19									0.00000	0.00002	19	
	18									0.00001	0.00020	18	
	17								0.00000	0.00005	0.00129	17	
	16								0.00001	0.00032	0.00591	16	
	15								0.00004	0.00161	0.02069	15	
	14							0.00000	0.00026	0.00647	0.05766	14	
	13							0.00002	0.00128	0.02103	0.13159	13	
	12							0.00010	0.00514	0.05653	0.25172	12	
	11						0.00000	0.00056	0.01714	0.12752	0.41190	11	
	10					0.00000	0.00001	0.00259	0.04796	0.24466	0.58810	10	
	9				0.00000	0.00001	0.00006	0.00998	0.11333	0.40440	0.74828	9	
	8			0.00000	0.00001	0.00009	0.00042	0.03214	0.22773	0.58411	0.86841	8	
	7			0.00001	0.00011	0.00064	0.00239	0.08669	0.39199	0.74999	0.94234	7	
	6		0.00000	0.00010	0.00087	0.00380	0.01125	0.19579	0.58363	0.87440	0.97931	6	
	5	0.00000	0.00004	0.00096	0.00563	0.01834	0.04317	0.37035	0.76249	0.94905	0.99409	5	
	4	0.00004	0.00060	0.00741	0.02897	0.07062	0.13295	0.58855	0.89291	0.98404	0.99871	4	
	3	0.00100	0.00707	0.04386	0.11497	0.21205	0.32307	0.79392	0.96452	0.99639	0.99980	3	
	2	0.01686	0.05990	0.18966	0.33955	0.48314	0.60825	0.93082	0.99236	0.99948	0.99998	2	
	1	0.18209	0.33239	0.55800	0.70989	0.81131	0.87842	0.98847	0.99920	0.99996	1.00000	1	

附表 1(续)

n	k \ P	0.01	0.02	0.04	0.06	0.08	0.1	0.2	0.3	0.4	0.5	P / k	n
25	25											25	25
	24										0.00000	24	
	23										0.00001	23	
	22									0.00000	0.00008	22	
	21									0.00001	0.00046	21	
	20									0.00005	0.00204	20	
	19								0.00000	0.00028	0.00732	19	
	18								0.00002	0.00121	0.02164	18	
	17								0.00010	0.00433	0.05388	17	
	16							0.00000	0.00045	0.01317	0.11476	16	
	15							0.00001	0.00178	0.03439	0.21218	15	
	14							0.00008	0.00599	0.07780	0.34502	14	
	13							0.00037	0.01747	0.15377	0.50000	13	
	12						0.00000	0.00154	0.04425	0.26772	0.65498	12	
	11					0.00000	0.00001	0.00556	0.09780	0.41423	0.78782	11	
	10				0.00000	0.00001	0.00008	0.01733	0.18944	0.57538	0.88524	10	
	9				0.00001	0.00008	0.00046	0.04677	0.32307	0.72647	0.94612	9	
	8			0.00000	0.00007	0.00052	0.00226	0.10912	0.48815	0.84645	0.97836	8	
	7		0.00000	0.00004	0.00051	0.00277	0.00948	0.21996	0.65935	0.92643	0.99268	7	
	6		0.00001	0.00038	0.00306	0.01229	0.03340	0.38331	0.80651	0.97064	0.99796	6	
	5	0.00000	0.00012	0.00278	0.01505	0.04514	0.09799	0.57933	0.90953	0.99053	0.99954	5	
	4	0.00011	0.00145	0.01652	0.05976	0.13509	0.23641	0.76601	0.96676	0.99763	0.99992	4	
	3	0.00195	0.01324	0.07648	0.18711	0.32317	0.46291	0.90177	0.99104	0.99957	0.99999	3	
	2	0.02576	0.08865	0.26419	0.44734	0.60528	0.72879	0.97261	0.99843	0.99995	1.00000	2	
	1	0.22218	0.39654	0.63960	0.78709	0.87564	0.92821	0.99622	0.99987	1.00000	1.00000	1	
30	30											30	30
	29											29	
	28											28	
	27										0.00000	27	
	26										0.00003	26	
	25									0.00000	0.00016	25	
	24									0.00001	0.00072	24	
	23									0.00005	0.00261	23	
	22								0.00000	0.00022	0.00806	22	
	21								0.00001	0.00086	0.02139	21	
	20								0.00004	0.00285	0.04937	20	
	19								0.00016	0.00830	0.10024	19	
	18							0.00000	0.00063	0.02124	0.18080	18	
	17							0.00001	0.00212	0.04811	0.29233	17	
	16							0.00005	0.00637	0.09706	0.42777	16	
	15							0.00023	0.01694	0.17537	0.57223	15	
	14							0.00090	0.04005	0.28550	0.70767	14	
	13						0.00000	0.00311	0.08447	0.42153	0.81920	13	
	12					0.00000	0.00002	0.00949	0.15932	0.56891	0.89976	12	
	11				0.00000	0.00001	0.00009	0.02562	0.26963	0.70853	0.95063	11	
	10				0.00001	0.00007	0.00045	0.06109	0.41119	0.82371	0.97861	10	
	9			0.00000	0.00005	0.00041	0.00202	0.12865	0.56848	0.90599	0.99194	9	
	8			0.00002	0.00030	0.00197	0.00778	0.23921	0.71862	0.95648	0.99739	8	
	7		0.00000	0.00015	0.00167	0.00825	0.02583	0.39303	0.84048	0.98282	0.99928	7	
	6	0.00000	0.00003	0.00106	0.00795	0.02929	0.07319	0.57249	0.92341	0.99434	0.99984	6	
	5	0.00001	0.00030	0.00632	0.03154	0.08736	0.17549	0.54477	0.96985	0.99849	0.99997	5	
	4	0.00022	0.00289	0.03059	0.10262	0.21579	0.35256	0.87729	0.99068	0.99969	1.00000	4	
	3	0.00332	0.02172	0.11690	0.26760	0.43460	0.58865	0.95582	0.99789	0.99995	1.00000	3	
	2	0.03615	0.12055	0.33882	0.54453	0.70421	0.81630	0.98948	0.99969	1.00000	1.00000	2	
	1	0.26030	0.45452	0.70614	0.84374	0.91803	0.95761	0.99876	1.00000	1.00000	1.00000	1	

附表 2 泊松分布累积概率 $P(X \geqslant k)$ 值表

k \ λ	0.001	0.002	0.003	0.004	0.005	0.006	0.007	0.008
0	1.0000000	1.0000000	1.0000000	1.0000000	1.0000000	1.0000000	1.0000000	1.0000000
1	0.0009995	0.0019980	0.0029955	0.0039920	0.0049875	0.0059820	0.0069756	0.0079681
2	0.0000005	0.0000020	0.0000045	0.0000080	0.0000125	0.0000179	0.0000244	0.0000318
3							0.0000001	0.0000001

k \ λ	0.009	0.010	0.02	0.03	0.04	0.05	0.06	0.07
0	1.0000000	1.0000000	1.0000000	1.0000000	1.0000000	1.0000000	1.0000000	1.0000000
1	0.0089596	0.0099502	0.0198013	0.0295545	0.0392106	0.0487706	0.0582355	0.0676062
2	0.0000403	0.0000497	0.0001973	0.0004411	0.0007790	0.0012091	0.0017296	0.0023386
3	0.0000001	0.0000002	0.0000013	0.0000044	0.0000104	0.0000201	0.0000344	0.0000542
4					0.0000001	0.0000003	0.0000005	0.0000009

k \ λ	0.08	0.09	0.10	0.11	0.12	0.13	0.14	0.15
0	1.0000000	1.0000000	1.0000000	1.0000000	1.0000000	1.0000000	1.0000000	1.0000000
1	0.0768837	0.0860688	0.0951626	0.1041659	0.1130796	0.1219046	0.1306418	0.1392920
2	0.0030343	0.0038150	0.0046788	0.0056241	0.0066491	0.0077522	0.0089316	0.0101858
3	0.0000804	0.0001136	0.0001547	0.0002043	0.0002633	0.0003323	0.0004119	0.0005029
4	0.0000016	0.0000025	0.0000038	0.0000056	0.0000079	0.0000107	0.0000143	0.0000187
5				0.0000001	0.0000002	0.0000003	0.0000004	0.0000006

k \ λ	0.16	0.17	0.18	0.19	0.20	0.21	0.22	0.23
0	1.0000000	1.0000000	1.0000000	1.0000000	1.0000000	1.0000000	1.0000000	1.0000000
1	0.1478562	0.1563352	0.1647298	0.1730409	0.1812692	0.1894158	0.1974812	0.2054664
2	0.0115132	0.0129122	0.0143812	0.0159187	0.0175231	0.0191931	0.0209271	0.0227237
3	0.0006058	0.0007212	0.0008498	0.0009920	0.0011485	0.0013197	0.0015060	0.0017083
4	0.0000240	0.0000304	0.0000379	0.0000467	0.0000568	0.0000685	0.0000819	0.0000971
5	0.0000008	0.0000010	0.0000014	0.0000018	0.0000023	0.0000029	0.0000036	0.0000044
6				0.0000001	0.0000001	0.0000001	0.0000001	0.0000002

k \ λ	0.24	0.25	0.26	0.27	0.28	0.29	0.30	0.40
0	1.0000000	1.0000000	1.0000000	1.0000000	1.0000000	1.0000000	1.0000000	1.0000000
1	0.2133721	0.2211992	0.2289484	0.2366205	0.2442163	0.2517364	0.2591818	0.3296800
2	0.0245815	0.0264990	0.0284750	0.0305080	0.0325968	0.0347400	0.0369363	0.0615519
3	0.0019266	0.0021615	0.0024135	0.0026829	0.0029701	0.0032755	0.0035995	0.0079263
4	0.0001142	0.0001334	0.0001548	0.0001786	0.0002049	0.0002339	0.0002658	0.0007763
5	0.0000054	0.0000066	0.0000080	0.0000096	0.0000113	0.0000134	0.0000158	0.0000612
6	0.0000002	0.0000003	0.0000003	0.0000004	0.0000005	0.0000006	0.0000008	0.0000040
7								0.0000002

附表 2(续)

k \ λ	0.5	0.6	0.7	0.8	0.9	1.0	1.1	1.2	1.3	1.4
0	1.000000	1.000000	1.000000	1.000000	1.000000	1.000000	1.000000	1.000000	1.000000	1.000000
1	0.393469	0.451188	0.503415	0.550671	0.593430	0.632121	0.667129	0.698806	0.727468	0.753403
2	0.090204	0.121901	0.155805	0.191208	0.227518	0.264241	0.300971	0.337373	0.373177	0.408167
3	0.014388	0.023115	0.034142	0.047423	0.062857	0.080301	0.099584	0.120513	0.142888	0.166502
4	0.001752	0.003358	0.005753	0.009080	0.013459	0.018988	0.025742	0.033769	0.043095	0.053725
5	0.000172	0.000394	0.000786	0.001411	0.002344	0.003660	0.005435	0.007746	0.010663	0.014253
6	0.000014	0.000039	0.000090	0.000184	0.000343	0.000594	0.000968	0.001500	0.002231	0.003201
7	0.000001	0.000003	0.000009	0.000021	0.000043	0.000083	0.000149	0.000251	0.000404	0.000622
8			0.000001	0.000002	0.000005	0.000010	0.000020	0.000037	0.000064	0.000107
9						0.000001	0.000002	0.000005	0.000009	0.000016
10								0.000001	0.000001	0.000002
k \ λ	**1.5**	**1.6**	**1.7**	**1.8**	**1.9**	**2.0**	**2.1**	**2.2**	**2.3**	**2.4**
0	1.000000	1.000000	1.000000	1.000000	1.000000	1.000000	1.000000	1.000000	1.000000	1.000000
1	0.776870	0.798103	0.817316	0.834701	0.850431	0.864665	0.877544	0.889197	0.899741	0.909282
2	0.442175	0.475069	0.506754	0.537163	0.566251	0.593994	0.620385	0.645430	0.669146	0.691559
3	0.191153	0.216642	0.242777	0.269379	0.296280	0.323324	0.350369	0.377286	0.403961	0.430291
4	0.065642	0.078813	0.093189	0.108708	0.125298	0.142877	0.161357	0.180648	0.200653	0.221277
5	0.018576	0.023682	0.029615	0.036407	0.044081	0.052653	0.062126	0.072496	0.083751	0.095869
6	0.004456	0.006040	0.007999	0.010378	0.013219	0.016564	0.020449	0.024910	0.029976	0.035673
7	0.000926	0.001336	0.001875	0.002569	0.003446	0.004534	0.005862	0.007461	0.009362	0.011594
8	0.000170	0.000260	0.000388	0.000562	0.000793	0.001097	0.001486	0.001978	0.002589	0.003339
9	0.000028	0.000045	0.000072	0.000110	0.000163	0.000237	0.000337	0.000470	0.000642	0.000862
10	0.000004	0.000007	0.000012	0.000019	0.000030	0.000046	0.000069	0.000101	0.000144	0.000202
11	0.000001	0.000001	0.000002	0.000003	0.000005	0.000008	0.000013	0.000020	0.000029	0.000043
12					0.000001	0.000001	0.000002	0.000004	0.000006	0.000008
13								0.000001	0.000001	0.000002
k \ λ	**2.5**	**2.6**	**2.7**	**2.8**	**2.9**	**3.0**	**3.1**	**3.2**	**3.3**	**3.4**
0	1.000000	1.000000	1.000000	1.000000	1.000000	1.000000	1.000000	1.000000	1.000000	1.000000
1	0.917915	0.925726	0.932794	0.939190	0.944977	0.950213	0.954951	0.959238	0.963117	0.966627
2	0.712703	0.732615	0.751340	0.768922	0.785409	0.800852	0.815298	0.828799	0.841402	0.853158
3	0.456187	0.481570	0.506376	0.530546	0.554037	0.576810	0.598837	0.620096	0.640574	0.660260
4	0.242424	0.263998	0.285908	0.308063	0.330377	0.352768	0.375160	0.397480	0.419662	0.441643
5	0.108822	0.122577	0.137092	0.152324	0.168223	0.184737	0.201811	0.219387	0.237410	0.255818
6	0.042021	0.049037	0.056732	0.065110	0.074174	0.083918	0.094334	0.105408	0.117123	0.129458
7	0.014187	0.017170	0.020569	0.024411	0.028717	0.033509	0.038804	0.044619	0.050966	0.057853
8	0.004247	0.005334	0.006621	0.008131	0.009885	0.011905	0.014213	0.016830	0.019777	0.023074
9	0.001140	0.001487	0.001914	0.002433	0.003058	0.003803	0.004683	0.005714	0.006912	0.008293
10	0.000277	0.000376	0.000501	0.000660	0.000858	0.001102	0.001401	0.001762	0.002195	0.002709
11	0.000062	0.000087	0.000120	0.000164	0.000220	0.000292	0.000383	0.000497	0.000638	0.000810
12	0.000013	0.000018	0.000026	0.000037	0.000052	0.000071	0.000097	0.000129	0.000171	0.000223
13	0.000002	0.000004	0.000005	0.000008	0.000011	0.000016	0.000023	0.000031	0.000042	0.000057
14		0.000001	0.000001	0.000002	0.000002	0.000003	0.000005	0.000007	0.000010	0.000014
15						0.000001	0.000001	0.000001	0.000002	0.000003
16										0.000001

附表 2(续)

k \ λ	3.5	3.6	3.7	3.8	3.9	4.0	4.1	4.2	4.3	4.4
0	1.000000	1.000000	1.000000	1.000000	1.000000	1.000000	1.000000	1.000000	1.000000	1.000000
1	0.969803	0.972676	0.975276	0.977629	0.979758	0.981684	0.983427	0.985004	0.986431	0.987723
2	0.864112	0.874311	0.883799	0.892620	0.900815	0.908422	0.915479	0.922023	0.928087	0.933702
3	0.679153	0.697253	0.714567	0.731103	0.746875	0.761897	0.776186	0.789762	0.802645	0.814858
4	0.463367	0.484784	0.505847	0.526515	0.546753	0.566530	0.585818	0.604597	0.622846	0.640552
5	0.274555	0.293562	0.312781	0.332156	0.351635	0.371163	0.390692	0.410173	0.429562	0.448816
6	0.142386	0.155881	0.169912	0.184444	0.199442	0.214870	0.230688	0.246857	0.263338	0.280088
7	0.065288	0.073273	0.081809	0.090892	0.100517	0.110674	0.121352	0.132536	0.144210	0.156355
8	0.026739	0.030789	0.035241	0.040107	0.045402	0.051134	0.057312	0.063943	0.071032	0.078579
9	0.009874	0.011671	0.013703	0.015984	0.018533	0.021363	0.024492	0.027932	0.031698	0.035803
10	0.003315	0.004024	0.004848	0.005799	0.006890	0.008132	0.009540	0.011127	0.012906	0.014890
11	0.001019	0.001271	0.001572	0.001929	0.002349	0.002840	0.003410	0.004069	0.004825	0.005688
12	0.000289	0.000370	0.000470	0.000592	0.000739	0.000915	0.001125	0.001374	0.001666	0.002008
13	0.000076	0.000100	0.000130	0.000168	0.000216	0.000274	0.000345	0.000431	0.000534	0.000658
14	0.000019	0.000025	0.000034	0.000045	0.000059	0.000076	0.000098	0.000126	0.000160	0.000201
15	0.000004	0.000006	0.000008	0.000011	0.000015	0.000020	0.000026	0.000034	0.000045	0.000058
16	0.000001	0.000001	0.000002	0.000003	0.000004	0.000005	0.000007	0.000009	0.000012	0.000016
17				0.000001	0.000001	0.000001	0.000002	0.000002	0.000003	0.000004
18									0.000001	0.000001

k \ λ	4.5	4.6	4.7	4.8	4.9	5.0	5.1	5.2	5.3	5.4
0	1.000000	1.000000	1.000000	1.000000	1.000000	1.000000	1.000000	1.000000	1.000000	1.000000
1	0.988891	0.989948	0.990905	0.991770	0.992553	0.993262	0.993903	0.994483	0.995008	0.995483
2	0.938901	0.943710	0.948157	0.952267	0.956065	0.959572	0.962810	0.965797	0.968553	0.971094
3	0.826422	0.837361	0.847700	0.857461	0.866669	0.875348	0.883522	0.891213	0.898446	0.905242
4	0.657704	0.674294	0.690316	0.705770	0.720655	0.734974	0.748732	0.761935	0.774590	0.786709
5	0.467896	0.486766	0.505391	0.523741	0.541788	0.559507	0.576875	0.593872	0.610482	0.626689
6	0.297070	0.314240	0.331562	0.348994	0.366499	0.384039	0.401580	0.419087	0.436527	0.453868
7	0.168949	0.181971	0.195395	0.209195	0.223345	0.237817	0.252580	0.267607	0.282866	0.298329
8	0.086586	0.095051	0.103969	0.113334	0.123138	0.133372	0.144023	0.155078	0.166523	0.178341
9	0.040257	0.045072	0.050256	0.055817	0.061761	0.068094	0.074818	0.081935	0.089446	0.097350
10	0.017093	0.019527	0.022206	0.025141	0.028345	0.031828	0.035601	0.039674	0.044056	0.048755
11	0.006669	0.007777	0.009022	0.010417	0.011971	0.013695	0.015601	0.017699	0.020000	0.022514
12	0.002404	0.002863	0.003389	0.003992	0.004677	0.005453	0.006328	0.007310	0.008409	0.009632
13	0.000805	0.000979	0.001183	0.001422	0.001699	0.002019	0.002387	0.002809	0.003289	0.003835
14	0.000252	0.000312	0.000385	0.000473	0.000576	0.000698	0.000841	0.001008	0.001202	0.001427
15	0.000074	0.000093	0.000118	0.000147	0.000183	0.000226	0.000278	0.000339	0.000412	0.000498
16	0.000020	0.000026	0.000034	0.000043	0.000055	0.000069	0.000086	0.000108	0.000133	0.000164
17	0.000005	0.000007	0.000009	0.000012	0.000015	0.000020	0.000025	0.000032	0.000041	0.000051
18	0.000001	0.000002	0.000002	0.000003	0.000004	0.000005	0.000007	0.000009	0.000012	0.000015
19			0.000001	0.000001	0.000001	0.000001	0.000002	0.000002	0.000003	0.000004
20								0.000001	0.000001	0.000001

附表 2(续)

k \ λ	5.5	5.6	5.7	5.8	5.9	6.0	6.1	6.2	6.3	6.4
0	1.000000	1.000000	1.000000	1.000000	1.000000	1.000000	1.000000	1.000000	1.000000	1.000000
1	0.995913	0.996302	0.996654	0.996972	0.997261	0.997521	0.997757	0.997971	0.998164	0.998338
2	0.973436	0.975594	0.977582	0.979413	0.981098	0.982649	0.984076	0.985388	0.986595	0.987704
3	0.911624	0.917612	0.923227	0.928489	0.933418	0.938031	0.942347	0.946382	0.950154	0.953676
4	0.798301	0.809378	0.819952	0.830037	0.839647	0.848796	0.857499	0.865771	0.873626	0.881081
5	0.642482	0.657850	0.672785	0.687282	0.701335	0.714943	0.728106	0.740823	0.753096	0.764930
6	0.471081	0.488139	0.505015	0.521685	0.538127	0.554320	0.570246	0.585887	0.601228	0.616256
7	0.313964	0.329742	0.345634	0.361609	0.377639	0.393697	0.409755	0.425787	0.441767	0.457671
8	0.190515	0.203025	0.215851	0.228974	0.242371	0.256020	0.269899	0.283984	0.298252	0.312679
9	0.105643	0.114322	0.123382	0.132814	0.142611	0.152763	0.163258	0.174086	0.185233	0.196685
10	0.053777	0.059130	0.064817	0.070844	0.077212	0.083924	0.090980	0.098379	0.106121	0.114201
11	0.025251	0.028222	0.031436	0.034901	0.038627	0.042621	0.046890	0.051441	0.056280	0.061411
12	0.010988	0.012487	0.014138	0.015950	0.017931	0.020092	0.022440	0.024985	0.027734	0.030697
13	0.004451	0.005144	0.005922	0.006790	0.007756	0.008827	0.010012	0.011316	0.012748	0.014316
14	0.001685	0.001981	0.002319	0.002703	0.003138	0.003628	0.004180	0.004797	0.005485	0.006251
15	0.000599	0.000716	0.000852	0.001010	0.001192	0.001400	0.001639	0.001910	0.002217	0.002565
16	0.000200	0.000244	0.000295	0.000356	0.000426	0.000509	0.000605	0.000716	0.000844	0.000992
17	0.000063	0.000078	0.000096	0.000118	0.000144	0.000175	0.000211	0.000254	0.000304	0.000362
18	0.000019	0.000024	0.000030	0.000037	0.000046	0.000057	0.000070	0.000085	0.000104	0.000126
19	0.000005	0.000007	0.000009	0.000011	0.000014	0.000018	0.000022	0.000027	0.000034	0.000041
20	0.000001	0.000002	0.000002	0.000003	0.000004	0.000005	0.000007	0.000008	0.000010	0.000013
21			0.000001	0.000001	0.000001	0.000001	0.000002	0.000002	0.000003	0.000004
22							0.000001	0.000001	0.000001	0.000001

k \ λ	6.5	6.6	6.7	6.8	6.9	7.0	7.1	7.2	7.3	7.4
0	1.000000	1.000000	1.000000	1.000000	1.000000	1.000000	1.000000	1.000000	1.000000	1.000000
1	0.998497	0.998640	0.998769	0.998886	0.998992	0.999088	0.999175	0.999253	0.999324	0.999389
2	0.988724	0.989661	0.990522	0.991313	0.992038	0.992705	0.993317	0.993878	0.994393	0.994865
3	0.956964	0.960032	0.962894	0.965562	0.968048	0.970364	0.972520	0.974526	0.976393	0.978129
4	0.888150	0.894849	0.901192	0.907194	0.912870	0.918235	0.923301	0.928083	0.932594	0.936847
5	0.776328	0.787296	0.797841	0.807969	0.817689	0.827008	0.835937	0.844484	0.852660	0.860475
6	0.630959	0.645327	0.659351	0.673023	0.686338	0.699292	0.711881	0.724103	0.735957	0.747443
7	0.473476	0.489161	0.504703	0.520084	0.535285	0.550289	0.565080	0.579644	0.593968	0.608038
8	0.327242	0.341918	0.356683	0.371514	0.386389	0.401286	0.416183	0.431059	0.445893	0.460667
9	0.208427	0.220443	0.232716	0.245230	0.257967	0.270909	0.284036	0.297332	0.310776	0.324349
10	0.122616	0.131361	0.140430	0.149816	0.150510	0.169504	0.179788	0.190350	0.201180	0.212265
11	0.066839	0.072567	0.078598	0.084934	0.091575	0.098521	0.105771	0.113323	0.121175	0.129323
12	0.033880	0.037291	0.040937	0.044825	0.048961	0.053350	0.057997	0.062906	0.068081	0.073526
13	0.016027	0.017889	0.019910	0.022097	0.024458	0.027000	0.029730	0.032655	0.035782	0.039117
14	0.007100	0.008038	0.009072	0.010208	0.011452	0.012811	0.014292	0.015901	0.017645	0.019531
15	0.002956	0.003395	0.003886	0.004434	0.005042	0.005717	0.006463	0.007285	0.008188	0.009178
16	0.001160	0.001352	0.001569	0.001816	0.002094	0.002407	0.002757	0.003149	0.003586	0.004071
17	0.000430	0.000509	0.000599	0.000703	0.000822	0.000958	0.001113	0.001283	0.001486	0.001709
18	0.000151	0.000182	0.000217	0.000258	0.000306	0.000362	0.000426	0.000500	0.000584	0.000680
19	0.000051	0.000062	0.000075	0.000090	0.000108	0.000130	0.000155	0.000184	0.000218	0.000258
20	0.000016	0.000020	0.000024	0.000030	0.000037	0.000044	0.000054	0.000065	0.000078	0.000093
21	0.000005	0.000006	0.000008	0.000010	0.000012	0.000014	0.000018	0.000022	0.000026	0.000032
22	0.000001	0.000002	0.000002	0.000003	0.000004	0.000005	0.000006	0.000007	0.000009	0.000011
23		0.000001	0.000001	0.000001	0.000001	0.000001	0.000002	0.000002	0.000003	0.000003
24								0.000001	0.000001	0.000001

附表 2(续)

k \ λ	7.5	7.6	7.7	7.8	7.9	8.0	8.1	8.2	8.3	8.4
0	1.000000	1.000000	1.000000	1.000000	1.000000	1.000000	1.000000	1.000000	1.000000	1.000000
1	0.999447	0.999500	0.999547	0.999590	0.999629	0.999665	0.999696	0.999725	0.999751	0.999777
2	0.995299	0.995696	0.996060	0.996394	0.996700	0.996981	0.997238	0.997473	0.997689	0.997886
3	0.979743	0.981243	0.982636	0.983930	0.985131	0.986246	0.987280	0.988239	0.989129	0.989953
4	0.940855	0.944629	0.948181	0.951523	0.954666	0.957620	0.960395	0.963000	0.965446	0.967740
5	0.867938	0.875061	0.881855	0.888330	0.894497	0.900368	0.905951	0.911260	0.916303	0.921092
6	0.758564	0.769319	0.779713	0.789749	0.799431	0.808764	0.817753	0.826406	0.834727	0.842723
7	0.621845	0.635379	0.648631	0.661593	0.674260	0.686626	0.698686	0.710438	0.721879	0.733007
8	0.475361	0.489958	0.504440	0.518791	0.532996	0.547039	0.560908	0.574591	0.588074	0.601348
9	0.338033	0.351808	0.365657	0.379559	0.393497	0.407453	0.421408	0.435347	0.449252	0.463106
10	0.223592	0.235149	0.246920	0.258891	0.271048	0.283376	0.295858	0.308481	0.321226	0.334080
11	0.137762	0.146487	0.155492	0.164770	0.174314	0.184114	0.194163	0.204450	0.214965	0.225699
12	0.079241	0.085230	0.091493	0.098030	0.104841	0.111924	0.119278	0.126900	0.134787	0.142934
13	0.042666	0.046434	0.050427	0.054649	0.059104	0.063797	0.068731	0.073907	0.079330	0.084999
14	0.021565	0.023753	0.026103	0.028620	0.031311	0.034181	0.037236	0.040481	0.043923	0.047564
15	0.010260	0.011441	0.012725	0.014118	0.015627	0.017257	0.019014	0.020903	0.022931	0.025103
16	0.004608	0.005202	0.005857	0.006577	0.007367	0.008231	0.009174	0.010201	0.011316	0.012525
17	0.001959	0.002239	0.002552	0.002901	0.003289	0.003718	0.004192	0.004715	0.005291	0.005922
18	0.000790	0.000915	0.001055	0.001215	0.001393	0.001594	0.001819	0.002070	0.002349	0.002659
19	0.000303	0.000355	0.000415	0.000484	0.000562	0.000650	0.000751	0.000864	0.000992	0.001136
20	0.000111	0.000132	0.000156	0.000184	0.000216	0.000253	0.000296	0.000344	0.000400	0.000463
21	0.000039	0.000046	0.000056	0.000067	0.000079	0.000094	0.000111	0.000131	0.000154	0.000180
22	0.000013	0.000016	0.000019	0.000023	0.000028	0.000033	0.000040	0.000048	0.000057	0.000067
23	0.000004	0.000005	0.000006	0.000008	0.000009	0.000011	0.000014	0.000017	0.000020	0.000024
24	0.000001	0.000002	0.000002	0.000002	0.000003	0.000004	0.000005	0.000006	0.000007	0.000008
25			0.000001	0.000001	0.000001	0.000001	0.000001	0.000002	0.000002	0.000003
26								0.000001	0.000001	0.000001

k \ λ	8.5	8.6	8.7	8.8	8.9	9.0	9.1	9.2	9.3	9.4
0	1.000000	1.000000	1.000000	1.000000	1.000000	1.000000	1.000000	1.000000	1.000000	1.000000
1	0.999797	0.999816	0.999833	0.999849	0.999864	0.999877	0.999888	0.999899	0.999909	0.999917
2	0.998067	0.998233	0.998384	0.998523	0.998650	0.998766	0.998872	0.998969	0.999058	0.999140
3	0.990717	0.991424	0.992080	0.992688	0.993248	0.993768	0.994249	0.994693	0.995105	0.995485
4	0.969891	0.971907	0.973797	0.975566	0.977223	0.978774	0.980224	0.981580	0.982848	0.984033
5	0.925636	0.929946	0.934032	0.937902	0.941567	0.945036	0.948318	0.951420	0.954353	0.957122

附表 2(续)

k \ λ	8.5	8.6	8.7	8.8	8.9	9.0	9.1	9.2
6	0.850403	0.857772	0.864840	0.871613	0.878100	0.884309	0.890249	0.895926
7	0.743822	0.754324	0.764512	0.774390	0.783958	0.793219	0.802177	0.810835
8	0.614403	0.627229	0.639819	0.652166	0.664262	0.676103	0.687684	0.699000
9	0.476895	0.490603	0.504216	0.517719	0.531101	0.544347	0.557448	0.570391
10	0.347026	0.360049	0.373132	0.386260	0.399419	0.412592	0.425765	0.438924
11	0.236638	0.247772	0.259089	0.270577	0.282222	0.294012	0.305933	0.317974
12	0.151338	0.159992	0.168892	0.178030	0.187399	0.196992	0.206800	0.216815
13	0.090917	0.097084	0.103499	0.110162	0.117072	0.124227	0.131624	0.139261
14	0.051411	0.055467	0.059736	0.064221	0.068925	0.073851	0.079001	0.084376
15	0.027425	0.029902	0.032540	0.035343	0.038317	0.041466	0.044795	0.048309
16	0.013833	0.015245	0.016767	0.018402	0.020157	0.022036	0.024044	0.026188
17	0.006613	0.007367	0.008190	0.009084	0.010055	0.011106	0.012242	0.013468
18	0.003002	0.003382	0.003800	0.004261	0.004766	0.005320	0.005924	0.006584
19	0.001297	0.001478	0.001679	0.001903	0.002151	0.002426	0.002731	0.003066
20	0.000535	0.000616	0.000707	0.000811	0.000926	0.001056	0.001201	0.001362
21	0.000211	0.000245	0.000285	0.000330	0.000381	0.000439	0.000505	0.000579
22	0.000079	0.000094	0.000110	0.000129	0.000150	0.000175	0.000203	0.000235
23	0.000029	0.000034	0.000041	0.000048	0.000057	0.000067	0.000078	0.000092
24	0.000010	0.000012	0.000014	0.000017	0.000021	0.000025	0.000029	0.000034
25	0.000003	0.000004	0.000005	0.000006	0.000007	0.000009	0.000010	0.000012
26	0.000001	0.000001	0.000002	0.000002	0.000002	0.000003	0.000004	0.000004
27			0.000001	0.000001	0.000001	0.000001	0.000001	0.000001

k \ λ	9.3	9.4	9.5	9.6	9.7	9.8	9.9	10.0
0			1.000000	1.000000	1.000000	1.000000	1.000000	1.000000
1			0.999925	0.999932	0.999939	0.999945	0.999950	0.999955
2			0.999214	0.999282	0.999344	0.999401	0.999453	0.999501
3			0.995836	0.996161	0.996461	0.996738	0.996994	0.997231
4			0.985140	0.986174	0.987139	0.988040	0.988880	0.989664
5			0.959737	0.962205	0.964533	0.966729	0.968798	0.970747
6	0.901350	0.906529	0.911472	0.916185	0.920678	0.924959	0.929035	0.932914
7	0.819197	0.827267	0.835051	0.842553	0.849779	0.856735	0.863426	0.869859
8	0.710050	0.720829	0.731337	0.741572	0.751533	0.761221	0.770636	0.779779
9	0.583166	0.595765	0.608177	0.620394	0.632410	0.644217	0.655809	0.667180
10	0.452054	0.465142	0.478174	0.491138	0.504021	0.516812	0.529498	0.542070
11	0.330119	0.342356	0.354672	0.367052	0.379484	0.391955	0.404451	0.416960
12	0.227029	0.237430	0.248010	0.258759	0.269665	0.280719	0.291909	0.303224
13	0.147133	0.155238	0.163570	0.172124	0.180895	0.189876	0.199062	0.208444
14	0.089978	0.095807	0.101864	0.108148	0.114659	0.121395	0.128355	0.135536
15	0.052010	0.055903	0.059992	0.064279	0.068767	0.073458	0.078355	0.083458
16	0.028470	0.030897	0.033473	0.036202	0.039090	0.042139	0.045355	0.048740
17	0.014788	0.016206	0.017727	0.019357	0.021098	0.022956	0.024936	0.027042
18	0.007302	0.008083	0.008928	0.009844	0.010832	0.011898	0.013045	0.014278
19	0.003435	0.003840	0.004284	0.004770	0.005300	0.005877	0.006505	0.007187
20	0.001542	0.001742	0.001962	0.002207	0.002476	0.002772	0.003098	0.003454
21	0.000662	0.000755	0.000859	0.000976	0.001106	0.001250	0.001411	0.001588
22	0.000272	0.000314	0.000361	0.000414	0.000473	0.000540	0.000616	0.000700
23	0.000107	0.000125	0.000145	0.000168	0.000194	0.000224	0.000258	0.000296
24	0.000041	0.000048	0.000056	0.000066	0.000077	0.000089	0.000104	0.000120
25	0.000015	0.000018	0.000021	0.000025	0.000029	0.000034	0.000040	0.000047
26	0.000005	0.000006	0.000007	0.000009	0.000011	0.000013	0.000015	0.000018
27	0.000002	0.000002	0.000003	0.000003	0.000004	0.000004	0.000005	0.000006
28	0.000001	0.000001	0.000001	0.000001	0.000001	0.000002	0.000002	0.000002
29						0.000001	0.000001	0.000001

附表 3 标准正态概率密度 $\varphi(x)$ 值表

x	0.00	0.01	0.02	0.03	0.04	0.05	0.06	0.07	0.08	0.09	x
0.0	0.3989	0.3989	0.3989	0.3988	0.3986	0.3984	0.3982	0.3980	0.3977	0.3973	0.0
0.1	0.3970	0.3965	0.3961	0.3956	0.3951	0.3945	0.3939	0.3932	0.3925	0.3918	0.1
0.2	0.3910	0.3902	0.3894	0.3885	0.3876	0.3867	0.3857	0.3847	0.3836	0.3825	0.2
0.3	0.3814	0.3802	0.3790	0.3778	0.3765	0.3752	0.3739	0.3725	0.3712	0.3697	0.3
0.4	0.3683	0.3668	0.3653	0.3637	0.3621	0.3605	0.3589	0.3572	0.3555	0.3538	0.4
0.5	0.3521	0.3503	0.3485	0.3467	0.3448	0.3429	0.3410	0.3391	0.3372	0.3352	0.5
0.6	0.3332	0.3312	0.3292	0.3271	0.3251	0.3230	0.3209	0.3187	0.3166	0.3144	0.6
0.7	0.3123	0.3101	0.3079	0.3056	0.3034	0.3011	0.2989	0.2966	0.2943	0.2920	0.7
0.8	0.2897	0.2874	0.2850	0.2827	0.2803	0.2780	0.2756	0.2732	0.2709	0.2685	0.8
0.9	0.2661	0.2637	0.2613	0.2589	0.2565	0.2541	0.2516	0.2492	0.2468	0.2444	0.9
1.0	0.2420	0.2396	0.2371	0.2347	0.2323	0.2299	0.2275	0.2251	0.2227	0.2203	1.0
1.1	0.2179	0.2155	0.2131	0.2107	0.2083	0.2059	0.2036	0.2012	0.1989	0.1965	1.1
1.2	0.1942	0.1919	0.1895	0.1872	0.1849	0.1826	0.1804	0.1781	0.1758	0.1736	1.2
1.3	0.1714	0.1691	0.1669	0.1647	0.1626	0.1604	0.1582	0.1561	0.1539	0.1518	1.3
1.4	0.1497	0.1476	0.1456	0.1435	0.1415	0.1394	0.1374	0.1354	0.1334	0.1315	1.4
1.5	0.1295	0.1276	0.1257	0.1238	0.1219	0.1200	0.1182	0.1163	0.1145	0.1127	1.5
1.6	0.1109	0.1092	0.1074	0.1057	0.1040	0.1023	0.1006	0.09893	0.09728	0.09566	1.6
1.7	0.09405	0.09246	0.09089	0.08933	0.08780	0.08628	0.08478	0.08329	0.08183	0.08038	1.7
1.8	0.07895	0.07754	0.07614	0.07477	0.07341	0.07206	0.07074	0.06943	0.06814	0.06687	1.8
1.9	0.06562	0.06438	0.06316	0.06195	0.06077	0.05959	0.05844	0.05730	0.05618	0.05508	1.9
2.0	0.05399	0.05292	0.05186	0.05082	0.04980	0.04879	0.04780	0.04682	0.04586	0.04491	2.0
2.1	0.04398	0.04307	0.04217	0.04128	0.04041	0.03955	0.03871	0.03788	0.03706	0.03626	2.1
2.2	0.03547	0.03470	0.03394	0.03319	0.03246	0.03174	0.03103	0.03034	0.02965	0.02898	2.2
2.3	0.02833	0.02768	0.02705	0.02643	0.02582	0.02522	0.02463	0.02406	0.02349	0.02294	2.3
2.4	0.02239	0.02186	0.02134	0.02083	0.02033	0.01984	0.01936	0.01888	0.01842	0.01797	2.4
2.5	0.01753	0.01709	0.01667	0.01625	0.01585	0.01545	0.01506	0.01468	0.01431	0.01394	2.5
2.6	0.01358	0.01323	0.01289	0.01256	0.01223	0.01191	0.01160	0.01130	0.01100	0.01071	2.6
2.7	0.01042	0.01014	$0.0^{2}9871$	$0.0^{2}9606$	$0.0^{2}9347$	$0.0^{2}9094$	$0.0^{2}8846$	$0.0^{2}8605$	$0.0^{2}8370$	$0.0^{2}8140$	2.7
2.8	$0.0^{2}7915$	$0.0^{2}7697$	$0.0^{2}7483$	$0.0^{2}7274$	$0.0^{2}7071$	$0.0^{2}6873$	$0.0^{2}6679$	$0.0^{2}6491$	$0.0^{2}6307$	$0.0^{2}6127$	2.8
2.9	$0.0^{2}5953$	$0.0^{2}5782$	$0.0^{2}5616$	$0.0^{2}5454$	$0.0^{2}5296$	$0.0^{2}5143$	$0.0^{2}4993$	$0.0^{2}4847$	$0.0^{2}4705$	$0.0^{2}4567$	2.9
3.0	$0.0^{2}4432$	$0.0^{2}4301$	$0.0^{2}4173$	$0.0^{2}4049$	$0.0^{2}3928$	$0.0^{2}3810$	$0.0^{2}3695$	$0.0^{2}3584$	$0.0^{2}3475$	$0.0^{2}3370$	3.0
3.1	$0.0^{2}3267$	$0.0^{2}3167$	$0.0^{2}3070$	$0.0^{2}2975$	$0.0^{2}2884$	$0.0^{2}2794$	$0.0^{2}2707$	$0.0^{2}2623$	$0.0^{2}2541$	$0.0^{2}2461$	3.1
3.2	$0.0^{2}2384$	$0.0^{2}2309$	$0.0^{2}2236$	$0.0^{2}2165$	$0.0^{2}2096$	$0.0^{2}2029$	$0.0^{2}1964$	$0.0^{2}1901$	$0.0^{2}1840$	$0.0^{2}1780$	3.2
3.3	$0.0^{2}1723$	$0.0^{2}1667$	$0.0^{2}1612$	$0.0^{2}1560$	$0.0^{2}1508$	$0.0^{2}1459$	$0.0^{2}1411$	$0.0^{2}1364$	$0.0^{2}1319$	$0.0^{2}1275$	3.3
3.4	$0.0^{2}1232$	$0.0^{2}1191$	$0.0^{2}1151$	$0.0^{2}1112$	$0.0^{2}1075$	$0.0^{2}1038$	$0.0^{2}1003$	$0.0^{3}9689$	$0.0^{3}9358$	$0.0^{3}9037$	3.4
3.5	$0.0^{3}8727$	$0.0^{3}8426$	$0.0^{3}8135$	$0.0^{3}7853$	$0.0^{3}7581$	$0.0^{3}7317$	$0.0^{3}7061$	$0.0^{3}6814$	$0.0^{3}6575$	$0.0^{3}6343$	3.5
3.6	$0.0^{3}6119$	$0.0^{3}5902$	$0.0^{3}5693$	$0.0^{3}5490$	$0.0^{3}5294$	$0.0^{3}5105$	$0.0^{3}4921$	$0.0^{3}4744$	$0.0^{3}4573$	$0.0^{3}4408$	3.6
3.7	$0.0^{3}4248$	$0.0^{3}4093$	$0.0^{3}3944$	$0.0^{3}3800$	$0.0^{3}3661$	$0.0^{3}3526$	$0.0^{3}3396$	$0.0^{3}3271$	$0.0^{3}3149$	$0.0^{3}3032$	3.7
3.8	$0.0^{3}2919$	$0.0^{3}2810$	$0.0^{3}2705$	$0.0^{3}2604$	$0.0^{3}2506$	$0.0^{3}2411$	$0.0^{3}2320$	$0.0^{3}2232$	$0.0^{3}2147$	$0.0^{3}2065$	3.8
3.9	$0.0^{3}1987$	$0.0^{3}1910$	$0.0^{3}1837$	$0.0^{3}1766$	$0.0^{3}1698$	$0.0^{3}1633$	$0.0^{3}1569$	$0.0^{3}1508$	$0.0^{3}1449$	$0.0^{3}1393$	3.9
4.0	$0.0^{3}1338$	$0.0^{3}1286$	$0.0^{3}1235$	$0.0^{3}1186$	$0.0^{3}1140$	$0.0^{3}1094$	$0.0^{3}1051$	$0.0^{3}1009$	$0.0^{4}9687$	$0.0^{4}9299$	4.0
4.1	$0.0^{4}8926$	$0.0^{4}8567$	$0.0^{4}8222$	$0.0^{4}7890$	$0.0^{4}7570$	$0.0^{4}7263$	$0.0^{4}6967$	$0.0^{4}6683$	$0.0^{4}6410$	$0.0^{4}6147$	4.1
4.2	$0.0^{4}5894$	$0.0^{4}5652$	$0.0^{4}5418$	$0.0^{4}5194$	$0.0^{4}4979$	$0.0^{4}4772$	$0.0^{4}4573$	$0.0^{4}4382$	$0.0^{4}4199$	$0.0^{4}4023$	4.2
4.3	$0.0^{4}3854$	$0.0^{4}3691$	$0.0^{4}3535$	$0.0^{4}3386$	$0.0^{4}3242$	$0.0^{4}3104$	$0.0^{4}2972$	$0.0^{4}2845$	$0.0^{4}2723$	$0.0^{4}2606$	4.3
4.4	$0.0^{4}2494$	$0.0^{4}2387$	$0.0^{4}2284$	$0.0^{4}2185$	$0.0^{4}2090$	$0.0^{4}1999$	$0.0^{4}1912$	$0.0^{4}1829$	$0.0^{4}1749$	$0.0^{4}1672$	4.4
4.5	$0.0^{4}1598$	$0.0^{4}1528$	$0.0^{4}1461$	$0.0^{4}1396$	$0.0^{4}1334$	$0.0^{4}1275$	$0.0^{4}1218$	$0.0^{4}1164$	$0.0^{4}1112$	$0.0^{4}1062$	4.5
4.6	$0.0^{4}1014$	$0.0^{5}9684$	$0.0^{5}9248$	$0.0^{5}8830$	$0.0^{5}8430$	$0.0^{5}8047$	$0.0^{5}7681$	$0.0^{5}7331$	$0.0^{5}6996$	$0.0^{5}6676$	4.6
4.7	$0.0^{5}6370$	$0.0^{5}6077$	$0.0^{5}5797$	$0.0^{5}5530$	$0.0^{5}5274$	$0.0^{5}5030$	$0.0^{5}4796$	$0.0^{5}4573$	$0.0^{5}4360$	$0.0^{5}4156$	4.7
4.8	$0.0^{5}3961$	$0.0^{5}3775$	$0.0^{5}3598$	$0.0^{5}3428$	$0.0^{5}3267$	$0.0^{5}3112$	$0.0^{5}2965$	$0.0^{5}2824$	$0.0^{5}2690$	$0.0^{5}2561$	4.8
4.9	$0.0^{5}2439$	$0.0^{5}2322$	$0.0^{5}2211$	$0.0^{5}2105$	$0.0^{5}2003$	$0.0^{5}1907$	$0.0^{5}1814$	$0.0^{5}1727$	$0.0^{5}1643$	$0.0^{5}1563$	4.9

附表 4　标准正态分布函数 $\Phi(x)$ 值表

x	0.00	0.01	0.02	0.03	0.04	0.05	0.06	0.07	0.08	0.09	x
−0.0	0.5000	0.4960	0.4920	0.4880	0.4840	0.4801	0.4761	0.4721	0.4681	0.4641	−0.0
−0.1	0.4602	0.4562	0.4522	0.4483	0.4443	0.4404	0.4364	0.4325	0.4286	0.4247	−0.1
−0.2	0.4207	0.4168	0.4129	0.4090	0.4052	0.4013	0.3974	0.3936	0.3897	0.3859	−0.2
−0.3	0.3821	0.3783	0.3745	0.3707	0.3669	0.3632	0.3594	0.3557	0.3520	0.3483	−0.3
−0.4	0.3446	0.3409	0.3372	0.3336	0.3300	0.3264	0.3228	0.3192	0.3156	0.3121	−0.4
−0.5	0.3085	0.3050	0.3015	0.2981	0.2946	0.2912	0.2877	0.2843	0.2810	0.2776	−0.5
−0.6	0.2743	0.2709	0.2676	0.2643	0.2611	0.2578	0.2546	0.2514	0.2483	0.2451	−0.6
−0.7	0.2420	0.2389	0.2358	0.2327	0.2297	0.2266	0.2236	0.2206	0.2177	0.2148	−0.7
−0.8	0.2119	0.2090	0.2061	0.2033	0.2005	0.1977	0.1949	0.1922	0.1894	0.1867	−0.8
−0.9	0.1841	0.1814	0.1788	0.1762	0.1736	0.1711	0.1685	0.1660	0.1635	0.1611	−0.9
−1.0	0.1587	0.1562	0.1539	0.1515	0.1492	0.1469	0.1446	0.1423	0.1401	0.1379	−1.0
−1.1	0.1357	0.1335	0.1314	0.1292	0.1271	0.1251	0.1230	0.1210	0.1190	0.1170	−1.1
−1.2	0.1151	0.1131	0.1112	0.1093	0.1075	0.1056	0.1038	0.1020	0.1003	0.09853	−1.2
−1.3	0.09680	0.09510	0.09342	0.09176	0.09012	0.08851	0.08691	0.08534	0.08379	0.08226	−1.3
−1.4	0.08076	0.07927	0.07780	0.07636	0.07493	0.07353	0.07215	0.07078	0.06944	0.06811	−1.4
−1.5	0.06681	0.06552	0.06426	0.06301	0.06178	0.06057	0.05938	0.05821	0.05705	0.05592	−1.5
−1.6	0.05480	0.05370	0.05262	0.05155	0.05050	0.04947	0.04846	0.04746	0.04648	0.04551	−1.6
−1.7	0.04457	0.04363	0.04272	0.04182	0.04093	0.04006	0.03920	0.03836	0.03754	0.03673	−1.7
−1.8	0.03593	0.03515	0.03438	0.03362	0.03288	0.03216	0.03144	0.03074	0.03005	0.02938	−1.8
−1.9	0.02872	0.02807	0.02743	0.02680	0.02619	0.02559	0.02500	0.02442	0.02385	0.02330	−1.9
−2.0	0.02275	0.02222	0.02169	0.02118	0.02068	0.02018	0.01970	0.01923	0.01876	0.01831	−2.0
−2.1	0.01786	0.01743	0.01700	0.01659	0.01618	0.01578	0.01539	0.01500	0.01463	0.01426	−2.1
−2.2	0.01390	0.01355	0.01321	0.01287	0.01255	0.01222	0.01191	0.01160	0.01130	0.01101	−2.2
−2.3	0.01072	0.01044	0.01017	$0.0^{2}9903$	$0.0^{2}9642$	$0.0^{2}9387$	$0.0^{2}9137$	$0.0^{2}8894$	$0.0^{2}8656$	$0.0^{2}8424$	−2.3
−2.4	$0.0^{2}8198$	$0.0^{2}7976$	$0.0^{2}7760$	$0.0^{2}7549$	$0.0^{2}7344$	$0.0^{2}7143$	$0.0^{2}6947$	$0.0^{2}6756$	$0.0^{2}6569$	$0.0^{2}6387$	−2.4
−2.5	$0.0^{2}6210$	$0.0^{2}6037$	$0.0^{2}5868$	$0.0^{2}5703$	$0.0^{2}5543$	$0.0^{2}5386$	$0.0^{2}5234$	$0.0^{2}5085$	$0.0^{2}4940$	$0.0^{2}4799$	−2.5
−2.6	$0.0^{2}4661$	$0.0^{2}4527$	$0.0^{2}4396$	$0.0^{2}4269$	$0.0^{2}4145$	$0.0^{2}4025$	$0.0^{2}3907$	$0.0^{2}3793$	$0.0^{2}3681$	$0.0^{2}3573$	−2.6
−2.7	$0.0^{2}3467$	$0.0^{2}3364$	$0.0^{2}3264$	$0.0^{2}3167$	$0.0^{2}3072$	$0.0^{2}2980$	$0.0^{2}2890$	$0.0^{2}2803$	$0.0^{2}2718$	$0.0^{2}2635$	−2.7
−2.8	$0.0^{2}2555$	$0.0^{2}2477$	$0.0^{2}2401$	$0.0^{2}2327$	$0.0^{2}2256$	$0.0^{2}2186$	$0.0^{2}2118$	$0.0^{2}2052$	$0.0^{2}1988$	$0.0^{2}1926$	−2.8
−2.9	$0.0^{2}1866$	$0.0^{2}1807$	$0.0^{2}1750$	$0.0^{2}1695$	$0.0^{2}1641$	$0.0^{2}1589$	$0.0^{2}1538$	$0.0^{2}1489$	$0.0^{2}1441$	$0.0^{2}1395$	−2.9
−3.0	$0.0^{2}1350$	$0.0^{2}1306$	$0.0^{2}1264$	$0.0^{2}1223$	$0.0^{2}1183$	$0.0^{2}1144$	$0.0^{2}1107$	$0.0^{2}1070$	$0.0^{2}1035$	$0.0^{2}1001$	−3.0
−3.1	$0.0^{3}9676$	$0.0^{3}9354$	$0.0^{3}9043$	$0.0^{3}8740$	$0.0^{3}8447$	$0.0^{3}8164$	$0.0^{3}7888$	$0.0^{3}7622$	$0.0^{3}7364$	$0.0^{3}7114$	−3.1
−3.2	$0.0^{3}6871$	$0.0^{3}6637$	$0.0^{3}6410$	$0.0^{3}6190$	$0.0^{3}5976$	$0.0^{3}5770$	$0.0^{3}5571$	$0.0^{3}5377$	$0.0^{3}5190$	$0.0^{3}5009$	−3.2
−3.3	$0.0^{3}4834$	$0.0^{3}4665$	$0.0^{3}4501$	$0.0^{3}4342$	$0.0^{3}4189$	$0.0^{3}4041$	$0.0^{3}3897$	$0.0^{3}3758$	$0.0^{3}3624$	$0.0^{3}3495$	−3.3
−3.4	$0.0^{3}3369$	$0.0^{3}3248$	$0.0^{3}3131$	$0.0^{3}3018$	$0.0^{3}2909$	$0.0^{3}2803$	$0.0^{3}2701$	$0.0^{3}2602$	$0.0^{3}2507$	$0.0^{3}2415$	−3.4
−3.5	$0.0^{3}2326$	$0.0^{3}2241$	$0.0^{3}2158$	$0.0^{3}2078$	$0.0^{3}2001$	$0.0^{3}1926$	$0.0^{3}1854$	$0.0^{3}1785$	$0.0^{3}1718$	$0.0^{3}1653$	−3.5
−3.6	$0.0^{3}1591$	$0.0^{3}1531$	$0.0^{3}1473$	$0.0^{3}1417$	$0.0^{3}1363$	$0.0^{3}1311$	$0.0^{3}1261$	$0.0^{3}1213$	$0.0^{3}1166$	$0.0^{3}1121$	−3.6
−3.7	$0.0^{3}1078$	$0.0^{3}1036$	$0.0^{4}9961$	$0.0^{4}9574$	$0.0^{4}9201$	$0.0^{4}8842$	$0.0^{4}8496$	$0.0^{4}8162$	$0.0^{4}7841$	$0.0^{4}7532$	−3.7
−3.8	$0.0^{4}7235$	$0.0^{4}6948$	$0.0^{4}6673$	$0.0^{4}6407$	$0.0^{4}6152$	$0.0^{4}5906$	$0.0^{4}5669$	$0.0^{4}5442$	$0.0^{4}5223$	$0.0^{4}5012$	−3.8
−3.9	$0.0^{4}4810$	$0.0^{4}4615$	$0.0^{4}4427$	$0.0^{4}4247$	$0.0^{4}4074$	$0.0^{4}3908$	$0.0^{4}3747$	$0.0^{4}3594$	$0.0^{4}3446$	$0.0^{4}3304$	−3.9
−4.0	$0.0^{4}3167$	$0.0^{4}3036$	$0.0^{4}2910$	$0.0^{4}2789$	$0.0^{4}2673$	$0.0^{4}2561$	$0.0^{4}2454$	$0.0^{4}2351$	$0.0^{4}2252$	$0.0^{4}2157$	−4.0
−4.1	$0.0^{4}2066$	$0.0^{4}1978$	$0.0^{4}1894$	$0.0^{4}1814$	$0.0^{4}1737$	$0.0^{4}1662$	$0.0^{4}1591$	$0.0^{4}1523$	$0.0^{4}1458$	$0.0^{4}1395$	−4.1
−4.2	$0.0^{4}1335$	$0.0^{4}1277$	$0.0^{4}1222$	$0.0^{4}1168$	$0.0^{4}1118$	$0.0^{4}1069$	$0.0^{4}1022$	$0.0^{5}9774$	$0.0^{5}9345$	$0.0^{5}8934$	−4.2
−4.3	$0.0^{5}8540$	$0.0^{5}8163$	$0.0^{5}7801$	$0.0^{5}7455$	$0.0^{5}7124$	$0.0^{5}6807$	$0.0^{5}6503$	$0.0^{5}6212$	$0.0^{5}5934$	$0.0^{5}5668$	−4.3
−4.4	$0.0^{5}5413$	$0.0^{5}5169$	$0.0^{5}4935$	$0.0^{5}4712$	$0.0^{5}4498$	$0.0^{5}4294$	$0.0^{5}4098$	$0.0^{5}3911$	$0.0^{5}3732$	$0.0^{5}3561$	−4.4
−4.5	$0.0^{5}3398$	$0.0^{5}3241$	$0.0^{5}3092$	$0.0^{5}2949$	$0.0^{5}2813$	$0.0^{5}2682$	$0.0^{5}2558$	$0.0^{5}2439$	$0.0^{5}2325$	$0.0^{5}2216$	−4.5
−4.6	$0.0^{5}2112$	$0.0^{5}2013$	$0.0^{5}1919$	$0.0^{5}1828$	$0.0^{5}1742$	$0.0^{5}1660$	$0.0^{5}1581$	$0.0^{5}1506$	$0.0^{5}1434$	$0.0^{5}1366$	−4.6
−4.7	$0.0^{5}1301$	$0.0^{5}1239$	$0.0^{5}1179$	$0.0^{5}1123$	$0.0^{5}1069$	$0.0^{5}1017$	$0.0^{6}9680$	$0.0^{6}9211$	$0.0^{6}8765$	$0.0^{6}8339$	−4.7
−4.8	$0.0^{6}7933$	$0.0^{6}7547$	$0.0^{6}7178$	$0.0^{6}6827$	$0.0^{6}6492$	$0.0^{6}6173$	$0.0^{6}5869$	$0.0^{6}5580$	$0.0^{6}5304$	$0.0^{6}5042$	−4.8
−4.9	$0.0^{6}4792$	$0.0^{6}4554$	$0.0^{6}4327$	$0.0^{6}4111$	$0.0^{6}3906$	$0.0^{6}3711$	$0.0^{6}3525$	$0.0^{6}3348$	$0.0^{6}3179$	$0.0^{6}3019$	−4.9

附表 4(续)

x	0.00	0.01	0.02	0.03	0.04	0.05	0.06	0.07	0.08	0.09	x
0.0	0.5000	0.5040	0.5080	0.5120	0.5160	0.5199	0.5239	0.5279	0.5319	0.5359	0.0
0.1	0.5398	0.5438	0.5478	0.5517	0.5557	0.5596	0.5636	0.5675	0.5714	0.5753	0.1
0.2	0.5793	0.5832	0.5871	0.5910	0.5948	0.5987	0.6026	0.6064	0.6103	0.6141	0.2
0.3	0.6179	0.6217	0.6255	0.6293	0.6331	0.6368	0.6406	0.6443	0.6480	0.6517	0.3
0.4	0.6554	0.6591	0.6628	0.6664	0.6700	0.6736	0.6772	0.6808	0.6844	0.6879	0.4
0.5	0.6915	0.6950	0.6985	0.7019	0.7054	0.7088	0.7123	0.7157	0.7190	0.7224	0.5
0.6	0.7257	0.7291	0.7324	0.7357	0.7389	0.7422	0.7454	0.7486	0.7517	0.7549	0.6
0.7	0.7580	0.7611	0.7642	0.7673	0.7703	0.7734	0.7764	0.7794	0.7823	0.7852	0.7
0.8	0.7881	0.7910	0.7939	0.7967	0.7995	0.8023	0.8051	0.8078	0.8106	0.8133	0.8
0.9	0.8159	0.8186	0.8212	0.8238	0.8264	0.8289	0.8315	0.8340	0.8365	0.8389	0.9
1.0	0.8413	0.8438	0.8461	0.8485	0.8508	0.8531	0.8554	0.8577	0.8599	0.8621	1.0
1.1	0.8643	0.8665	0.8686	0.8708	0.8729	0.8749	0.8770	0.8790	0.8810	0.8830	1.1
1.2	0.8849	0.8869	0.8888	0.8907	0.8925	0.8944	0.8962	0.8980	0.8997	0.90147	1.2
1.3	0.90320	0.90490	0.90658	0.90824	0.90988	0.91149	0.91309	0.91466	0.91621	0.91774	1.3
1.4	0.91924	0.92073	0.92220	0.92364	0.92507	0.92647	0.92785	0.92922	0.93056	0.93189	1.4
1.5	0.93319	0.93448	0.93574	0.93699	0.93822	0.93943	0.94062	0.94179	0.94295	0.94408	1.5
1.6	0.94520	0.94630	0.94738	0.94845	0.94950	0.95053	0.95154	0.95254	0.95352	0.95449	1.6
1.7	0.95543	0.95637	0.95728	0.95818	0.95907	0.95994	0.96080	0.96164	0.96246	0.96327	1.7
1.8	0.96407	0.96485	0.96562	0.96638	0.96712	0.96784	0.96856	0.96926	0.96995	0.97062	1.8
1.9	0.97128	0.97193	0.97257	0.97320	0.97381	0.97441	0.97500	0.97558	0.97615	0.97670	1.9
2.0	0.97725	0.97778	0.97831	0.97882	0.97932	0.97982	0.98030	0.98077	0.98124	0.98169	2.0
2.1	0.98214	0.98257	0.98300	0.98341	0.98382	0.98422	0.98461	0.98500	0.98537	0.98574	2.1
2.2	0.98610	0.98645	0.98679	0.98713	0.98745	0.98778	0.98809	0.98840	0.98870	0.98899	2.2
2.3	0.98928	0.98956	0.98983	$0.9^{2}0097$	$0.9^{2}0358$	$0.9^{2}0613$	$0.9^{2}0863$	$0.9^{2}1106$	$0.9^{2}1344$	$0.9^{2}1576$	2.3
2.4	$0.9^{2}1802$	$0.9^{2}2024$	$0.9^{2}2240$	$0.9^{2}2451$	$0.9^{2}2656$	$0.9^{2}2857$	$0.9^{2}3053$	$0.9^{2}3244$	$0.9^{2}3431$	$0.9^{2}3613$	2.4
2.5	$0.9^{2}3790$	$0.9^{2}3963$	$0.9^{2}4132$	$0.9^{2}4297$	$0.9^{2}4457$	$0.9^{2}4614$	$0.9^{2}4766$	$0.9^{2}4915$	$0.9^{2}5060$	$0.9^{2}5201$	2.5
2.6	$0.9^{2}5339$	$0.9^{2}5473$	$0.9^{2}5604$	$0.9^{2}5731$	$0.9^{2}5855$	$0.9^{2}5975$	$0.9^{2}6093$	$0.9^{2}6207$	$0.9^{2}6319$	$0.9^{2}6427$	2.6
2.7	$0.9^{2}6533$	$0.9^{2}6636$	$0.9^{2}6736$	$0.9^{2}6833$	$0.9^{2}6928$	$0.9^{2}7020$	$0.9^{2}7110$	$0.9^{2}7197$	$0.9^{2}7282$	$0.9^{2}7365$	2.7
2.8	$0.9^{2}7445$	$0.9^{2}7523$	$0.9^{2}7599$	$0.9^{2}7673$	$0.9^{2}7744$	$0.9^{2}7814$	$0.9^{2}7882$	$0.9^{2}7948$	$0.9^{2}8012$	$0.9^{2}8074$	2.8
2.9	$0.9^{2}8134$	$0.9^{2}8193$	$0.9^{2}8250$	$0.9^{2}8305$	$0.9^{2}8359$	$0.9^{2}8411$	$0.9^{2}8462$	$0.9^{2}8511$	$0.9^{2}8559$	$0.9^{2}8605$	2.9
3.0	$0.9^{2}8650$	$0.9^{2}8694$	$0.9^{2}8736$	$0.9^{2}8777$	$0.9^{2}8817$	$0.9^{2}8856$	$0.9^{2}8893$	$0.9^{2}8930$	$0.9^{2}8965$	$0.9^{2}8999$	3.0
3.1	$0.9^{3}0324$	$0.9^{3}0646$	$0.9^{3}0957$	$0.9^{3}1260$	$0.9^{3}1553$	$0.9^{3}1836$	$0.9^{3}2112$	$0.9^{3}2378$	$0.9^{3}2636$	$0.9^{3}2886$	3.1
3.2	$0.9^{3}3129$	$0.9^{3}3363$	$0.9^{3}3590$	$0.9^{3}3810$	$0.9^{3}4024$	$0.9^{3}4230$	$0.9^{3}4429$	$0.9^{3}4623$	$0.9^{3}4810$	$0.9^{3}4991$	3.2
3.3	$0.9^{3}5166$	$0.9^{3}5335$	$0.9^{3}5499$	$0.9^{3}5658$	$0.9^{3}5811$	$0.9^{3}5959$	$0.9^{3}6103$	$0.9^{3}6242$	$0.9^{3}6376$	$0.9^{3}6505$	3.3
3.4	$0.9^{3}6631$	$0.9^{3}6752$	$0.9^{3}6869$	$0.9^{3}6982$	$0.9^{3}7091$	$0.9^{3}7197$	$0.9^{3}7299$	$0.9^{3}7398$	$0.9^{3}7493$	$0.9^{3}7585$	3.4
3.5	$0.9^{3}7674$	$0.9^{3}7759$	$0.9^{3}7842$	$0.9^{3}7922$	$0.9^{3}7999$	$0.9^{3}8074$	$0.9^{3}8146$	$0.9^{3}8215$	$0.9^{3}8282$	$0.9^{3}8347$	3.5
3.6	$0.9^{3}8409$	$0.9^{3}8469$	$0.9^{3}8527$	$0.9^{3}8583$	$0.9^{3}8637$	$0.9^{3}8689$	$0.9^{3}8739$	$0.9^{3}8787$	$0.9^{3}8834$	$0.9^{3}8879$	3.6
3.7	$0.9^{3}8922$	$0.9^{3}8964$	$0.9^{4}0039$	$0.9^{4}0426$	$0.9^{4}0799$	$0.9^{4}1158$	$0.9^{4}1504$	$0.9^{4}1838$	$0.9^{4}2159$	$0.9^{4}2468$	3.7
3.8	$0.9^{4}2765$	$0.9^{4}3052$	$0.9^{4}3327$	$0.9^{4}3593$	$0.9^{4}3848$	$0.9^{4}4094$	$0.9^{4}4331$	$0.9^{4}4558$	$0.9^{4}4777$	$0.9^{4}4988$	3.8
3.9	$0.9^{4}5190$	$0.9^{4}5385$	$0.9^{4}5573$	$0.9^{4}5753$	$0.9^{4}5926$	$0.9^{4}6092$	$0.9^{4}6253$	$0.9^{4}6406$	$0.9^{4}6554$	$0.9^{4}6696$	3.9
4.0	$0.9^{4}6833$	$0.9^{4}6964$	$0.9^{4}7090$	$0.9^{4}7211$	$0.9^{4}7327$	$0.9^{4}7439$	$0.9^{4}7546$	$0.9^{4}7649$	$0.9^{4}7748$	$0.9^{4}7843$	4.0
4.1	$0.9^{4}7934$	$0.9^{4}8022$	$0.9^{4}8106$	$0.9^{4}8186$	$0.9^{4}8263$	$0.9^{4}8338$	$0.9^{4}8409$	$0.9^{4}8477$	$0.9^{4}8542$	$0.9^{4}8605$	4.1
4.2	$0.9^{4}8665$	$0.9^{4}8723$	$0.9^{4}8778$	$0.9^{4}8832$	$0.9^{4}8882$	$0.9^{4}8931$	$0.9^{4}8978$	$0.9^{5}0226$	$0.9^{5}0655$	$0.9^{5}1066$	4.2
4.3	$0.9^{5}1460$	$0.9^{5}1837$	$0.9^{5}2199$	$0.9^{5}2545$	$0.9^{5}2876$	$0.9^{5}3193$	$0.9^{5}3497$	$0.9^{5}3788$	$0.9^{5}4066$	$0.9^{5}4332$	4.3
4.4	$0.9^{5}4587$	$0.9^{5}4831$	$0.9^{5}5065$	$0.9^{5}5288$	$0.9^{5}5502$	$0.9^{5}5706$	$0.9^{5}5902$	$0.9^{5}6089$	$0.9^{5}6268$	$0.9^{5}6439$	4.4
4.5	$0.9^{5}6602$	$0.9^{5}6759$	$0.9^{5}6908$	$0.9^{5}7051$	$0.9^{5}7187$	$0.9^{5}7318$	$0.9^{5}7442$	$0.9^{5}7561$	$0.9^{5}7675$	$0.9^{5}7784$	4.5
4.6	$0.9^{5}7888$	$0.9^{5}7987$	$0.9^{5}8081$	$0.9^{5}8172$	$0.9^{5}8258$	$0.9^{5}8340$	$0.9^{5}8419$	$0.9^{5}8491$	$0.9^{5}8566$	$0.9^{5}8634$	4.6
4.7	$0.9^{5}8699$	$0.9^{5}8761$	$0.9^{5}8821$	$0.9^{5}8877$	$0.9^{5}8931$	$0.9^{5}8983$	$0.9^{6}0320$	$0.9^{6}0789$	$0.9^{6}1235$	$0.9^{6}1661$	4.7
4.8	$0.9^{6}2067$	$0.9^{6}2453$	$0.9^{6}2822$	$0.9^{6}3173$	$0.9^{6}3508$	$0.9^{6}3827$	$0.9^{6}4131$	$0.9^{6}4420$	$0.9^{6}4696$	$0.9^{6}4958$	4.8
4.9	$0.9^{6}5208$	$0.9^{6}5446$	$0.9^{6}5673$	$0.9^{6}5889$	$0.9^{6}6094$	$0.9^{6}6289$	$0.9^{6}6475$	$0.9^{6}6652$	$0.9^{6}6821$	$0.9^{6}6981$	4.9

附表 5　标准正态分布的临界值表

$$P(|u|>u_{\frac{\alpha}{2}})=\alpha$$

α	0.00	0.01	0.02	0.03	0.04	0.05	0.06	0.07	0.08	0.09	α
0.0	∞	2.575829	2.326348	2.170090	2.053749	1.959964	1.880794	1.811911	1.750686	1.695398	0.0
0.1	1.644854	1.598193	1.554774	1.514102	1.475791	1.439531	1.405072	1.372204	1.340755	1.310579	0.1
0.2	1.281552	1.253565	1.226528	1.200359	1.174987	1.150349	1.126391	1.103063	1.080319	1.058122	0.2
0.3	1.036433	1.015222	0.994458	0.974114	0.954165	0.934589	0.915365	0.896473	0.877896	0.859617	0.3
0.4	0.841621	0.823894	0.806421	0.789192	0.772193	0.755415	0.738847	0.722479	0.706303	0.690309	0.4
0.5	0.674490	0.658838	0.643345	0.628006	0.612813	0.597760	0.582841	0.568051	0.553385	0.538836	0.5
0.6	0.524401	0.510073	0.495850	0.481727	0.467699	0.453762	0.439913	0.426148	0.412463	0.398855	0.6
0.7	0.385320	0.371856	0.358459	0.345125	0.331853	0.318639	0.305481	0.292375	0.279319	0.266311	0.7
0.8	0.253347	0.240426	0.227545	0.214702	0.201893	0.189118	0.176374	0.163658	0.150969	0.138304	0.8
0.9	0.125661	0.113039	0.100434	0.087845	0.075270	0.062707	0.050154	0.037608	0.025069	0.012533	0.9

α	0.001	0.0001	0.00001	0.000001	0.0000001	0.00000001	α
$u_{\frac{\alpha}{2}}$	3.29053	3.89059	4.41717	4.89164	5.32672	5.73073	$u_{\frac{\alpha}{2}}$

附表 6　χ^2 分布的临界值表

$$P\{\chi^2(f)>\chi^2_\alpha(f)\}=\alpha$$

f	α=0.995	0.99	0.975	0.95	0.90	0.75
1	—	—	0.001	0.004	0.016	0.102
2	0.010	0.020	0.051	0.103	0.211	0.575
3	0.072	0.115	0.216	0.352	0.584	1.213
4	0.207	0.297	0.484	0.711	1.064	1.923
5	0.412	0.554	0.831	1.145	1.610	2.675
6	0.676	0.872	1.237	1.635	2.204	3.455
7	0.989	1.239	1.690	2.167	2.833	4.255
8	1.344	1.646	2.180	2.733	3.490	5.071
9	1.735	2.088	2.700	3.325	4.168	5.899
10	2.156	2.558	3.247	3.940	4.865	6.737
11	2.603	3.053	3.816	4.575	5.578	7.584
12	3.074	3.571	4.404	5.226	6.304	8.438
13	3.565	4.107	5.009	5.892	7.042	9.299
14	4.075	4.660	5.629	6.571	7.790	10.165
15	4.601	5.229	6.262	7.261	8.547	11.037
16	5.142	5.812	6.908	7.962	9.312	11.912
17	5.697	6.408	7.564	8.672	10.085	12.792
18	6.265	7.015	8.231	9.390	10.865	13.675
19	6.844	7.633	8.907	10.117	11.651	14.562
20	7.434	8.260	9.591	10.851	12.443	15.452
21	8.034	8.897	10.283	11.591	13.240	16.344
22	8.643	9.542	10.982	12.338	14.042	17.240
23	9.260	10.196	11.689	13.091	14.848	18.137
24	9.886	10.856	12.401	13.848	15.659	19.037
25	10.520	11.524	13.120	14.611	16.473	19.939
26	11.160	12.198	13.844	15.379	17.292	20.843
27	11.808	12.879	14.573	16.151	18.114	21.749
28	12.461	13.565	15.308	16.928	18.939	22.657
29	13.121	14.257	16.047	17.708	19.768	23.567
30	13.787	14.954	16.791	18.493	20.599	24.478
31	14.458	15.655	17.539	19.281	21.434	25.390
32	15.134	16.362	18.291	20.072	22.271	26.304
33	15.815	17.074	19.047	20.867	23.110	27.219
34	16.501	17.789	19.806	21.664	23.952	28.136
35	17.192	18.509	20.569	22.465	24.797	29.054

附表 6(续)

f	α=0.995	0.99	0.975	0.95	0.90	0.75
36	17.887	19.233	21.336	23.269	25.643	29.973
37	18.586	19.960	22.106	24.075	26.492	30.893
38	19.289	20.691	22.878	24.884	27.343	31.815
39	19.996	21.426	23.654	25.695	28.196	32.737
40	20.707	22.164	24.433	26.509	29.051	33.660
41	21.421	22.906	25.215	27.326	29.907	34.585
42	22.138	23.650	25.999	28.144	30.765	35.510
43	22.859	24.398	26.785	28.965	31.625	36.436
44	23.584	25.148	27.575	29.787	32.487	37.363
45	24.311	25.901	28.366	30.612	33.350	38.291

f	α=0.25	0.10	0.05	0.025	0.01	0.005
1	1.323	2.706	3.841	5.024	6.635	7.879
2	2.773	4.605	5.991	7.378	9.210	10.597
3	4.108	6.251	7.815	9.348	11.345	12.838
4	5.385	7.779	9.488	11.143	13.277	14.860
5	6.626	9.236	11.071	12.833	15.086	16.750
6	7.841	10.645	12.592	14.449	16.812	18.548
7	9.037	12.017	14.067	16.013	18.475	20.278
8	10.219	13.362	15.507	17.535	20.090	21.955
9	11.389	14.684	16.919	19.023	21.666	23.589
10	12.549	15.987	18.307	20.483	23.209	25.188
11	13.701	17.275	19.675	21.920	24.725	26.757
12	14.845	18.549	21.026	23.337	26.217	28.299
13	15.984	19.812	22.362	24.736	27.688	29.819
14	17.117	21.064	23.685	26.119	29.141	31.319
15	18.245	22.307	24.996	27.488	30.578	32.801
16	19.369	23.542	26.296	28.845	32.000	34.267
17	20.489	24.769	27.587	30.191	33.409	35.718
18	21.605	25.989	28.869	31.526	34.805	37.156
19	22.718	27.204	30.144	32.852	36.191	38.582
20	23.828	28.412	31.410	34.170	37.566	39.997
21	24.935	29.615	32.671	35.479	38.932	41.401
22	26.039	30.813	33.924	36.781	40.289	42.796
23	27.141	32.007	35.172	38.076	41.638	44.181
24	28.241	33.196	36.415	39.364	42.980	45.559
25	29.339	34.382	37.652	40.646	44.314	46.928
26	30.435	35.563	38.885	41.923	45.642	48.290
27	31.528	36.741	40.113	43.194	46.963	49.645
28	32.620	37.916	41.337	44.461	48.278	50.993
29	33.711	39.087	42.557	45.722	49.588	52.336
30	34.800	40.256	43.773	46.979	50.892	53.672
31	35.887	41.422	44.985	48.232	52.191	55.003
32	36.973	42.585	46.194	49.480	53.486	56.328
33	38.058	43.745	47.400	50.725	54.776	57.648
34	39.141	44.903	48.602	51.966	56.061	58.964
35	40.223	46.059	49.802	53.203	57.342	60.275
36	41.304	47.212	50.998	54.437	58.619	61.581
37	42.383	48.363	52.192	55.668	59.892	62.883
38	43.462	49.513	53.384	56.896	61.162	64.181
39	44.539	50.660	54.572	58.120	62.428	65.476
40	45.616	51.805	55.758	59.342	63.691	66.766
41	46.692	52.949	56.942	60.561	64.950	68.053
42	47.766	54.090	58.124	61.777	66.206	69.336
43	48.840	55.230	59.304	62.990	67.459	70.616
44	49.913	56.369	60.481	64.201	68.710	71.893
45	50.985	57.505	61.656	65.410	69.957	73.166

附表 7　t 分布的临界值表

$$P(|t|>t_{\frac{\alpha}{2}})=\alpha$$

f \ α	0.9	0.8	0.7	0.6	0.5	0.4	0.3	0.2	0.1	0.05	0.02	0.01	0.001	α / f
1	0.158	0.325	0.510	0.727	1.000	1.376	1.963	3.078	6.314	12.706	31.821	63.657	636.619	1
2	0.142	0.289	0.445	0.617	0.816	1.061	1.386	1.886	2.920	4.303	6.965	9.925	31.598	2
3	0.137	0.277	0.424	0.584	0.765	0.978	1.250	1.638	2.353	3.182	4.541	5.841	12.924	3
4	0.134	0.271	0.414	0.569	0.741	0.941	1.190	1.533	2.132	2.776	3.747	4.604	8.610	4
5	0.132	0.267	0.408	0.559	0.727	0.920	1.156	1.476	2.015	2.571	3.365	4.032	6.859	5
6	0.131	0.265	0.404	0.553	0.718	0.906	1.134	1.440	1.943	2.447	3.143	3.707	5.959	6
7	0.130	0.263	0.402	0.549	0.711	0.896	1.119	1.415	1.895	2.365	2.998	3.499	5.405	7
8	0.130	0.262	0.399	0.546	0.706	0.889	1.108	1.397	1.860	2.306	2.896	3.355	5.041	8
9	0.129	0.261	0.398	0.543	0.703	0.883	1.100	1.383	1.833	2.262	2.821	3.250	4.781	9
10	0.129	0.260	0.397	0.542	0.700	0.879	1.093	1.372	1.812	2.228	2.764	3.169	4.587	10
11	0.129	0.260	0.396	0.540	0.697	0.876	1.088	1.363	1.796	2.201	2.718	3.106	4.437	11
12	0.128	0.259	0.395	0.539	0.695	0.873	1.083	1.356	1.782	2.179	2.681	3.055	4.318	12
13	0.128	0.259	0.394	0.538	0.694	0.870	1.079	1.350	1.771	2.160	2.650	3.012	4.221	13
14	0.128	0.258	0.393	0.537	0.692	0.868	1.076	1.345	1.761	2.145	2.624	2.977	4.140	14
15	0.128	0.258	0.393	0.536	0.691	0.866	1.074	1.341	1.753	2.131	2.602	2.947	4.073	15
16	0.128	0.258	0.392	0.535	0.690	0.865	1.071	1.337	1.746	2.120	2.583	2.921	4.015	16
17	0.128	0.257	0.392	0.534	0.689	0.863	1.069	1.333	1.740	2.110	2.567	2.898	3.965	17
18	0.127	0.257	0.392	0.534	0.688	0.862	1.067	1.330	1.734	2.101	2.552	2.878	3.922	18
19	0.127	0.257	0.391	0.533	0.688	0.861	1.066	1.328	1.729	2.093	2.539	2.861	3.883	19
20	0.127	0.257	0.391	0.533	0.687	0.860	1.064	1.325	1.725	2.086	2.528	2.845	3.850	20
21	0.127	0.257	0.391	0.532	0.686	0.859	1.063	1.323	1.721	2.080	2.518	2.831	3.819	21
22	0.127	0.256	0.390	0.532	0.686	0.858	1.061	1.321	1.717	2.074	2.508	2.819	3.792	22
23	0.127	0.256	0.390	0.532	0.685	0.858	1.060	1.319	1.714	2.069	2.500	2.807	3.767	23
24	0.127	0.256	0.390	0.531	0.685	0.857	1.059	1.318	1.711	2.064	2.492	2.797	3.745	24
25	0.127	0.256	0.390	0.531	0.684	0.856	1.058	1.316	1.708	2.060	2.485	2.787	3.725	25
26	0.127	0.256	0.390	0.531	0.684	0.856	1.058	1.315	1.706	2.056	2.479	2.779	3.707	26
27	0.127	0.256	0.389	0.531	0.684	0.855	1.057	1.314	1.703	2.052	2.473	2.771	3.690	27
28	0.127	0.256	0.389	0.530	0.683	0.855	1.056	1.313	1.701	2.048	2.467	2.763	3.674	28
29	0.127	0.256	0.389	0.530	0.683	0.854	1.055	1.311	1.699	2.045	2.462	2.756	3.659	29
30	0.127	0.256	0.389	0.530	0.683	0.854	1.055	1.310	1.697	2.042	2.457	2.750	3.646	30
40	0.126	0.255	0.388	0.529	0.681	0.851	1.050	1.303	1.684	2.021	2.423	2.704	3.551	40
60	0.126	0.254	0.387	0.527	0.679	0.848	1.046	1.296	1.671	2.000	2.390	2.660	3.460	60
120	0.126	0.254	0.386	0.526	0.677	0.845	1.041	1.289	1.658	1.980	2.358	2.617	3.373	120
∞	0.126	0.253	0.385	0.524	0.674	0.842	1.036	1.282	1.645	1.960	2.326	2.576	3.291	∞
f / α	0.45	0.40	0.35	0.30	0.25	0.20	0.15	0.10	0.05	0.025	0.01	0.005	0.0005	f \ α

注:第一行为双侧检验的 α 值,最末一行为单侧检验的 α 值.

附表 8 F 分布的临界值表

$$P\{F(f_1,f_2) > F_\alpha(f_1,f_2)\} = \alpha$$

$\alpha=0.10$

f_2 \ f_1	1	2	3	4	5	6	7	8	9	10	12	15	20	24	30	40	60	120	∞
1	39.86	49.50	53.59	55.83	57.24	58.20	58.91	59.44	59.86	60.19	60.71	61.22	61.74	62.00	62.26	62.53	62.79	63.06	63.33
2	8.53	9.00	9.16	9.24	9.29	9.33	9.35	9.37	9.38	9.39	9.41	9.42	9.44	9.45	9.46	9.47	9.47	9.48	9.49
3	5.54	5.46	5.39	5.34	5.31	5.28	5.27	5.25	5.24	5.23	5.22	5.20	5.18	5.18	5.17	5.16	5.15	5.14	5.13
4	4.54	4.32	4.19	4.11	4.05	4.01	3.98	3.95	3.94	3.92	3.90	3.87	3.84	3.83	3.82	3.80	3.79	3.78	3.76
5	4.06	3.78	3.62	3.52	3.45	3.40	3.37	3.34	3.32	3.30	3.27	3.24	3.21	3.19	3.17	3.16	3.14	3.12	3.10
6	3.78	3.46	3.29	3.18	3.11	3.05	3.01	2.98	2.96	2.94	2.90	2.87	2.84	2.82	2.80	2.78	2.76	2.74	2.72
7	3.59	3.26	3.07	2.96	2.88	2.83	2.78	2.75	2.72	2.70	2.67	2.63	2.59	2.58	2.56	2.54	2.51	2.49	2.47
8	3.46	3.11	2.92	2.81	2.73	2.67	2.62	2.59	2.56	2.54	2.50	2.46	2.42	2.40	2.38	2.36	2.34	2.32	2.29
9	3.36	3.01	2.81	2.69	2.61	2.55	2.51	2.47	2.44	2.42	2.38	2.34	2.30	2.28	2.25	2.23	2.21	2.18	2.16
10	3.29	2.92	2.73	2.61	2.52	2.46	2.41	2.38	2.35	2.32	2.28	2.24	2.20	2.18	2.16	2.13	2.11	2.08	2.06
11	3.23	2.86	2.66	2.54	2.45	2.39	2.34	2.30	2.27	2.25	2.21	2.27	2.12	2.10	2.08	2.05	2.03	2.00	1.97
12	3.18	2.81	2.61	2.48	2.39	2.33	2.28	2.24	2.21	2.19	2.15	2.10	2.06	2.04	2.01	1.99	1.96	1.93	1.90
13	3.14	2.76	2.56	2.43	2.35	2.28	2.23	2.20	2.16	2.14	2.10	2.05	2.01	1.98	1.96	1.93	1.90	1.88	1.85
14	3.10	2.73	2.52	2.39	2.31	2.24	2.19	2.15	2.12	2.10	2.05	2.01	1.96	1.94	1.91	1.89	1.86	1.83	1.80
15	3.07	2.70	2.49	2.36	2.27	2.21	2.16	2.12	2.09	2.06	2.02	1.97	1.92	1.90	1.87	1.85	1.82	1.79	1.76
16	3.05	2.67	2.46	2.33	2.24	2.18	2.13	2.09	2.06	2.03	1.99	1.94	1.89	1.87	1.84	1.81	1.78	1.75	1.72
17	3.03	2.64	2.44	2.31	2.22	2.15	2.10	2.06	2.03	2.00	1.96	1.91	1.86	1.84	1.81	1.78	1.75	1.72	1.69
18	3.01	2.62	2.42	2.29	2.20	2.13	2.08	2.04	2.00	1.98	1.93	1.89	1.84	1.81	1.78	1.75	1.72	1.69	1.66
19	2.99	2.61	2.40	2.27	2.18	2.11	2.06	2.02	1.98	1.96	1.91	1.86	1.81	1.79	1.76	1.73	1.70	1.67	1.63
20	2.97	2.59	2.38	2.25	2.16	2.09	2.04	2.00	1.96	1.94	1.89	1.84	1.79	1.77	1.74	1.71	1.68	1.64	1.61
21	2.96	2.57	2.36	2.23	2.14	2.08	2.02	1.98	1.95	1.92	1.87	1.83	1.78	1.75	1.72	1.69	1.66	1.62	1.59
22	2.95	2.56	2.35	2.22	2.13	2.06	2.01	1.97	1.93	1.90	1.86	1.81	1.76	1.73	1.70	1.67	1.64	1.60	1.57
23	2.94	2.55	2.34	2.21	2.11	2.05	1.99	1.95	1.92	1.89	1.84	1.80	1.74	1.72	1.69	1.66	1.62	1.59	1.55
24	2.93	2.54	2.33	2.19	2.10	2.04	1.98	1.94	1.91	1.88	1.83	1.78	1.73	1.70	1.67	1.64	1.61	1.57	1.53
25	2.92	2.53	2.32	2.18	2.09	2.02	1.97	1.93	1.89	1.87	1.82	1.77	1.72	1.69	1.66	1.63	1.59	1.56	1.52
26	2.91	2.52	2.31	2.17	2.08	2.01	1.96	1.92	1.88	1.86	1.81	1.76	1.71	1.68	1.65	1.61	1.58	1.54	1.50
27	2.90	2.51	2.30	2.17	2.07	2.00	1.95	1.91	1.87	1.85	1.80	1.75	1.70	1.67	1.64	1.60	1.57	1.53	1.49
28	2.89	2.50	2.29	2.16	2.06	2.00	1.94	1.90	1.87	1.84	1.79	1.74	1.69	1.66	1.63	1.59	1.56	1.52	1.48
29	2.89	2.50	2.28	2.15	2.06	1.99	1.93	1.89	1.86	1.83	1.78	1.73	1.68	1.65	1.62	1.58	1.55	1.51	1.47
30	2.88	2.49	2.28	2.14	2.05	1.98	1.93	1.88	1.85	1.82	1.77	1.72	1.67	1.64	1.61	1.57	1.54	1.50	1.46
40	2.84	2.44	2.23	2.09	2.00	1.93	1.87	1.83	1.79	1.76	1.71	1.66	1.61	1.57	1.54	1.51	1.47	1.42	1.38
60	2.79	2.39	2.18	2.04	1.95	1.87	1.82	1.77	1.74	1.71	1.66	1.60	1.54	1.51	1.48	1.44	1.40	1.35	1.29
120	2.75	2.35	2.13	1.99	1.90	1.82	1.77	1.72	1.68	1.65	1.60	1.55	1.48	1.45	1.41	1.37	1.32	1.26	1.19
∞	2.71	2.30	2.08	1.94	1.85	1.77	1.72	1.67	1.63	1.60	1.55	1.49	1.42	1.38	1.34	1.30	1.24	1.17	1.00

附表 8(续)

$\alpha=0.05$

f_2 \ f_1	1	2	3	4	5	6	7	8	9	10	12	15	20	24	30	40	60	120	∞
1	161.4	199.5	215.7	224.6	230.2	234.0	236.8	238.9	240.5	241.9	243.9	245.9	248.0	249.1	250.1	251.1	252.2	253.3	254.3
2	18.51	19.00	19.16	19.25	19.30	19.33	19.35	19.37	19.38	19.40	19.41	19.43	19.45	19.45	19.46	19.47	19.48	19.49	19.50
3	10.13	9.55	9.28	9.12	9.01	8.94	8.89	8.85	8.81	8.79	8.74	8.70	8.66	8.64	8.62	8.59	8.57	8.55	8.53
4	7.71	6.94	6.59	6.39	6.26	6.16	6.09	6.04	6.00	5.96	5.91	5.86	5.80	5.77	5.75	5.72	5.69	5.66	5.63
5	6.61	5.79	5.41	5.19	5.05	4.95	4.88	4.82	4.77	4.74	4.68	4.62	4.56	4.53	4.50	4.46	4.43	4.40	4.36
6	5.99	5.14	4.76	4.53	4.39	4.28	4.21	4.15	4.10	4.06	4.00	3.94	3.87	3.84	3.81	3.77	3.74	3.70	3.67
7	5.59	4.74	4.35	4.12	3.97	3.87	3.79	3.73	3.68	3.64	3.57	3.51	3.44	3.41	3.38	3.34	3.30	3.27	3.23
8	5.32	4.46	4.07	3.84	3.69	3.58	3.50	3.44	3.39	3.35	3.28	3.22	3.15	3.12	3.08	3.04	3.01	2.97	2.93
9	5.12	4.26	3.86	3.63	3.48	3.37	3.29	3.23	3.18	3.14	3.07	3.01	2.94	2.90	2.86	2.83	2.79	2.75	2.71
10	4.96	4.10	3.71	3.48	3.33	3.22	3.14	3.07	3.02	2.98	2.91	2.85	2.77	2.74	2.70	2.66	2.62	2.58	2.54
11	4.84	3.98	3.59	3.36	3.20	3.09	3.01	2.95	2.90	2.85	2.79	2.72	2.65	2.61	2.57	2.53	2.49	2.45	2.40
12	4.75	3.89	3.49	3.26	3.11	3.00	2.91	2.85	2.80	2.75	2.69	2.62	2.54	2.51	2.47	2.43	2.38	2.34	2.30
13	4.67	3.81	3.41	3.18	3.03	2.92	2.83	2.77	2.71	2.67	2.60	2.53	2.46	2.42	2.38	2.34	2.30	2.25	2.21
14	4.60	3.74	3.34	3.11	2.96	2.85	2.76	2.70	2.65	2.60	2.53	2.46	2.39	2.35	2.31	2.27	2.22	2.18	2.13
15	4.54	3.68	3.29	3.06	2.90	2.79	2.71	2.64	2.59	2.54	2.48	2.40	2.33	2.29	2.25	2.20	2.16	2.11	2.07
16	4.49	3.63	3.24	3.01	2.85	2.74	2.66	2.59	2.54	2.49	2.42	2.35	2.28	2.24	2.19	2.15	2.11	2.06	2.01
17	4.45	3.59	3.20	2.96	2.81	2.70	2.61	2.55	2.49	2.45	2.38	2.31	2.23	2.19	2.15	2.10	2.06	2.01	1.96
18	4.41	3.55	3.16	2.93	2.77	2.66	2.58	2.51	2.46	2.41	2.34	2.27	2.19	2.15	2.11	2.06	2.02	1.97	1.92
19	4.38	3.52	3.13	2.90	2.74	2.63	2.54	2.48	2.42	2.38	2.31	2.23	2.16	2.11	2.07	2.03	1.98	1.93	1.88
20	4.35	3.49	3.10	2.87	2.71	2.60	2.51	2.45	2.39	2.35	2.28	2.20	2.12	2.08	2.04	1.99	1.95	1.90	1.84
21	4.32	3.47	3.07	2.84	2.68	2.57	2.49	2.42	2.37	2.32	2.25	2.18	2.10	2.05	2.01	1.96	1.92	1.87	1.81
22	4.30	3.44	3.05	2.82	2.66	2.55	2.46	2.40	2.34	2.30	2.23	2.15	2.07	2.03	1.98	1.94	1.89	1.84	1.78
23	4.28	3.42	3.03	2.80	2.64	2.53	2.44	2.37	2.32	2.27	2.20	2.13	2.05	2.01	1.96	1.91	1.86	1.81	1.76
24	4.26	3.40	3.01	2.78	2.62	2.51	2.42	2.36	2.30	2.25	2.18	2.11	2.03	1.98	1.94	1.89	1.84	1.79	1.73
25	4.24	3.39	2.99	2.76	2.60	2.49	2.40	2.34	2.28	2.24	2.16	2.09	2.01	1.96	1.92	1.87	1.82	1.77	1.71
26	4.23	3.37	2.98	2.74	2.59	2.47	2.39	2.32	2.27	2.22	2.15	2.07	1.99	1.95	1.90	1.85	1.80	1.75	1.69
27	4.21	3.35	2.96	2.73	2.57	2.46	2.37	2.31	2.25	2.20	2.13	2.06	1.97	1.93	1.88	1.84	1.79	1.73	1.67
28	4.20	3.34	2.95	2.71	2.56	2.45	2.36	2.29	2.24	2.19	2.12	2.04	1.96	1.91	1.87	1.82	1.77	1.71	1.65
29	4.18	3.33	2.93	2.70	2.55	2.43	2.35	2.28	2.22	2.18	2.10	2.03	1.94	1.90	1.85	1.81	1.75	1.70	1.64
30	4.17	3.32	2.92	2.69	2.53	2.42	2.33	2.27	2.21	2.16	2.09	2.01	1.93	1.89	1.84	1.79	1.74	1.68	1.62
40	4.08	3.23	2.84	2.61	2.45	2.34	2.25	2.18	2.12	2.08	2.00	1.92	1.84	1.79	1.74	1.69	1.64	1.58	1.51
60	4.00	3.15	2.76	2.53	2.37	2.25	2.17	2.10	2.04	1.99	1.92	1.84	1.75	1.70	1.65	1.59	1.53	1.47	1.39
120	3.92	3.07	2.68	2.45	2.29	2.17	2.09	2.02	1.96	1.91	1.83	1.75	1.66	1.61	1.55	1.50	1.43	1.35	1.25
∞	3.84	3.00	2.60	2.37	2.21	2.10	2.01	1.94	1.88	1.83	1.75	1.67	1.57	1.52	1.46	1.39	1.32	1.22	1.00

附表 8(续)

$\alpha=0.01$

f_2 \ f_1	1	2	3	4	5	6	7	8	9	10	12	15	20	24	30	40	60	120	∞
1	4052	4999.5	5403	5625	5764	5859	5928	5982	6022	6056	6106	6157	6209	6235	6261	6287	6313	6339	6366
2	98.50	99.00	99.17	99.25	99.30	99.33	99.36	99.37	99.39	99.40	99.42	99.43	99.45	99.46	99.47	99.47	99.48	99.49	99.50
3	34.12	30.82	29.46	28.71	28.24	27.91	27.67	27.49	27.35	27.23	27.05	26.87	26.69	26.60	26.50	26.41	26.32	26.22	26.13
4	21.20	18.00	16.69	15.98	15.52	15.21	14.98	14.80	14.66	14.55	14.37	14.20	14.02	13.93	13.84	13.75	13.65	13.56	13.46
5	16.26	13.27	12.06	11.39	10.97	10.67	10.46	10.29	10.16	10.05	9.89	9.72	9.55	9.47	9.38	9.29	9.20	9.11	9.02
6	13.75	10.92	9.78	9.15	8.75	8.47	8.26	8.10	7.98	7.87	7.72	7.56	7.40	7.31	7.23	7.14	7.06	6.97	6.88
7	12.25	9.55	8.45	7.85	7.46	7.19	6.99	6.84	6.72	6.62	6.47	6.31	6.16	6.07	5.99	5.91	5.82	5.74	5.65
8	11.26	8.65	7.59	7.01	6.63	6.37	6.18	6.03	5.91	5.81	5.67	5.52	5.36	5.28	5.20	5.12	5.03	4.95	4.86
9	10.56	8.02	6.99	6.42	6.06	5.80	5.61	5.47	5.35	5.26	5.11	4.96	4.81	4.73	4.65	4.57	4.48	4.40	4.31
10	10.04	7.56	6.55	5.99	5.64	5.39	5.20	5.06	4.94	4.85	4.71	4.56	4.41	4.33	4.25	4.17	4.08	4.00	3.91
11	9.65	7.21	6.22	5.67	5.32	5.07	4.89	4.74	4.63	4.54	4.40	4.25	4.10	4.02	3.94	3.86	4.78	3.69	3.60
12	9.33	6.93	5.95	5.41	5.06	4.82	4.64	4.50	4.39	4.30	4.16	4.01	3.86	3.78	3.70	3.62	3.54	3.45	3.36
13	9.07	6.70	5.74	5.21	4.86	4.62	4.44	4.30	4.19	3.10	3.96	3.82	3.66	3.59	3.51	3.43	3.34	3.25	3.17
14	8.86	6.51	5.56	5.04	4.69	4.46	4.28	4.14	4.03	3.94	3.80	3.66	3.51	3.43	3.35	3.27	3.18	3.09	3.00
15	8.68	6.36	5.42	4.89	4.56	4.32	4.14	4.00	3.89	3.80	3.67	3.52	3.37	3.29	3.21	3.13	3.05	2.96	2.87
16	8.53	6.23	5.29	4.77	4.44	4.20	4.03	3.89	3.78	3.69	3.55	3.41	3.26	3.18	3.10	3.02	2.93	2.84	2.75
17	8.40	6.11	5.18	4.67	4.34	4.10	3.93	3.79	3.68	3.59	3.46	3.31	3.16	3.08	3.00	2.92	2.83	2.75	2.65
18	8.29	6.01	5.09	4.58	4.25	4.01	3.84	3.71	3.60	3.51	3.37	3.23	3.08	3.00	2.92	2.84	2.75	2.66	2.57
19	8.18	5.93	5.01	4.50	4.17	3.94	3.77	3.63	3.52	3.43	3.30	3.15	3.00	2.92	2.84	2.76	2.67	2.58	2.49
20	8.10	5.85	4.94	4.43	4.10	3.87	3.70	3.56	3.46	3.37	3.23	3.09	2.94	2.86	2.78	2.69	2.61	2.52	2.42
21	8.02	5.78	4.87	4.37	4.04	3.81	3.64	3.51	3.40	3.31	3.17	3.03	2.88	2.80	2.72	2.64	2.55	2.46	2.36
22	7.95	5.72	4.82	4.31	3.99	3.76	3.59	3.45	3.35	3.26	3.12	2.98	2.83	2.75	2.67	2.58	2.50	2.40	2.31
23	7.88	5.66	4.76	4.26	3.94	3.71	3.54	3.41	3.30	3.21	3.07	2.93	2.78	2.70	2.62	2.54	2.45	2.35	2.26
24	7.82	5.61	4.72	4.22	3.90	3.67	3.50	3.36	3.26	3.17	3.03	2.89	2.74	2.66	2.58	2.49	2.40	2.31	2.21
25	7.77	5.57	4.68	4.18	3.85	3.63	3.46	3.32	3.22	3.13	2.99	2.85	2.70	2.62	2.54	2.45	2.36	2.27	2.17
26	7.72	5.53	4.64	4.14	3.82	3.59	3.42	3.29	3.18	3.09	2.96	2.81	2.66	2.58	2.50	2.42	2.33	2.23	2.13
27	7.68	5.49	4.60	4.11	3.78	3.56	3.39	3.26	3.15	3.06	2.93	2.78	2.63	2.55	2.47	2.38	2.29	2.20	2.10
28	7.64	5.45	4.57	4.07	3.75	3.53	3.36	3.23	3.12	3.03	2.90	2.75	2.60	2.52	2.44	2.35	2.26	2.17	2.06
29	7.60	5.42	4.54	4.04	3.73	3.50	3.33	3.20	3.09	3.00	2.87	2.73	2.57	2.49	2.41	2.33	2.23	2.14	2.03
30	7.56	5.39	4.51	4.02	3.70	3.47	3.30	3.17	3.07	2.98	2.84	2.70	2.55	2.47	2.39	2.30	2.21	2.11	2.01
40	7.31	5.18	4.31	3.83	3.51	3.29	3.12	2.99	2.89	2.80	2.66	2.52	2.37	2.29	2.20	2.11	2.02	1.92	1.80
60	7.08	4.98	4.13	3.65	3.34	3.12	2.95	2.82	2.72	2.63	2.50	2.35	2.20	2.12	2.03	1.94	1.84	1.73	1.60
120	6.85	4.79	3.95	3.48	3.17	2.96	2.79	2.66	2.56	2.47	2.34	2.19	2.03	1.95	1.86	1.76	1.66	1.53	1.38
∞	6.63	4.61	3.78	3.32	3.02	2.80	2.64	2.51	2.41	2.32	2.18	2.04	1.88	1.79	1.70	1.59	1.47	1.32	1.00

附表 8(续)

$\alpha=0.025$

f_2 \ f_1	1	2	3	4	5	6	7	8	9	10	12	15	20	24	30	40	60	120	∞
1	647.8	799.5	864.2	899.6	921.8	937.1	948.2	956.7	963.3	968.6	976.7	984.9	993.1	997.2	1001	1006	1010	1014	1018
2	38.51	39.00	39.17	39.25	39.30	39.33	39.36	39.37	39.39	39.40	39.41	39.43	39.45	39.46	39.46	39.47	39.48	39.49	39.50
3	17.44	16.04	15.44	15.10	14.88	14.73	14.26	14.54	14.47	14.42	14.34	14.25	14.17	14.12	14.08	14.04	13.99	13.95	13.90
4	12.22	10.65	9.98	9.60	9.36	9.20	9.07	8.98	8.90	8.84	8.75	8.66	8.56	8.51	8.46	8.41	8.36	8.31	8.26
5	10.01	8.43	7.76	7.39	7.15	6.98	6.85	6.76	6.68	6.62	6.52	6.43	6.33	6.28	6.23	6.18	6.12	6.07	6.02
6	8.81	7.26	6.60	6.23	5.99	5.82	5.70	5.60	5.52	5.46	5.37	5.27	5.17	5.12	5.07	5.01	4.96	4.90	4.85
7	8.07	6.54	5.89	5.52	5.29	5.12	4.99	4.90	4.82	4.76	4.67	4.57	4.47	4.42	4.36	4.31	4.25	4.20	4.14
8	7.57	6.06	5.42	5.05	4.82	4.65	5.53	4.43	4.36	4.30	4.20	4.10	4.00	3.95	3.89	3.84	3.78	3.73	3.67
9	7.21	5.71	5.08	4.72	4.48	4.32	4.20	4.10	4.03	3.96	3.87	3.77	3.67	3.61	3.56	3.51	3.45	3.39	3.33
10	6.94	5.46	4.83	4.47	4.24	4.07	3.95	3.85	3.78	3.72	3.62	3.52	3.42	3.37	3.31	3.26	3.20	3.14	3.08
11	6.72	5.26	4.63	4.28	4.04	3.88	3.76	3.66	3.59	3.53	3.43	3.33	3.23	3.17	3.12	3.06	3.00	2.94	2.88
12	6.55	5.10	4.47	4.12	3.89	3.73	3.61	3.51	3.44	3.37	3.28	3.18	3.07	3.02	2.96	2.91	2.85	2.79	2.72
13	6.41	4.97	4.35	4.00	3.77	3.60	3.48	3.39	3.31	3.25	3.15	3.05	2.95	2.89	2.84	2.78	2.72	2.66	2.60
14	6.30	4.86	4.24	3.89	3.66	3.50	3.38	3.29	3.21	3.15	3.05	2.95	2.84	2.79	2.73	2.67	2.61	2.55	2.49
15	6.20	4.77	4.15	3.80	3.58	3.41	3.29	3.20	3.12	3.06	2.96	2.86	2.76	2.70	2.64	2.59	2.52	2.46	2.40
16	6.12	4.69	4.08	3.73	3.50	3.34	3.22	3.12	3.05	2.99	2.89	2.79	2.68	2.63	2.57	2.51	2.45	2.38	2.32
17	6.04	4.62	4.01	3.66	3.44	3.28	3.16	3.06	2.98	2.92	2.82	2.72	2.62	2.56	2.50	2.44	2.38	2.32	2.25
18	5.98	4.56	3.95	3.61	3.38	3.22	3.10	3.01	2.93	2.87	2.77	2.67	2.56	2.50	2.44	2.38	2.32	2.26	2.19
19	5.92	4.51	3.90	3.56	3.33	3.17	3.05	2.96	2.88	2.82	2.72	2.62	2.51	2.45	2.39	2.33	2.27	2.20	2.13
20	5.87	4.46	3.86	3.51	3.29	3.13	3.01	2.91	2.84	2.77	2.68	2.57	2.46	2.41	2.35	2.29	2.22	2.16	2.09
21	5.83	4.42	3.82	3.48	3.25	3.09	2.97	2.87	2.80	2.73	2.64	2.53	2.42	2.37	2.31	2.25	2.18	2.11	2.04
22	5.79	4.38	3.78	3.44	3.22	3.05	2.93	2.84	2.76	2.70	2.60	2.50	2.39	2.33	2.27	2.21	2.14	2.08	2.00
23	5.75	4.35	3.75	3.41	3.18	3.02	2.90	2.81	2.73	2.67	2.57	2.47	2.36	2.30	2.24	2.18	2.11	2.04	1.97
24	5.72	4.32	3.72	3.38	3.15	2.99	2.87	2.78	2.70	2.64	2.54	2.44	2.33	2.27	2.21	2.15	2.08	2.01	1.94
25	5.69	4.29	3.69	3.35	3.13	2.97	2.85	2.75	2.68	2.61	2.51	2.41	2.30	2.24	2.18	2.12	2.05	1.98	1.91
26	5.66	4.27	3.67	3.33	3.10	2.94	2.82	2.73	2.65	2.59	2.49	2.39	2.28	2.22	2.16	2.09	2.03	1.95	1.88
27	5.63	4.24	3.65	3.31	3.08	2.92	2.80	2.71	2.63	2.57	2.47	2.36	2.25	2.19	2.13	2.07	2.00	1.93	1.85
28	5.61	4.22	3.63	3.29	3.06	2.90	2.78	2.69	2.61	2.55	2.45	2.34	2.23	2.17	2.11	2.05	1.98	1.91	1.83
29	5.59	4.20	3.61	3.27	3.04	2.88	2.76	2.67	2.59	2.53	2.43	2.32	2.21	2.15	2.09	2.03	1.96	1.89	1.81
30	5.57	4.18	3.59	3.25	3.03	2.87	2.75	2.65	2.57	2.51	2.41	2.31	2.20	2.14	2.07	2.01	1.94	1.87	1.79
40	5.42	4.05	3.46	3.13	2.90	2.74	2.62	2.53	2.45	2.39	2.29	2.18	2.07	2.01	1.94	1.88	1.80	1.72	1.64
60	5.29	3.93	3.34	3.01	2.79	2.63	2.51	2.41	2.33	2.27	2.17	2.06	1.94	1.88	1.82	1.74	1.67	1.58	1.48
120	5.15	3.80	3.23	2.89	2.67	2.52	2.39	2.30	2.22	2.16	2.05	1.94	1.82	1.76	1.69	1.61	1.53	1.43	1.31
∞	5.02	3.69	3.12	2.79	2.57	2.41	2.29	2.19	2.11	2.05	1.94	1.83	1.71	1.64	1.57	1.48	1.39	1.27	1.00

附表 8(续)

$\alpha=0.005$

f_2 \ f_1	1	2	3	4	5	6	7	8	9	10	12	15	20	24	30	40	60	120	∞
1	16211	20000	21615	22500	23056	23437	23715	23925	24091	24224	24426	24630	24836	24940	25044	25148	25253	25359	25465
2	198.5	199.0	199.2	199.2	199.3	199.3	199.4	199.4	199.4	199.4	199.4	199.4	199.4	199.5	199.5	199.5	199.5	199.5	199.5
3	55.55	49.80	47.47	46.19	45.39	44.84	44.43	44.13	43.88	43.69	43.39	43.08	42.78	42.62	42.47	42.31	42.15	41.99	41.83
4	31.33	26.28	24.26	23.15	22.46	21.97	21.62	21.35	21.14	20.97	20.70	20.44	20.17	20.30	19.89	19.75	19.61	19.47	19.32
5	22.78	18.31	16.53	15.56	14.94	14.51	14.20	13.96	13.77	13.62	13.38	13.15	12.90	12.78	12.66	12.53	12.40	12.27	12.14
6	18.63	14.54	12.92	12.03	11.46	11.07	10.79	10.57	10.39	10.25	10.03	9.81	9.59	9.47	9.36	9.24	9.12	9.00	8.88
7	16.24	12.40	10.88	10.05	9.52	9.16	8.89	8.68	8.51	8.38	8.18	7.97	7.75	7.65	7.53	7.42	7.31	7.19	7.08
8	14.69	11.04	9.60	8.81	8.30	7.95	7.69	7.50	7.34	7.21	7.01	6.81	6.61	6.50	6.40	6.29	6.18	6.06	5.95
9	13.61	10.11	8.72	7.96	7.74	7.13	6.88	6.69	6.54	6.42	6.23	6.03	5.83	5.73	5.62	5.52	5.41	5.30	5.19
10	12.83	9.43	8.08	7.34	6.87	6.54	6.30	6.12	5.97	5.85	5.66	5.47	5.27	5.17	5.07	4.97	4.86	4.75	4.64
11	12.23	8.91	7.60	6.88	6.42	6.10	5.86	5.68	5.54	5.42	5.24	5.05	4.86	4.76	4.65	4.55	4.44	4.34	4.23
12	11.75	8.51	7.23	6.52	6.07	5.76	5.52	5.35	5.20	5.09	4.91	4.72	4.53	4.43	4.33	4.23	4.12	4.01	3.90
13	11.37	8.19	6.93	6.23	5.79	5.48	5.25	5.08	4.94	4.82	4.64	4.46	4.27	4.17	4.07	3.97	3.87	3.76	3.65
14	11.06	7.92	6.68	6.00	5.56	5.26	5.03	4.86	4.72	4.60	4.43	4.25	4.06	3.96	3.86	3.76	3.66	3.55	3.44
15	10.80	7.70	6.48	5.80	5.37	5.07	4.85	4.67	4.54	4.42	4.25	4.07	3.88	3.79	3.69	3.58	3.48	3.37	3.26
16	10.58	7.51	6.30	5.64	5.21	4.91	4.69	4.52	4.38	4.27	4.10	3.92	3.73	3.64	3.54	3.44	3.33	3.22	3.11
17	10.38	7.35	6.16	5.50	5.07	4.78	4.56	4.39	4.25	4.14	3.97	3.79	3.61	3.51	3.41	3.31	3.21	3.10	2.98
18	10.22	7.21	6.03	5.37	4.96	4.66	4.44	4.28	4.14	4.03	3.86	3.68	3.50	3.40	3.30	3.20	3.10	2.99	2.87
19	10.07	7.09	5.92	5.27	4.85	4.56	4.34	4.18	4.04	3.93	3.76	3.59	3.40	3.31	3.21	3.11	3.00	2.89	2.78
20	9.94	6.99	5.82	5.17	4.76	4.47	4.26	4.09	3.96	3.85	3.68	3.50	3.32	3.22	3.12	3.02	2.92	2.81	2.69
21	9.83	6.89	5.73	5.09	4.68	4.39	4.18	4.01	3.88	3.77	3.60	3.43	3.24	3.15	3.05	2.95	2.84	2.73	2.61
22	9.73	6.81	5.65	5.02	4.61	4.32	4.11	3.94	3.81	3.70	3.54	3.36	3.18	3.08	2.98	2.88	2.77	2.66	2.55
23	9.63	6.73	5.58	4.95	4.54	4.26	4.05	3.88	3.75	3.64	3.47	3.30	3.12	3.02	2.92	2.82	2.71	2.60	2.48
24	9.55	6.66	5.52	4.89	4.49	4.20	3.99	3.83	3.69	3.59	3.42	3.25	3.06	2.97	2.87	2.77	2.66	2.55	2.43
25	9.48	6.60	5.46	4.84	4.43	4.15	3.94	3.78	3.64	3.54	3.37	3.20	3.01	2.92	2.82	2.72	2.61	2.50	2.38
26	9.41	6.54	5.41	4.79	4.38	4.10	3.89	3.73	3.60	3.49	3.33	3.15	2.97	2.87	2.77	2.67	2.56	2.45	2.33
27	9.34	6.49	5.36	4.74	4.34	4.06	3.85	3.69	3.56	3.45	3.28	3.11	2.93	2.83	2.73	2.63	2.52	2.41	2.29
28	9.28	6.44	5.32	4.70	4.30	4.02	3.81	3.65	3.52	3.41	3.25	3.07	2.89	2.79	2.69	2.59	2.48	2.37	2.25
29	9.23	6.40	5.28	4.66	4.26	3.98	3.77	3.61	3.48	3.38	3.21	3.04	2.86	2.76	2.66	2.56	2.45	2.33	2.21
30	9.18	6.35	5.24	4.62	4.23	3.95	3.74	3.58	3.45	3.34	3.18	3.01	2.82	2.73	2.63	2.52	2.42	2.30	2.18
40	8.83	6.07	4.98	4.37	3.99	3.71	3.51	3.35	3.22	3.12	2.95	2.78	2.60	2.50	2.40	2.30	2.18	2.06	1.93
60	8.49	5.79	4.73	4.14	3.76	3.49	3.29	3.13	3.01	2.90	2.74	2.57	2.39	2.29	2.19	2.08	1.96	1.83	1.69
120	8.18	5.54	4.50	3.92	3.55	3.28	3.09	2.93	2.81	2.71	2.54	2.37	2.19	2.09	1.98	1.87	1.75	1.61	1.43
∞	7.88	5.30	4.28	3.72	3.35	3.09	2.90	2.74	2.62	2.52	2.36	2.19	2.00	1.90	1.79	1.67	1.53	1.36	1.00

附表 9 多重比较中的 q 表

$\alpha=0.10$

f_e \ k	2	3	4	5	6	7	8	9	10	11	12	13	14	15	16	17	18	19	20
1	8.93	13.44	16.36	18.49	20.15	21.51	22.64	23.62	24.48	25.24	25.92	26.54	27.10	27.62	28.10	28.54	28.96	29.35	29.71
2	4.13	5.73	6.77	7.54	8.14	8.63	9.05	9.41	9.72	10.01	10.26	10.49	10.70	10.89	11.07	11.24	11.39	11.54	11.68
3	3.33	4.47	5.20	5.74	6.16	6.51	6.81	7.06	7.29	7.49	7.67	7.83	7.98	8.12	8.25	8.37	8.48	8.58	8.68
4	3.01	3.98	4.59	5.03	5.39	5.68	5.93	6.14	6.33	6.49	6.65	6.78	6.91	7.02	7.13	7.23	7.33	7.41	7.50
5	2.85	3.72	4.26	4.66	4.98	5.24	5.46	5.65	5.82	5.97	6.10	6.22	6.34	6.44	6.54	6.63	6.71	6.79	6.86
6	2.75	3.56	4.07	4.44	4.73	4.97	5.17	5.34	5.50	5.64	5.76	5.87	5.98	6.07	6.16	6.25	6.32	6.40	6.47
7	2.68	3.45	3.93	4.28	4.55	4.78	4.97	5.14	5.28	5.41	5.53	5.64	5.74	5.83	5.91	5.99	6.06	6.13	6.19
8	2.63	3.37	3.83	4.17	4.43	4.65	4.83	4.99	5.13	5.25	5.36	5.46	5.56	5.64	5.72	5.80	5.87	5.93	6.00
9	2.59	3.32	3.76	4.08	4.34	4.54	4.72	4.87	5.01	5.13	5.23	5.33	5.42	5.51	5.58	5.66	5.72	5.79	5.85
10	2.56	3.27	3.70	4.02	4.26	4.47	4.64	4.78	4.91	5.03	5.13	5.23	5.32	5.40	5.47	5.54	5.61	5.67	5.73
11	2.54	3.23	3.66	3.96	4.20	4.40	4.57	4.71	4.84	4.95	5.05	5.15	5.23	5.31	5.38	5.45	5.51	5.57	5.63
12	2.52	3.20	3.62	3.92	4.16	4.35	4.51	4.65	4.78	4.89	4.99	5.08	5.16	5.24	5.31	5.37	5.44	5.49	5.55
13	2.50	3.18	3.59	3.88	4.12	4.30	4.46	4.60	4.72	4.83	4.93	5.02	5.10	5.18	5.25	5.31	5.37	5.43	5.48
14	2.49	3.16	3.56	3.85	4.08	4.27	4.42	4.56	4.68	4.79	4.88	4.97	5.05	5.12	5.19	5.26	5.32	5.37	5.43
15	2.48	3.14	3.54	3.83	4.05	4.23	4.39	4.52	4.64	4.75	4.84	4.93	5.01	5.08	5.15	5.21	5.27	5.32	5.38
16	2.47	3.12	3.52	3.80	4.03	4.21	4.36	4.49	4.61	4.71	4.81	4.89	4.97	5.04	5.11	5.17	5.23	5.28	5.33
17	2.46	3.11	3.50	3.78	4.00	4.18	4.33	4.46	4.58	4.68	4.77	4.86	4.93	5.01	5.07	5.13	5.19	5.24	5.30
18	2.45	3.10	3.49	3.77	3.98	4.16	4.31	4.44	4.55	4.65	4.75	4.83	4.90	4.98	5.04	5.10	5.16	5.21	5.26
19	2.45	3.09	3.47	3.75	3.97	4.14	4.29	4.42	4.53	4.63	4.72	4.80	4.88	4.95	5.01	5.07	5.13	5.18	5.23
20	2.44	3.08	3.46	3.74	3.95	4.12	4.27	4.40	4.51	4.61	4.70	4.78	4.85	4.92	4.99	5.05	5.10	5.16	5.20
24	2.42	3.05	3.42	3.69	3.90	4.07	4.21	4.34	4.44	4.54	4.63	4.71	4.78	4.85	4.91	4.97	5.02	5.07	5.12
30	2.40	3.02	3.39	3.65	3.85	4.02	4.16	4.28	4.38	4.47	4.56	4.64	4.71	4.77	4.83	4.89	4.94	4.99	5.03
40	2.38	2.99	3.35	3.60	3.80	3.96	4.10	4.21	4.32	4.41	4.49	4.56	4.63	4.69	4.75	4.81	4.86	4.90	4.95
60	2.36	2.96	3.31	3.56	3.75	3.91	4.04	4.16	4.25	4.34	4.42	4.49	4.56	4.62	4.67	4.73	4.78	4.82	4.86
120	2.34	2.93	3.28	3.52	3.71	3.86	3.99	4.10	4.19	4.28	4.35	4.42	4.48	4.54	4.60	4.65	4.69	4.74	4.78
∞	2.33	2.90	3.24	3.48	3.66	3.81	3.93	4.04	4.13	4.21	4.28	4.35	4.41	4.47	4.52	4.57	4.61	4.65	4.69

$\alpha=0.05$

附表 9(续)

f_e \ k	2	3	4	5	6	7	8	9	10	11	12	13	14	15	16	17	18	19	20
1	18.0	27.0	32.8	37.1	40.4	43.1	45.4	47.4	49.1	50.6	52.0	53.2	54.3	55.4	56.3	57.2	58.0	58.8	59.6
2	6.09	8.3	9.8	10.9	11.7	12.4	13.0	13.5	14.0	14.4	14.7	15.1	15.4	15.7	15.9	16.1	16.4	16.6	16.8
3	4.50	5.91	6.82	7.50	8.04	8.48	8.85	9.18	9.46	9.72	9.95	10.15	10.35	10.52	10.69	10.84	10.98	11.11	11.24
4	3.93	5.04	5.76	6.29	6.71	7.05	7.35	7.60	7.83	8.03	8.21	8.37	8.52	8.66	8.79	8.91	9.03	9.13	9.23
5	3.64	4.60	5.22	5.67	6.03	6.33	6.58	6.80	6.99	7.17	7.32	7.47	7.60	7.72	7.83	7.93	8.03	8.12	8.21
6	3.46	4.34	4.90	5.31	5.63	5.89	6.12	6.32	6.49	6.65	6.79	6.92	7.03	7.14	7.24	7.34	7.43	7.51	7.59
7	3.34	4.16	4.68	5.06	5.36	5.61	5.82	6.00	6.16	6.30	6.43	6.55	6.66	6.76	6.85	6.94	7.02	7.09	7.17
8	3.26	4.04	4.53	4.89	5.17	5.40	5.60	5.77	5.92	6.05	6.18	6.29	6.39	6.48	6.57	6.65	6.73	6.80	6.87
9	3.20	3.95	4.42	4.76	5.02	5.24	5.43	5.60	5.74	5.87	5.98	6.09	6.19	6.28	6.36	6.44	6.51	6.58	6.64
10	3.15	3.88	4.33	4.65	4.91	5.12	5.30	5.46	5.60	5.72	5.83	5.93	6.03	6.11	6.20	6.27	6.34	6.40	6.47
11	3.11	3.82	4.26	4.57	4.82	5.03	5.20	5.35	5.49	5.61	5.71	5.81	5.90	5.99	6.06	6.14	6.20	6.26	6.33
12	3.08	3.77	4.20	4.51	4.75	4.95	5.12	5.27	5.40	5.51	5.62	5.71	5.80	5.88	5.95	6.03	6.09	6.15	6.21
13	3.06	3.73	4.15	4.45	4.69	4.88	5.05	5.19	5.32	5.43	5.53	5.63	5.71	5.79	5.86	5.93	6.00	6.05	6.11
14	3.03	3.70	4.11	4.41	4.64	4.83	4.99	5.13	5.25	5.36	5.46	5.55	5.64	5.72	5.79	5.85	5.92	5.97	6.03
15	3.01	3.67	4.08	4.37	4.60	4.78	4.94	5.08	5.20	5.31	5.40	5.49	5.58	5.65	5.72	5.79	5.85	5.90	5.96
16	3.00	3.65	4.05	4.33	4.56	4.74	4.90	5.03	5.15	5.26	5.35	5.44	5.52	5.59	5.66	5.72	5.79	5.84	5.90
17	2.98	3.63	4.02	4.30	4.52	4.71	4.86	4.99	5.11	5.21	5.31	5.39	5.47	5.55	5.61	5.68	5.74	5.79	5.84
18	2.97	3.61	4.00	4.28	4.49	4.67	4.82	4.96	5.07	5.17	5.27	5.35	5.43	5.50	5.57	5.63	5.69	5.74	5.79
19	2.96	3.59	3.98	4.25	4.47	4.65	4.79	4.92	5.04	5.14	5.23	5.32	5.39	5.46	5.53	5.59	5.65	5.70	5.75
20	2.95	3.58	3.96	4.23	4.45	4.62	4.77	4.90	5.01	5.11	5.20	5.28	5.36	5.43	5.49	5.55	5.61	5.66	5.71
24	2.92	3.53	3.90	4.17	4.37	4.54	4.68	4.81	4.92	5.01	5.10	5.18	5.25	5.32	5.38	5.44	5.50	5.54	5.59
30	2.89	3.49	3.84	4.10	4.30	4.46	4.60	4.72	4.83	4.92	5.00	5.08	5.15	5.21	5.27	5.33	5.38	5.43	5.48
40	2.86	3.44	3.79	4.04	4.23	4.39	4.52	4.63	4.74	4.82	4.91	4.98	5.05	5.11	5.16	5.22	5.27	5.31	5.36
60	2.83	3.40	3.74	3.98	4.16	4.31	4.44	4.55	4.65	4.73	4.81	4.88	4.94	5.00	5.06	5.11	5.16	5.20	5.24
120	2.80	3.36	3.69	3.92	4.10	4.24	4.36	4.48	4.56	4.64	4.72	4.78	4.84	4.90	4.95	5.00	5.05	5.09	5.13
∞	2.77	3.31	3.63	3.86	4.03	4.17	4.29	4.39	4.47	4.55	4.62	4.68	4.74	4.80	4.85	4.89	4.93	4.97	5.01

附表 9(续)

$\alpha=0.01$

f_e \ k	2	3	4	5	6	7	8	9	10	11	12	13	14	15	16	17	18	19	20
1	90.0	135	164	186	202	216	227	237	246	253	260	266	272	277	282	286	290	294	298
2	14.0	19.0	22.3	24.7	26.6	28.2	29.5	30.7	31.7	32.6	33.4	34.1	34.8	35.4	36.0	36.5	37.0	37.5	37.9
3	8.26	10.6	12.2	13.3	14.2	15.0	15.6	16.2	16.7	17.1	17.5	17.9	18.2	18.5	18.8	19.1	19.3	19.5	19.8
4	6.51	8.12	9.17	9.96	10.6	11.1	11.5	11.9	12.3	12.6	12.8	13.1	13.3	13.5	13.7	13.9	14.1	14.2	14.4
5	5.70	6.97	7.80	8.42	8.91	9.32	9.67	9.97	10.24	10.48	10.70	10.89	11.08	11.24	11.40	11.55	11.68	11.81	11.93
6	5.24	6.33	7.03	7.56	7.97	8.32	8.61	8.87	9.10	9.30	9.49	9.65	9.81	9.95	10.08	10.21	10.32	10.43	10.54
7	4.95	5.92	6.54	7.01	7.37	7.68	7.94	8.17	8.37	8.55	8.71	8.86	9.00	9.12	9.24	9.35	9.46	9.55	9.65
8	4.74	5.63	6.20	6.63	6.96	7.24	7.47	7.68	7.87	8.03	8.18	8.31	8.44	8.55	8.66	8.76	8.85	8.94	9.03
9	4.60	5.43	5.96	6.35	6.66	6.91	7.13	7.32	7.49	7.65	7.78	7.91	8.03	8.13	8.23	8.32	8.41	8.49	8.57
10	4.48	5.27	5.77	6.14	6.43	6.67	6.87	7.05	7.21	7.36	7.48	7.60	7.71	7.81	7.91	7.99	8.07	8.15	8.22
11	4.39	5.14	5.62	5.97	6.25	6.48	6.67	6.84	6.99	7.13	7.25	7.36	7.46	7.56	7.65	7.73	7.81	7.88	7.95
12	4.32	5.04	5.50	5.84	6.10	6.32	6.51	6.67	6.81	6.94	7.06	7.17	7.26	7.36	7.44	7.52	7.59	7.66	7.73
13	4.26	4.96	5.40	5.73	5.98	6.19	6.37	6.53	6.67	6.79	6.90	7.01	7.10	7.19	7.27	7.34	7.42	7.48	7.55
14	4.21	4.89	5.32	5.63	5.88	6.08	6.26	6.41	6.54	6.66	6.77	6.87	6.96	7.05	7.12	7.20	7.27	7.33	7.39
15	4.17	4.83	5.25	5.56	5.80	5.99	6.16	6.31	6.44	6.55	6.66	6.76	6.84	6.93	7.00	7.07	7.14	7.20	7.26
16	4.13	4.78	5.19	5.49	5.72	5.92	6.08	6.22	6.35	6.46	6.56	6.66	6.74	6.82	6.90	6.97	7.03	7.09	7.15
17	4.10	4.74	5.14	5.43	5.66	5.85	6.01	6.15	6.27	6.38	6.48	6.57	6.66	6.73	6.80	6.87	6.94	7.00	7.05
18	4.07	4.70	5.09	5.38	5.60	5.79	5.94	6.08	6.20	6.31	6.41	6.50	6.58	6.65	6.72	6.79	6.85	6.91	6.96
19	4.05	4.67	5.05	5.33	5.55	5.73	5.89	6.02	6.14	6.25	6.34	6.43	6.51	6.58	6.65	6.72	6.78	6.84	6.89
20	4.02	4.64	5.02	5.29	5.51	5.69	5.84	5.97	6.09	6.19	6.29	6.37	6.45	6.52	6.59	6.65	6.71	6.76	6.82
24	3.96	4.54	4.91	5.17	5.37	5.54	5.69	5.81	5.92	6.02	6.11	6.19	6.26	6.33	6.39	6.45	6.51	6.56	6.61
30	3.89	4.45	4.80	5.05	5.24	5.40	5.54	5.65	5.76	5.85	5.93	6.01	6.08	6.14	6.20	6.26	6.31	6.36	6.41
40	3.82	4.37	4.70	4.93	5.11	5.27	5.39	5.50	5.60	5.69	5.77	5.84	5.90	5.96	6.02	6.07	6.12	6.17	6.21
60	3.76	4.28	4.60	4.82	4.99	5.13	5.25	5.36	5.45	5.53	5.60	5.67	5.73	5.79	5.84	5.89	5.93	5.98	6.02
120	3.70	4.20	4.50	4.71	4.87	5.01	5.12	5.21	5.30	5.38	5.44	5.51	5.56	5.61	5.66	5.71	5.75	5.79	5.83
∞	3.64	4.12	4.40	4.60	4.76	4.88	4.99	5.08	5.16	5.23	5.29	5.35	5.40	5.45	5.49	5.54	5.57	5.61	5.65

附表 10 多重比较中的 S 表

$$S_\alpha(k-1,f)=\sqrt{(k-1)F_\alpha(k-1,f)}$$

$\alpha=0.05$

f \ $k-1$	2	3	4	5	6	7	8	9	10	12	15	20	24	30	$k-1$ / f
1	19.97	25.44	29.97	33.92	37.47	40.71	43.72	46.53	49.18	54.10	60.74	70.43	77.31	86.62	1
2	6.16	7.58	8.77	9.82	10.77	11.64	12.45	13.21	13.93	15.26	17.07	19.72	21.61	24.16	2
3	4.37	5.28	6.04	6.71	7.32	7.89	8.41	8.91	9.37	10.24	11.47	13.16	14.40	16.08	3
4	3.73	4.45	5.06	5.59	6.08	6.53	6.95	7.35	7.72	8.42	9.37	10.77	11.77	13.13	4
5	3.40	4.03	4.56	5.03	5.45	5.84	6.21	6.55	6.88	7.49	8.32	9.55	10.43	11.61	5
6	3.21	3.78	4.26	4.68	5.07	5.43	5.76	6.07	6.37	6.93	7.69	8.80	9.60	10.69	6
7	3.08	3.61	4.06	4.46	4.82	5.15	5.46	5.75	6.03	6.55	7.26	8.30	9.05	10.06	7
8	2.99	3.49	3.92	4.29	4.64	4.95	5.24	5.52	5.79	6.28	6.95	7.94	8.65	9.61	8
9	2.92	3.40	3.81	4.17	4.50	4.80	5.08	5.35	5.60	6.07	6.72	7.66	8.34	9.27	9
10	2.86	3.34	3.73	4.08	4.39	4.68	4.96	5.21	5.46	5.91	6.53	7.45	8.10	9.00	10
11	2.82	3.28	3.66	4.00	4.31	4.59	4.86	5.11	5.34	5.78	6.39	7.28	7.91	8.78	11
12	2.79	3.24	3.61	3.94	4.24	4.52	4.77	5.02	5.25	5.68	6.27	7.13	7.75	8.60	12
13	2.76	3.20	3.57	3.89	4.18	4.45	4.70	4.94	5.17	5.59	6.16	7.01	7.62	8.45	13
14	2.73	3.17	3.53	3.85	4.13	4.40	4.65	4.88	5.10	5.51	6.08	6.91	7.51	8.32	14
15	2.71	3.14	3.50	3.81	4.09	4.35	4.60	4.83	5.04	5.45	6.00	6.82	7.41	8.21	15
16	2.70	3.12	3.47	3.76	4.06	4.31	4.55	4.78	4.99	5.39	5.94	6.75	7.33	8.11	16
17	2.68	3.10	3.44	3.75	4.02	4.28	4.51	4.74	4.95	5.34	5.88	6.68	7.25	8.03	17
18	2.67	3.08	3.42	3.72	4.00	4.25	4.48	4.70	4.91	5.30	5.83	6.62	7.18	7.95	18
19	2.65	3.06	3.40	3.70	3.97	4.22	4.45	4.67	4.88	5.26	5.79	6.57	7.12	7.88	19
20	2.64	3.05	3.39	3.68	3.95	4.20	4.42	4.64	4.85	5.23	5.75	6.52	7.07	7.82	20
24	2.61	3.00	3.33	3.62	3.88	4.12	4.34	4.55	4.75	5.12	5.62	6.37	6.90	7.63	24
30	2.58	2.96	3.28	3.56	3.81	4.04	4.26	4.46	4.65	5.01	5.50	6.22	6.73	7.43	30
40	2.54	2.92	3.23	3.50	3.74	3.97	4.18	4.37	4.56	4.90	5.37	6.06	6.56	7.23	40
60	2.51	2.88	3.18	3.44	3.68	3.89	4.10	4.28	4.46	4.80	5.25	5.91	6.39	7.03	60
120	2.48	2.84	3.13	3.38	3.61	3.82	4.02	4.20	4.37	4.69	5.12	5.76	6.21	6.83	120
∞	2.45	2.80	3.08	3.33	3.55	3.75	3.94	4.11	4.28	4.59	5.00	5.60	6.04	6.62	∞

$\alpha=0.01$

f \ $k-1$	2	3	4	5	6	7	8	9	10	12	15	20	24	30	$k-1$ / f
1	100.0	127.3	150.0	169.8	187.5	203.7	218.8	232.8	246.1	270.7	303.9	352.4	386.8	433.4	1
2	14.07	17.25	19.92	22.28	24.41	26.37	28.20	29.91	31.53	34.54	38.62	44.60	48.86	54.63	2
3	7.85	9.40	10.72	11.88	12.94	13.92	14.83	15.69	16.50	18.02	20.08	23.10	25.27	28.20	3
4	6.00	7.08	7.99	8.81	9.55	10.24	10.88	11.49	12.06	13.13	14.59	16.74	18.28	20.37	4
5	5.15	6.02	6.75	7.41	8.00	8.56	9.07	9.56	10.03	10.89	12.08	13.82	15.07	16.77	5
6	4.67	5.42	6.05	6.61	7.13	7.60	8.05	8.47	8.87	9.62	10.65	12.16	13.25	14.73	6
7	4.37	5.04	5.60	6.11	6.57	7.00	7.40	7.78	8.14	8.81	9.73	11.10	12.08	13.41	7
8	4.16	4.77	5.29	5.76	6.18	6.58	6.94	7.29	7.63	8.25	9.10	10.35	11.26	12.49	8
9	4.01	4.58	5.07	5.50	5.90	6.27	6.61	6.94	7.25	7.83	8.63	9.81	10.65	11.81	9
10	3.89	4.43	4.90	5.31	5.68	6.03	6.36	6.67	6.96	7.51	8.27	9.39	10.19	11.29	10
11	3.80	4.32	4.76	5.16	5.52	5.85	6.16	6.46	6.74	7.26	7.99	9.05	9.82	10.87	11
12	3.72	4.23	4.65	5.03	5.38	5.70	6.00	6.28	6.55	7.06	7.76	8.78	9.53	10.54	12
13	3.66	4.15	4.56	4.93	5.27	5.58	5.87	6.14	6.40	6.89	7.57	8.56	9.28	10.26	13
14	3.61	4.09	4.49	4.85	5.17	5.47	5.76	6.02	6.28	6.75	7.41	8.37	9.07	10.02	14
15	3.57	4.03	4.42	4.77	5.09	5.38	5.66	5.92	6.17	6.63	7.27	8.21	8.89	9.82	15
16	3.53	3.98	4.37	4.71	5.02	5.31	5.58	5.83	6.08	6.53	7.15	8.07	8.74	9.64	16
17	3.50	3.94	4.32	4.66	4.96	5.24	5.51	5.76	5.99	6.44	7.05	7.95	8.60	9.49	17
18	3.47	3.91	4.28	4.61	4.91	5.18	5.44	5.69	5.92	6.36	6.96	7.84	8.48	9.36	18
19	3.44	3.88	4.24	4.57	4.86	5.13	5.39	5.63	5.86	6.29	6.88	7.75	8.37	9.24	19
20	3.42	3.85	4.21	4.53	4.82	5.09	5.34	5.58	5.80	6.23	6.81	7.67	8.28	9.13	20
24	3.35	3.76	4.11	4.41	4.69	4.95	5.19	5.41	5.63	6.03	6.58	7.40	7.99	8.79	24
30	3.28	3.68	4.01	4.30	4.57	4.81	5.04	5.25	5.46	5.84	6.36	7.14	7.70	8.46	30
40	3.22	3.60	3.91	4.19	4.44	4.68	4.89	5.10	5.29	5.65	6.15	6.88	7.41	8.13	40
60	3.16	3.52	3.82	4.09	4.33	4.55	4.75	4.95	5.13	5.47	5.94	6.63	7.13	7.80	60
120	3.09	3.44	3.73	3.98	4.21	4.42	4.62	4.80	4.97	5.29	5.73	6.38	6.84	7.47	120
∞	3.03	3.37	3.64	3.88	4.10	4.30	4.48	4.65	4.82	5.12	5.53	6.13	6.56	7.13	∞

附表 11　二项分布参数 p 的置信区间表

$1-\alpha=0.95$

$n-m$ / m	1	2	3	4	5	6	7	8	9	10	12	14	16	$n-m$ / m
0	0.975	0.842	0.708	0.602	0.522	0.459	0.410	0.369	0.336	0.308	0.265	0.232	0.206	0
	0.000	0.000	0.000	0.000	0.000	0.000	0.000	0.000	0.000	0.000	0.000	0.000	0.000	
1	0.987	0.906	0.806	0.716	0.641	0.579	0.527	0.483	0.445	0.413	0.360	0.319	0.287	1
	0.013	0.008	0.006	0.005	0.004	0.004	0.003	0.003	0.003	0.002	0.002	0.002	0.001	
2	0.992	0.932	0.853	0.777	0.710	0.651	0.600	0.556	0.518	0.484	0.428	0.383	0.347	2
	0.094	0.068	0.053	0.043	0.037	0.032	0.028	0.025	0.023	0.021	0.018	0.016	0.014	
3	0.994	0.947	0.882	0.816	0.755	0.701	0.652	0.610	0.572	0.538	0.481	0.434	0.396	3
	0.194	0.147	0.118	0.099	0.085	0.075	0.067	0.060	0.055	0.050	0.043	0.038	0.034	
4	0.995	0.957	0.901	0.843	0.788	0.738	0.692	0.651	0.614	0.581	0.524	0.476	0.437	4
	0.284	0.223	0.184	0.157	0.137	0.122	0.109	0.099	0.091	0.084	0.073	0.064	0.057	
5	0.996	0.963	0.915	0.863	0.813	0.766	0.723	0.684	0.649	0.616	0.560	0.512	0.471	5
	0.359	0.290	0.245	0.212	0.187	0.167	0.151	0.139	0.128	0.118	0.103	0.091	0.082	
6	0.996	0.968	0.925	0.878	0.833	0.789	0.749	0.711	0.677	0.646	0.590	0.543	0.502	6
	0.421	0.349	0.299	0.262	0.234	0.211	0.192	0.177	0.163	0.152	0.133	0.119	0.107	
7	0.997	0.972	0.933	0.891	0.849	0.808	0.770	0.734	0.701	0.671	0.616	0.570	0.529	7
	0.473	0.400	0.348	0.308	0.277	0.251	0.230	0.213	0.198	0.184	0.163	0.146	0.132	
8	0.997	0.975	0.940	0.901	0.861	0.823	0.787	0.753	0.722	0.692	0.639	0.593	0.553	8
	0.517	0.444	0.390	0.349	0.316	0.289	0.266	0.247	0.230	0.215	0.191	0.172	0.156	
9	0.997	0.977	0.945	0.909	0.872	0.837	0.802	0.770	0.740	0.711	0.660	0.615	0.575	9
	0.555	0.482	0.428	0.386	0.351	0.323	0.299	0.278	0.260	0.244	0.218	0.197	0.180	
10	0.998	0.979	0.950	0.916	0.882	0.848	0.816	0.785	0.756	0.728	0.678	0.634	0.595	10
	0.587	0.516	0.462	0.419	0.384	0.354	0.329	0.308	0.289	0.272	0.244	0.221	0.202	
12	0.998	0.982	0.957	0.927	0.897	0.867	0.837	0.809	0.782	0.756	0.709	0.666	0.628	12
	0.640	0.572	0.519	0.476	0.440	0.410	0.384	0.361	0.340	0.322	0.291	0.266	0.245	
14	0.998	0.984	0.962	0.936	0.909	0.881	0.854	0.828	0.803	0.779	0.734	0.694	0.657	14
	0.681	0.617	0.566	0.524	0.488	0.457	0.430	0.407	0.385	0.366	0.334	0.306	0.283	
16	0.999	0.986	0.966	0.943	0.918	0.893	0.868	0.844	0.820	0.798	0.755	0.717	0.681	16
	0.713	0.653	0.604	0.563	0.529	0.498	0.471	0.447	0.425	0.405	0.372	0.343	0.319	
18	0.999	0.988	0.970	0.948	0.925	0.902	0.879	0.857	0.835	0.814	0.773	0.736	0.702	18
	0.740	0.683	0.637	0.597	0.564	0.533	0.506	0.482	0.460	0.440	0.406	0.376	0.351	
20	0.999	0.989	0.972	0.953	0.932	0.910	0.889	0.868	0.847	0.827	0.789	0.753	0.720	20
	0.762	0.708	0.664	0.626	0.593	0.564	0.537	0.513	0.492	0.472	0.437	0.407	0.381	
22	0.999	0.990	0.975	0.956	0.937	0.917	0.897	0.877	0.858	0.839	0.803	0.768	0.737	22
	0.781	0.730	0.688	0.651	0.619	0.590	0.565	0.541	0.519	0.500	0.465	0.434	0.408	
24	0.999	0.991	0.976	0.960	0.942	0.923	0.904	0.885	0.867	0.849	0.814	0.782	0.751	24
	0.797	0.749	0.708	0.673	0.642	0.614	0.589	0.566	0.545	0.525	0.490	0.460	0.433	
26	0.999	0.991	0.978	0.962	0.945	0.928	0.910	0.893	0.875	0.858	0.825	0.794	0.764	26
	0.810	0.765	0.726	0.693	0.663	0.636	0.611	0.588	0.567	0.548	0.513	0.483	0.456	
28	0.999	0.992	0.980	0.965	0.949	0.932	0.916	0.899	0.882	0.866	0.834	0.804	0.776	28
	0.822	0.779	0.743	0.710	0.681	0.655	0.631	0.609	0.588	0.569	0.535	0.504	0.478	
30	0.999	0.992	0.981	0.967	0.952	0.936	0.920	0.904	0.889	0.873	0.843	0.814	0.786	30
	0.833	0.792	0.757	0.725	0.697	0.672	0.649	0.627	0.607	0.588	0.554	0.524	0.498	
40	0.999	0.994	0.985	0.975	0.963	0.951	0.938	0.925	0.912	0.900	0.875	0.850	0.827	40
	0.871	0.838	0.809	0.783	0.759	0.737	0.717	0.698	0.679	0.662	0.631	0.602	0.578	
60	1.000	0.996	0.990	0.983	0.975	0.966	0.957	0.948	0.939	0.929	0.911	0.893	0.874	60
	0.912	0.888	0.867	0.848	0.830	0.813	0.797	0.782	0.767	0.752	0.727	0.703	0.681	
100	1.000	0.998	0.994	0.989	0.984	0.979	0.973	0.967	0.962	0.955	0.943	0.931	0.919	100
	0.946	0.931	0.917	0.904	0.892	0.881	0.870	0.859	0.849	0.838	0.820	0.802	0.786	
200	1.000	0.998	0.997	0.995	0.992	0.989	0.986	0.983	0.980	0.977	0.970	0.964	0.957	200
	0.973	0.965	0.957	0.951	0.944	0.938	0.932	0.926	0.920	0.914	0.903	0.893	0.883	
500	1.000	1.000	0.999	0.998	0.997	0.996	0.995	0.993	0.992	0.991	0.988	0.985	0.928	500
	0.989	0.986	0.983	0.980	0.977	0.974	0.972	0.969	0.967	0.964	0.960	0.955	0.950	

1−α=0.95　　　　附表 11(续)

m \ n−m	18	20	22	24	26	28	30	40	60	100	200	500	n−m / m
0	0.185 0.000	0.168 0.000	0.154 0.000	0.142 0.000	0.132 0.000	0.123 0.000	0.116 0.000	0.088 0.000	0.060 0.000	0.036 0.000	0.018 0.000	0.007 0.000	0
1	0.260 0.001	0.238 0.001	0.219 0.001	0.203 0.001	0.190 0.001	0.178 0.001	0.167 0.001	0.129 0.001	0.088 0.000	0.054 0.000	0.027 0.000	0.011 0.000	1
2	0.317 0.012	0.292 0.011	0.270 0.010	0.251 0.009	0.235 0.009	0.221 0.008	0.208 0.008	0.162 0.006	0.112 0.004	0.069 0.002	0.035 0.001	0.014 0.000	2
3	0.363 0.030	0.336 0.028	0.312 0.025	0.292 0.024	0.274 0.022	0.257 0.020	0.243 0.019	0.191 0.015	0.133 0.010	0.083 0.006	0.043 0.003	0.017 0.001	3
4	0.403 0.052	0.374 0.047	0.349 0.044	0.327 0.040	0.307 0.038	0.290 0.035	0.275 0.033	0.217 0.025	0.152 0.017	0.096 0.011	0.049 0.005	0.020 0.002	4
5	0.436 0.075	0.407 0.068	0.381 0.063	0.358 0.058	0.337 0.055	0.319 0.051	0.303 0.048	0.241 0.037	0.170 0.025	0.108 0.016	0.056 0.008	0.023 0.003	5
6	0.467 0.098	0.436 0.090	0.410 0.083	0.386 0.077	0.364 0.072	0.345 0.068	0.328 0.064	0.263 0.049	0.187 0.034	0.119 0.021	0.062 0.011	0.026 0.004	6
7	0.494 0.121	0.463 0.111	0.435 0.103	0.411 0.096	0.389 0.090	0.369 0.084	0.351 0.080	0.283 0.062	0.203 0.043	0.130 0.027	0.068 0.014	0.028 0.005	7
8	0.518 0.143	0.487 0.132	0.459 0.123	0.434 0.115	0.412 0.107	0.391 0.101	0.373 0.096	0.302 0.075	0.218 0.052	0.141 0.033	0.074 0.017	0.031 0.007	8
9	0.540 0.165	0.508 0.153	0.481 0.142	0.455 0.133	0.433 0.125	0.412 0.118	0.393 0.111	0.321 0.088	0.233 0.061	0.151 0.038	0.080 0.020	0.033 0.008	9
10	0.560 0.186	0.528 0.173	0.500 0.161	0.475 0.151	0.452 0.142	0.431 0.134	0.412 0.127	0.338 0.100	0.248 0.071	0.162 0.045	0.086 0.023	0.036 0.009	10
12	0.594 0.227	0.563 0.211	0.535 0.197	0.510 0.186	0.487 0.175	0.465 0.166	0.446 0.157	0.369 0.125	0.273 0.089	0.180 0.057	0.097 0.030	0.040 0.012	12
14	0.624 0.264	0.593 0.247	0.566 0.232	0.540 0.218	0.517 0.206	0.496 0.196	0.476 0.186	0.398 0.150	0.297 0.107	0.198 0.069	0.107 0.036	0.045 0.015	14
16	0.649 0.298	0.619 0.280	0.592 0.263	0.567 0.249	0.544 0.236	0.522 0.224	0.502 0.214	0.422 0.173	0.319 0.126	0.214 0.081	0.117 0.043	0.050 0.018	16
18	0.671 0.329	0.642 0.310	0.615 0.293	0.590 0.277	0.568 0.264	0.547 0.251	0.527 0.240	0.445 0.196	0.340 0.143	0.230 0.093	0.127 0.050	0.054 0.021	18
20	0.690 0.358	0.662 0.338	0.636 0.320	0.612 0.304	0.589 0.289	0.568 0.276	0.548 0.264	0.467 0.217	0.359 0.160	0.245 0.105	0.137 0.057	0.059 0.024	20
22	0.707 0.385	0.680 0.364	0.654 0.346	0.631 0.329	0.608 0.314	0.588 0.300	0.568 0.287	0.487 0.237	0.378 0.177	0.260 0.117	0.146 0.063	0.063 0.027	22
24	0.723 0.410	0.696 0.388	0.671 0.369	0.648 0.352	0.626 0.337	0.605 0.322	0.586 0.309	0.505 0.257	0.395 0.193	0.274 0.128	0.155 0.070	0.067 0.030	24
26	0.736 0.432	0.711 0.411	0.686 0.392	0.663 0.374	0.642 0.358	0.622 0.343	0.603 0.330	0.522 0.276	0.411 0.208	0.287 0.140	0.164 0.077	0.072 0.033	26
28	0.749 0.453	0.724 0.432	0.700 0.412	0.678 0.395	0.657 0.378	0.637 0.363	0.618 0.349	0.538 0.294	0.426 0.223	0.300 0.153	0.172 0.083	0.076 0.036	28
30	0.760 0.473	0.736 0.452	0.713 0.432	0.691 0.414	0.670 0.397	0.651 0.382	0.632 0.368	0.552 0.311	0.441 0.237	0.313 0.162	0.181 0.090	0.080 0.039	30
40	0.804 0.555	0.783 0.533	0.763 0.513	0.743 0.495	0.724 0.478	0.706 0.462	0.689 0.448	0.614 0.386	0.503 0.303	0.368 0.213	0.220 0.122	0.099 0.053	40
60	0.857 0.660	0.840 0.641	0.823 0.622	0.807 0.605	0.792 0.589	0.777 0.574	0.763 0.559	0.697 0.497	0.593 0.407	0.455 0.300	0.287 0.181	0.136 0.083	60
100	0.907 0.770	0.895 0.755	0.883 0.740	0.872 0.726	0.860 0.713	0.847 0.700	0.838 0.687	0.787 0.632	0.700 0.545	0.571 0.429	0.395 0.280	0.199 0.138	100
200	0.950 0.873	0.943 0.863	0.937 0.854	0.930 0.845	0.923 0.836	0.917 0.828	0.910 0.819	0.878 0.780	0.819 0.713	0.720 0.605	0.550 0.450	0.319 0.253	200
500	0.979 0.946	0.976 0.941	0.973 0.937	0.970 0.933	0.967 0.928	0.964 0.924	0.961 0.920	0.947 0.901	0.917 0.864	0.862 0.801	0.747 0.681	0.531 0.469	500

1−α=0.99　　　　附表 11(续)

m ＼ n−m	1	2	3	4	5	6	7	8	9	10	12	14	16	n−m ／ m
0	0.995 0.000	0.929 0.000	0.829 0.000	0.734 0.000	0.653 0.000	0.586 0.000	0.531 0.000	0.484 0.000	0.445 0.000	0.411 0.000	0.357 0.000	0.315 0.000	0.282 0.000	0
1	0.997 0.003	0.959 0.002	0.889 0.001	0.815 0.001	0.746 0.001	0.685 0.001	0.632 0.001	0.585 0.001	0.544 0.001	0.509 0.000	0.449 0.000	0.402 0.000	0.363 0.000	1
2	0.998 0.041	0.971 0.029	0.917 0.023	0.856 0.019	0.797 0.016	0.742 0.014	0.693 0.012	0.648 0.011	0.608 0.010	0.573 0.009	0.512 0.008	0.463 0.007	0.422 0.006	2
3	0.999 0.111	0.977 0.083	0.934 0.066	0.882 0.055	0.830 0.047	0.781 0.042	0.735 0.037	0.693 0.033	0.655 0.030	0.621 0.028	0.561 0.024	0.510 0.021	0.468 0.019	3
4	0.999 0.185	0.981 0.144	0.945 0.118	0.900 0.100	0.854 0.087	0.809 0.077	0.767 0.069	0.728 0.062	0.691 0.057	0.658 0.053	0.599 0.045	0.549 0.040	0.507 0.036	4
5	0.999 0.254	0.984 0.203	0.953 0.170	0.913 0.146	0.872 0.128	0.831 0.114	0.791 0.103	0.755 0.094	0.720 0.087	0.688 0.080	0.631 0.070	0.582 0.062	0.539 0.055	5
6	0.999 0.315	0.986 0.258	0.958 0.219	0.923 0.191	0.886 0.169	0.848 0.152	0.811 0.138	0.777 0.127	0.744 0.117	0.714 0.109	0.658 0.095	0.610 0.085	0.567 0.076	6
7	0.999 0.368	0.988 0.307	0.963 0.265	0.931 0.233	0.897 0.209	0.862 0.189	0.828 0.172	0.795 0.159	0.764 0.147	0.735 0.137	0.681 0.121	0.634 0.108	0.592 0.097	7
8	0.999 0.415	0.989 0.352	0.967 0.307	0.938 0.272	0.906 0.245	0.873 0.223	0.841 0.205	0.811 0.189	0.781 0.176	0.753 0.165	0.701 0.146	0.655 0.131	0.614 0.119	8
9	0.999 0.456	0.990 0.392	0.970 0.345	0.943 0.309	0.913 0.280	0.883 0.256	0.853 0.236	0.824 0.219	0.795 0.205	0.768 0.192	0.718 0.171	0.674 0.154	0.634 0.140	9
10	1.000 0.491	0.991 0.427	0.972 0.379	0.947 0.342	0.920 0.312	0.891 0.286	0.863 0.265	0.835 0.247	0.808 0.232	0.782 0.218	0.734 0.195	0.690 0.176	0.651 0.161	10
12	1.000 0.551	0.992 0.488	0.976 0.439	0.955 0.401	0.930 0.369	0.905 0.342	0.879 0.319	0.854 0.299	0.829 0.282	0.805 0.266	0.760 0.240	0.719 0.218	0.682 0.200	12
14	1.000 0.598	0.993 0.537	0.979 0.490	0.960 0.451	0.938 0.418	0.915 0.390	0.892 0.366	0.869 0.345	0.846 0.326	0.824 0.310	0.782 0.281	0.743 0.257	0.707 0.237	14
16	1.000 0.637	0.994 0.578	0.981 0.532	0.964 0.493	0.945 0.461	0.924 0.433	0.903 0.408	0.881 0.386	0.860 0.366	0.839 0.349	0.800 0.318	0.763 0.293	0.728 0.272	16
18	1.000 0.669	0.995 0.613	0.983 0.568	0.968 0.530	0.950 0.498	0.931 0.469	0.911 0.445	0.891 0.422	0.872 0.402	0.852 0.384	0.815 0.353	0.780 0.326	0.747 0.304	18
20	1.000 0.696	0.995 0.642	0.985 0.599	0.971 0.562	0.954 0.530	0.936 0.502	0.918 0.478	0.900 0.455	0.881 0.435	0.863 0.417	0.828 0.384	0.794 0.357	0.763 0.334	20
22	1.000 0.719	0.996 0.668	0.986 0.626	0.973 0.590	0.958 0.559	0.941 0.531	0.924 0.507	0.907 0.484	0.890 0.464	0.873 0.445	0.839 0.413	0.807 0.385	0.777 0.361	22
24	1.000 0.738	0.996 0.690	0.987 0.649	0.975 0.615	0.961 0.584	0.946 0.557	0.930 0.533	0.913 0.511	0.897 0.490	0.881 0.471	0.849 0.439	0.819 0.410	0.789 0.386	24
26	0.000 0.755	0.996 0.709	0.988 0.670	0.977 0.637	0.963 0.607	0.949 0.580	0.934 0.557	0.919 0.535	0.903 0.515	0.888 0.496	0.858 0.463	0.829 0.434	0.800 0.410	26
28	1.000 0.770	0.996 0.726	0.989 0.689	0.978 0.656	0.966 0.627	0.952 0.602	0.938 0.578	0.924 0.557	0.909 0.537	0.894 0.518	0.866 0.485	0.838 0.457	0.811 0.432	28
30	1.000 0.784	0.997 0.741	0.989 0.705	0.980 0.674	0.968 0.646	0.955 0.621	0.942 0.598	0.928 0.577	0.914 0.557	0.900 0.539	0.873 0.506	0.846 0.478	0.820 0.452	30
40	1.000 0.832	0.998 0.797	0.992 0.767	0.984 0.740	0.975 0.716	0.965 0.694	0.955 0.673	0.944 0.654	0.933 0.636	0.921 0.619	0.899 0.588	0.876 0.560	0.854 0.536	40
60	1.000 0.884	0.998 0.859	0.995 0.836	0.989 0.816	0.983 0.797	0.976 0.780	0.969 0.763	0.961 0.748	0.953 0.733	0.945 0.719	0.928 0.693	0.912 0.668	0.895 0.646	60
100	1.000 0.929	0.999 0.912	0.997 0.897	0.993 0.884	0.990 0.871	0.985 0.858	0.981 0.847	0.976 0.836	0.971 0.825	0.965 0.815	0.955 0.795	0.943 0.777	0.932 0.761	100
200	1.000 0.964	0.999 0.955	0.998 0.947	0.997 0.939	0.995 0.932	0.992 0.925	0.990 0.919	0.988 0.913	0.985 0.907	0.982 0.901	0.976 0.890	0.970 0.878	0.964 0.868	200
500	1.000 0.985	1.000 0.982	0.999 0.978	0.999 0.975	0.998 0.972	0.997 0.969	0.996 0.967	0.995 0.964	0.994 0.961	0.993 0.959	0.990 0.953	0.988 0.949	0.985 0.944	500

$1-\alpha=0.99$ 附表 11(续)

$n-m$ / m	18	20	22	24	26	28	30	40	60	100	200	500	$n-m$ / m
0	0.255 0.000	0.233 0.000	0.214 0.000	0.198 0.000	0.184 0.000	0.172 0.000	0.162 0.000	0.124 0.000	0.085 0.000	0.052 0.000	0.026 0.000	0.011 0.000	0
1	0.331 0.000	0.304 0.000	0.281 0.000	0.262 0.000	0.245 0.000	0.230 0.000	0.216 0.000	0.168 0.000	0.116 0.000	0.071 0.000	0.036 0.000	0.015 0.000	1
2	0.387 0.005	0.358 0.005	0.332 0.004	0.310 0.004	0.291 0.004	0.274 0.004	0.259 0.003	0.203 0.002	0.141 0.002	0.088 0.001	0.045 0.001	0.018 0.000	2
3	0.432 0.017	0.401 0.015	0.374 0.014	0.351 0.013	0.330 0.012	0.311 0.011	0.295 0.011	0.233 0.008	0.164 0.005	0.103 0.003	0.053 0.002	0.022 0.001	3
4	0.470 0.032	0.438 0.029	0.410 0.027	0.385 0.025	0.363 0.023	0.344 0.022	0.326 0.020	0.260 0.016	0.184 0.011	0.116 0.007	0.061 0.003	0.025 0.001	4
5	0.502 0.050	0.470 0.046	0.441 0.042	0.416 0.039	0.393 0.037	0.373 0.034	0.354 0.032	0.284 0.025	0.203 0.017	0.129 0.010	0.068 0.005	0.028 0.002	5
6	0.531 0.069	0.498 0.064	0.469 0.059	0.443 0.054	0.420 0.051	0.398 0.048	0.379 0.045	0.306 0.035	0.220 0.024	0.142 0.015	0.075 0.008	0.031 0.003	6
7	0.555 0.089	0.522 0.082	0.493 0.076	0.467 0.070	0.443 0.066	0.422 0.062	0.402 0.058	0.327 0.045	0.237 0.031	0.153 0.019	0.081 0.010	0.033 0.004	7
8	0.578 0.109	0.545 0.100	0.516 0.093	0.489 0.087	0.465 0.081	0.443 0.076	0.423 0.072	0.346 0.056	0.252 0.039	0.164 0.024	0.087 0.012	0.036 0.005	8
9	0.598 0.128	0.565 0.119	0.536 0.110	0.510 0.103	0.485 0.097	0.463 0.091	0.443 0.086	0.364 0.067	0.267 0.047	0.175 0.029	0.093 0.015	0.039 0.006	9
10	0.616 0.148	0.583 0.137	0.555 0.127	0.529 0.119	0.504 0.112	0.482 0.106	0.461 0.100	0.381 0.079	0.281 0.055	0.185 0.035	0.099 0.018	0.041 0.007	10
12	0.647 0.185	0.616 0.172	0.587 0.161	0.561 0.151	0.537 0.142	0.515 0.134	0.494 0.127	0.412 0.101	0.307 0.072	0.205 0.045	0.110 0.024	0.047 0.010	12
14	0.674 0.220	0.643 0.206	0.615 0.193	0.590 0.181	0.566 0.171	0.543 0.162	0.522 0.154	0.440 0.124	0.332 0.088	0.223 0.057	0.122 0.030	0.051 0.012	14
16	0.696 0.253	0.666 0.237	0.639 0.223	0.614 0.211	0.590 0.200	0.568 0.189	0.548 0.180	0.464 0.146	0.354 0.105	0.239 0.068	0.132 0.036	0.056 0.015	16
18	0.716 0.284	0.687 0.267	0.661 0.252	0.636 0.238	0.612 0.226	0.591 0.215	0.570 0.205	0.486 0.167	0.374 0.122	0.255 0.079	0.142 0.042	0.061 0.018	18
20	0.733 0.313	0.705 0.295	0.679 0.279	0.655 0.264	0.632 0.251	0.611 0.239	0.591 0.229	0.507 0.187	0.394 0.137	0.271 0.090	0.152 0.048	0.066 0.020	20
22	0.748 0.339	0.721 0.321	0.696 0.304	0.673 0.289	0.650 0.274	0.629 0.263	0.609 0.251	0.526 0.207	0.411 0.153	0.286 0.101	0.162 0.054	0.070 0.023	22
24	0.762 0.364	0.736 0.345	0.711 0.327	0.688 0.312	0.666 0.298	0.646 0.285	0.626 0.273	0.543 0.226	0.428 0.168	0.300 0.112	0.171 0.061	0.075 0.026	24
26	0.774 0.388	0.749 0.368	0.726 0.350	0.702 0.334	0.681 0.319	0.661 0.306	0.642 0.293	0.560 0.244	0.444 0.183	0.313 0.122	0.180 0.067	0.079 0.029	26
28	0.785 0.409	0.761 0.389	0.737 0.371	0.715 0.354	0.694 0.339	0.675 0.325	0.656 0.312	0.575 0.262	0.459 0.198	0.326 0.133	0.189 0.073	0.083 0.031	28
30	0.795 0.430	0.771 0.409	0.749 0.391	0.727 0.374	0.707 0.358	0.688 0.344	0.669 0.331	0.589 0.278	0.473 0.212	0.339 0.143	0.197 0.079	0.088 0.034	30
40	0.833 0.514	0.813 0.493	0.793 0.474	0.774 0.457	0.756 0.440	0.738 0.425	0.722 0.411	0.646 0.354	0.534 0.276	0.394 0.193	0.237 0.110	0.108 0.048	40
60	0.878 0.625	0.863 0.606	0.847 0.589	0.832 0.572	0.817 0.556	0.802 0.541	0.788 0.527	0.724 0.466	0.620 0.380	0.479 0.278	0.305 0.167	0.145 0.076	60
100	0.921 0.745	0.910 0.729	0.899 0.714	0.888 0.700	0.878 0.687	0.867 0.674	0.857 0.661	0.807 0.606	0.722 0.521	0.593 0.407	0.407 0.265	0.209 0.129	100
200	0.958 0.858	0.952 0.848	0.946 0.838	0.939 0.829	0.933 0.820	0.927 0.811	0.921 0.803	0.890 0.763	0.833 0.695	0.735 0.593	0.565 0.435	0.332 0.243	200
500	0.982 0.939	0.980 0.934	0.977 0.930	0.974 0.925	0.971 0.921	0.969 0.917	0.966 0.912	0.952 0.892	0.924 0.855	0.871 0.791	0.757 0.668	0.541 0.459	500

附表 12　泊松分布参数的置信区间表

c \ $1-\alpha$	0.99		0.98		0.95		0.90		$1-\alpha$ / c
0	0.0000	5.30	0.0000	4.61	0.0000	3.69	0.0000	3.00	0
1	0.0050	7.43	0.0101	6.64	0.0253	5.57	0.0513	4.74	1
2	0.103	9.27	0.149	8.41	0.242	7.22	0.355	6.30	2
3	0.338	10.98	0.436	10.05	0.619	8.77	0.818	7.75	3
4	0.672	12.59	0.823	11.60	1.09	10.24	1.37	9.15	4
5	1.08	14.15	1.28	13.11	1.62	11.67	1.97	10.51	5
6	1.54	15.66	1.79	14.57	2.20	13.06	2.61	11.84	6
7	2.04	17.13	2.33	16.00	2.81	14.42	3.29	13.15	7
8	2.57	18.58	2.91	17.40	3.45	15.76	3.98	14.43	8
9	3.13	20.00	3.51	18.78	4.12	17.08	4.70	15.71	9
10	3.72	21.40	4.13	20.14	4.80	18.39	5.43	16.96	10
11	4.32	22.78	4.77	21.49	5.49	19.68	6.17	18.21	11
12	4.94	24.14	5.43	22.82	6.20	20.96	6.92	19.44	12
13	5.58	25.50	6.10	24.14	6.92	22.23	7.69	20.67	13
14	6.23	26.84	6.78	25.45	7.65	23.49	8.46	21.89	14
15	6.89	28.16	7.48	26.74	8.40	24.74	9.25	23.10	15
16	7.57	29.48	8.18	28.03	9.15	25.98	10.04	24.30	16
17	8.25	30.79	8.89	29.31	9.90	27.22	10.83	25.50	17
18	8.94	32.09	9.62	30.58	10.67	28.45	11.63	26.69	18
19	9.64	33.38	10.35	31.85	11.44	29.67	12.44	27.88	19
20	10.35	34.67	11.08	33.10	12.22	30.89	13.25	29.06	20
21	11.07	35.95	11.82	34.36	13.00	32.10	14.07	30.24	21
22	11.79	37.22	12.57	35.60	13.79	33.31	14.89	31.42	22
23	12.52	38.48	13.33	36.84	14.58	34.51	15.72	32.59	23
24	13.25	39.74	14.09	38.08	15.38	35.71	16.55	33.75	24
25	14.00	41.00	14.85	39.31	16.18	36.90	17.38	34.92	25
26	14.74	42.25	15.62	40.53	16.98	38.10	18.22	36.08	26
27	15.49	43.50	16.40	41.76	17.79	39.28	19.06	37.23	27
28	16.24	44.74	17.17	42.98	18.61	40.47	19.90	38.39	28
29	17.00	45.98	17.96	44.19	19.42	41.65	20.75	39.54	29
30	17.77	47.21	18.74	45.40	20.24	42.83	21.59	40.69	30
35	21.64	53.32	22.72	51.41	24.38	48.68	25.87	46.40	35
40	25.59	59.36	26.77	57.35	28.58	54.47	30.20	52.07	40
45	29.60	65.34	30.88	63.23	32.82	60.21	34.56	57.69	45
50	33.66	71.27	35.03	69.07	37.11	65.92	38.96	63.29	50

附表 13　相关系数临界值表

$n-2$	5%	1%	$n-2$	5%	1%	$n-2$	5%	1%
1	0.997	1.000	16	0.468	0.590	35	0.325	0.418
2	0.950	0.990	17	0.456	0.575	40	0.304	0.393
3	0.878	0.959	18	0.444	0.561	45	0.288	0.372
4	0.811	0.917	19	0.433	0.549	50	0.273	0.354
5	0.754	0.874	20	0.423	0.537	60	0.250	0.325
6	0.707	0.834	21	0.413	0.526	70	0.232	0.302
7	0.666	0.798	22	0.404	0.515	80	0.217	0.283
8	0.632	0.765	23	0.396	0.505	90	0.205	0.267
9	0.602	0.735	24	0.388	0.496	100	0.195	0.254
10	0.576	0.708	25	0.381	0.487	125	0.174	0.228
11	0.553	0.684	26	0.374	0.478	150	0.159	0.208
12	0.532	0.661	27	0.367	0.470	200	0.138	0.181
13	0.514	0.641	28	0.361	0.463	300	0.113	0.148
14	0.497	0.623	29	0.355	0.456	400	0.098	0.128
15	0.482	0.606	30	0.349	0.449	1000	0.062	0.081

附表 14　百分率与概率单位换算表

%	0.0	0.1	0.2	0.3	0.4	0.5	0.6	0.7	0.8	0.9
0	—	1.9998	2.1218	2.2522	2.3479	2.4242	2.4879	2.5427	2.5911	2.6344
1	2.6737	2.7096	2.7429	2.7738	2.8027	2.8299	2.8556	2.8799	2.9031	2.9251
2	2.9463	2.9665	2.9859	3.0046	3.0226	3.0400	3.0569	3.0732	3.0890	3.1043
3	3.1192	3.1337	3.1478	3.1616	3.1750	3.1881	3.2009	3.2134	3.2256	3.2376
4	3.2493	3.2608	3.2721	3.2831	3.2940	3.3046	3.3151	3.3253	3.3354	3.3454
5	3.3551	3.3648	3.3742	3.3836	3.3928	3.4018	3.4107	3.4195	3.4282	3.4368
6	3.4452	3.4536	3.4618	3.4699	3.4780	3.4859	3.4937	3.5015	3.5091	3.5167
7	3.5242	3.5316	3.5389	3.5462	3.5534	3.5605	3.5675	3.5745	3.5813	3.5882
8	3.5949	3.6016	3.6083	3.6148	3.6213	3.6278	3.6342	3.6405	3.6468	3.6531
9	3.6592	3.6654	3.6715	3.6775	3.6835	3.6894	3.6953	3.7012	3.7070	3.7127
10	3.7184	3.7241	3.7298	3.7354	3.7409	3.7464	3.7519	3.7574	3.7628	3.7681
11	3.7735	3.7788	3.7840	3.7893	3.7045	3.7996	3.8048	3.8099	3.8150	3.8200
12	3.8250	3.8300	3.8350	3.8399	3.8448	3.8497	3.8545	3.8593	3.8641	3.8689
13	3.8736	3.8783	3.8830	3.8877	3.8923	3.8969	3.9015	3.9061	3.9107	3.9152
14	3.9197	3.9242	3.9288	3.9331	3.9375	3.9419	3.9463	3.9506	3.9550	3.9593
15	3.9636	3.9678	3.9721	3.9763	3.9806	3.9848	3.9890	3.9931	3.9973	4.0014
16	4.0055	4.0096	4.0137	4.0178	4.0218	4.0259	4.0299	4.0339	4.0379	4.0419
17	4.0458	4.0498	4.0537	4.0576	4.0615	4.0654	4.0693	4.0731	4.0770	4.0808
18	4.0846	4.0884	4.0922	4.0960	4.0998	4.1035	4.1073	4.1110	4.1147	4.1184
19	4.1221	4.1258	4.1295	4.1331	4.1367	4.1404	4.1440	4.1476	4.1512	4.1548
20	4.1584	4.1619	4.1655	4.1690	4.1726	4.1761	4.1796	4.1831	4.1866	4.1901
21	4.1936	4.1970	4.2005	4.2039	4.2074	4.2108	4.2142	4.2176	4.2210	4.2244
22	4.2278	4.2312	4.2345	4.2379	4.2412	4.2446	4.2479	4.2512	4.2546	4.2579
23	4.2612	4.2044	4.2677	4.2719	4.2743	4.2775	4.2808	4.2840	4.2872	4.2905
24	4.2937	4.2969	4.3001	4.3033	4.3065	4.3097	4.3129	4.3160	4.3192	4.3224
25	4.3255	4.3287	4.3318	4.3349	4.3380	4.3412	4.3443	4.3474	4.3505	4.3536
26	4.3567	4.3597	4.3628	4.3659	4.3689	4.3720	4.3750	4.3781	4.3801	4.3842
27	4.3872	4.3902	4.3932	4.3962	4.3992	4.4022	4.4052	4.4082	4.4112	4.4142
28	4.4172	4.4201	4.4231	4.4260	4.4290	4.4319	4.4349	4.4378	4.4408	4.4437
29	4.4466	4.4495	4.4524	4.4554	4.4583	4.4612	4.4641	4.4670	4.4698	4.4727
30	4.4756	4.4785	4.4813	4.4842	4.4871	4.4899	4.4928	4.4956	4.4985	4.5013
31	4.5041	4.5670	4.5098	4.5126	4.5155	4.5183	4.5211	4.5239	4.5267	4.5295
32	4.5323	4.5351	4.5379	4.5407	4.5435	4.5462	4.5490	4.5518	4.5546	4.5573
33	4.5601	4.5628	4.5656	4.5684	4.5711	4.5739	4.5766	4.5793	4.5821	4.5848
34	4.5875	4.5903	4.5930	4.5957	4.5984	4.6011	4.6039	4.6066	4.6093	4.6120
35	4.6147	4.6174	4.6201	4.6228	4.6255	4.6281	4.6308	4.6335	4.6362	4.6389
36	4.6415	4.6442	4.6469	4.6495	4.6522	4.6549	4.6575	4.6602	4.6628	4.6655
37	4.6681	4.6708	4.6734	4.6761	4.6787	4.6814	4.6840	4.6866	4.6893	4.6919
38	4.6945	4.6971	4.6998	4.7024	4.7050	4.7076	4.7102	4.7129	4.7155	4.7181
39	4.7207	4.7235	4.7259	4.7285	4.7311	4.7337	4.7363	4.7389	4.7415	4.7441
40	4.7467	4.7492	4.7518	4.7544	4.7570	4.7596	4.7622	4.7647	4.7673	4.7699
41	4.7725	4.7750	4.7776	4.7802	4.7827	4.7853	4.7879	4.7904	4.7930	4.7955
42	4.7981	4.8007	4.8032	4.8058	4.8083	4.8109	4.8134	4.8160	4.8185	4.8211
43	4.8236	4.8262	4.8237	4.8313	4.8338	4.8363	4.8389	4.8414	4.8440	4.8465
44	4.8490	4.8516	4.8541	4.8566	4.8592	4.8617	4.8642	4.8668	4.8693	4.8718
45	4.8743	4.8769	4.8794	4.8819	4.8844	4.8870	4.8895	4.8920	4.8945	4.8970
46	4.8996	4.9021	4.9046	4.9071	4.9096	4.9122	4.9147	4.9172	4.9197	4.9223

附表 14(续)

%	0.0	0.1	0.2	0.3	0.4	0.5	0.6	0.7	0.8	0.9
47	4.9247	4.9272	4.9298	4.9323	4.9348	4.9373	4.9398	4.9423	4.9448	4.9473
48	4.9498	4.9524	4.9549	4.9574	4.9599	4.9624	4.9649	4.9674	4.9699	4.9724
49	4.9749	4.9774	4.9799	4.9825	4.9850	4.9875	4.9900	4.9925	4.9950	4.9975
50	5.0000	5.0025	5.0050	5.0075	5.0100	5.0125	5.0150	5.0175	5.0201	5.0226
51	5.0251	5.0276	5.0301	5.0326	5.0351	5.0376	5.0401	5.0426	5.0451	5.0476
52	5.0502	5.0527	5.0552	5.0577	5.0602	5.0627	5.0652	5.0677	5.0702	5.0728
53	5.0753	5.0778	5.0303	5.0828	5.0853	5.0878	5.0904	5.0929	5.0954	5.0979
54	5.1004	5.1030	5.1055	5.1080	5.1105	5.1130	5.1156	5.1181	5.1206	5.1231
55	5.1257	5.1282	5.1307	5.1332	5.1358	5.1383	5.1408	5.1434	5.1459	5.1484
56	5.1510	5.1535	5.1560	5.1586	5.1611	5.1637	5.1662	5.1687	5.1713	5.1738
57	5.1764	5.1789	5.1815	5.1840	5.1866	5.1891	5.1917	5.1942	5.1968	5.1993
58	5.2019	5.2045	5.2070	5.2096	5.2121	5.2147	5.2173	5.2198	5.2224	5.2250
59	5.2275	5.2301	5.2327	5.2353	5.2378	5.2404	5.2430	5.2456	5.2482	5.2508
60	5.2533	5.2559	5.2585	5.2611	5.2637	5.2663	5.2689	5.2715	5.2741	5.2767
61	5.2793	5.2819	5.2845	5.2871	5.2898	5.2924	5.2950	5.2976	5.3002	5.3029
62	5.3055	5.3081	5.3107	5.3134	5.3160	5.3186	5.3213	5.3239	5.3266	5.3292
63	5.3319	5.3345	5.3872	5.3398	5.3425	5.3451	5.3478	5.3505	5.3531	5.3558
64	5.3585	5.3611	5.3638	5.3665	5.3692	5.3719	5.3745	5.3772	5.3799	5.3826
65	5.3853	5.3880	5.3907	5.3934	5.3961	5.3989	5.4016	5.4043	5.4070	5.4097
66	5.4125	5.4152	5.4179	5.4207	5.4234	5.4261	5.4289	5.4316	5.4344	5.4372
67	5.4399	5.4427	5.4454	5.4482	5.4510	5.4538	5.4565	5.4593	5.4621	5.4649
68	5.4677	5.4705	5.4733	5.4761	5.4789	5.4817	5.4845	5.4874	5.4902	5.4930
69	5.4959	5.4987	5.5015	5.5044	5.5072	5.5101	5.5129	5.5158	5.5187	5.5215
70	5.5244	5.5273	5.5302	5.5330	5.5359	5.5388	5.5417	5.5446	5.5476	5.5505
71	5.5534	5.5563	5.5592	5.5622	5.5651	5.5681	5.5710	5.5740	5.5769	5.5799
72	5.5828	5.5858	5.5888	5.5918	5.5948	5.5978	5.6008	5.6038	5.6068	5.6098
73	5.6128	5.6158	5.6189	5.6219	5.6250	5.6280	5.6311	5.6341	5.6372	5.6403
74	5.6433	5.6464	5.6495	5.6526	5.6557	5.6588	5.6620	5.6651	5.6682	5.6713
75	5.6745	5.6776	5.6808	5.6840	5.6871	5.6903	5.6935	5.6967	5.6999	5.7031
76	5.7063	5.7095	5.7128	5.7160	5.7192	5.7225	5.7257	5.7290	5.7323	5.7356
77	5.7388	5.7421	5.7454	5.7488	5.7521	5.7554	5.7588	5.7621	5.7655	5.7688
78	5.7722	5.7756	5.7790	5.7824	5.7258	5.7892	5.7926	5.7961	5.7995	5.8030
79	5.8064	5.8099	5.8134	5.8169	5.8204	5.8239	5.8274	5.8310	5.8345	5.8381
80	5.8416	5.8452	5.8488	5.8524	5.8560	5.8596	5.8633	5.8669	5.8705	5.8742
81	5.8779	5.8816	5.8853	5.8890	5.8927	5.8965	5.9002	5.9040	5.9078	5.9116
82	5.9154	5.9192	5.9230	5.9269	5.9307	5.9346	5.9385	5.9424	5.9463	5.9502
83	5.9542	5.9581	5.9621	5.9661	5.9701	5.9741	5.9782	5.9822	5.9863	5.9904
84	5.9945	5.9986	6.0027	6.0069	6.0110	6.0152	6.0194	6.0237	6.0279	6.0322
85	6.0364	6.0407	6.0450	6.0494	6.0537	6.0581	6.0625	6.0669	6.0714	6.0753
86	6.0803	6.0848	6.0893	6.0939	6.0985	6.1031	6.1077	6.1123	6.1170	6.1217
87	6.1264	6.1311	6.1359	6.1407	6.1455	6.1503	6.1552	6.1601	6.1650	6.1700
88	6.1750	6.1800	6.1850	6.1901	6.1952	6.2004	6.2055	6.2107	6.2160	6.2212
89	6.2265	6.2319	6.2372	6.2426	6.2481	6.2536	6.2591	6.2646	6.2702	6.2759
90	6.2816	6.2873	6.2930	6.2988	6.3047	6.3106	6.3165	6.3225	6.3285	6.3346
91	6.3408	6.3469	6.3532	6.3595	6.3658	6.3722	6.3787	6.3852	6.3917	6.3984
92	6.4051	6.4118	6.4187	6.4255	6.4325	6.4395	6.4466	6.4538	6.4611	6.4684
93	6.4758	6.4833	6.4909	6.4985	6.5063	6.5141	6.5220	6.5301	6.5382	6.5464
94	6.5548	6.5632	6.5718	6.5805	6.5893	6.5982	6.6072	6.6164	6.6258	6.6352
95	6.6449	6.6546	6.6646	6.6747	6.6849	6.6954	6.7060	6.7169	6.7279	6.7392
96	6.7507	6.7624	6.7744	6.7866	6.7991	6.8119	6.8250	6.8384	6.8522	6.3663
97	6.8808	6.8957	6.9110	6.9268	6.9431	6.9600	6.9774	6.9954	7.0141	7.0335
98	7.0537	7.0749	7.0969	7.1201	7.1444	7.1701	7.1973	7.2262	7.2571	7.2904
99	7.3263	7.3656	7.4089	7.4573	7.5121	7.5758	7.6521	7.7478	7.8782	8.0902

附表 15 配对比较符号秩和检验用 T 界值表

n	单侧:0.05 双侧:0.10	0.025 0.05	0.01 0.02	0.005 0.010
5	0～15(0.0312)			
6	2～19(0.0469)	0～21(0.0156)		
7	3～25(0.0391)	0～26(0.0234)	0～28(0.0078)	
8	5～31(0.0391)	3～33(0.0195)	1～35(0.0078)	0～36(0.0039)
9	8～37(0.0488)	5～40(0.0195)	3～42(0.0098)	1～44(0.0039)
10	10～45(0.0420)	8～47(0.0244)	5～50(0.0098)	3～52(0.0049)
11	13～53(0.0415)	10～56(0.0210)	7～59(0.0093)	5～61(0.0049)
12	17～61(0.0461)	13～65(0.0212)	9～69(0.0081)	7～71(0.0046)
13	21～70(0.0471)	17～74(0.0239)	12～79(0.0085)	9～82(0.0040)
14	25～80(0.0453)	21～84(0.0247)	15～90(0.0083)	12～93(0.0043)
15	30～90(0.0473)	25～95(0.0240)	19～101(0.0090)	15～105(0.0042)
16	35～101(0.0467)	29～107(0.0222)	23～113(0.0091)	19～117(0.0046)
17	41～112(0.0492)	34～119(0.0224)	27～126(0.0087)	23～130(0.0047)
18	47～124(0.0494)	40～131(0.0241)	32～139(0.0091)	27～144(0.0045)
19	53～137(0.0478)	46～144(0.0247)	37～153(0.0090)	32～158(0.0047)
20	60～150(0.0487)	52～158(0.0242)	43～167(0.0096)	37～173(0.0047)
21	67～164(0.0479)	58～173(0.0230)	49～182(0.0097)	42～189(0.0045)
22	75～178(0.0492)	65～188(0.0231)	55～198(0.0095)	48～205(0.0046)
23	88～193(0.0490)	73～203(0.0242)	62～214(0.0098)	54～222(0.0046)
24	91～209(0.0475)	81～219(0.0245)	69～231(0.0097)	61～239(0.0048)
25	100～225(0.0479)	89～236(0.0241)	76～249(0.0094)	68～257(0.0048)

注:( )内为单侧确切概率.

附表 16 两样本比较秩和检验用 T 界值表

	单侧	双侧
1 行	$P=0.05$	$P=0.10$
2 行	$P=0.025$	$P=0.05$
3 行	$P=0.01$	$P=0.02$
4 行	$P=0.005$	$P=0.01$

n_1 (较小 n)	n_1-n_2: 0	1	2	3	4	5	6	7	8	9	10
2				3～13	3～15	3～17	4～18 3～19	4～20 3～21	4～22 3～23	4～24 3～25	5～25 4～26
3	6～15	6～18	7～20 6～21	8～22 7～23	8～25 7～26 6～27	9～27 8～28 6～30	10～29 8～31 7～32 6～33	10～32 9～33 7～35 6～36	11～34 9～36 7～38 6～39	11～37 10～38 8～40 7～41	12～39 10～41 8～43 7～44
4	11～25 10～26	12～28 11～29 10～30	13～31 12～32 11～33 10～34	14～34 13～35 11～37 10～38	15～37 14～38 12～40 11～41	16～40 14～42 13～43 11～45	17～43 15～45 13～47 12～48	18～46 16～48 14～50 12～52	19～49 17～51 15～53 13～55	20～52 18～54 15～57 13～59	21～55 19～57 16～60 14～62
5	19～36 17～38 16～39 15～40	20～40 18～42 17～43 16～44	21～44 20～45 18～47 16～49	23～47 21～49 19～51 17～53	24～51 22～53 20～55 18～57	26～54 23～57 21～59 19～61	27～58 24～61 22～63 20～65	28～62 26～64 23～67 21～69	30～65 27～68 24～71 22～73	31～69 28～72 25～75 22～78	33～72 29～76 26～79 23～82
6	28～50 26～52 24～54 23～55	29～55 27～57 25～59 24～60	31～59 29～61 27～63 25～65	33～63 31～65 28～68 26～70	35～67 32～70 29～73 27～75	37～71 34～74 30～78 28～80	38～76 35～79 32～82 30～84	40～80 37～83 33～87 31～89	42～84 38～88 34～92 32～94	44～88 40～92 36～96 33～99	46～92 42～96 37～101 34～104

附表 16(续)

n_1 (较小 n)	n_1-n_2										
	0	1	2	3	4	5	6	7	8	9	10
7	39～66	41～71	43～76	45～81	47～86	49～91	52～95	54～100	56～105	58～110	61～114
	36～69	38～74	40～79	42～84	44～89	46～94	48～99	50～104	52～109	54～114	56～119
	34～71	35～77	37～82	39～87	40～93	42～98	44～103	45～109	47～114	49～119	51～124
	32～73	34～78	35～84	37～89	38～95	40～100	41～106	43～111	44～117	45～122	47～128
8	51～85	54～90	56～96	59～101	62～106	64～112	67～117	69～123	72～128	75～133	77～139
	49～87	51～93	53～99	55～105	58～110	60～116	62～122	65～127	67～133	70～138	72～144
	45～91	47～97	49～103	51～109	53～115	56～120	58～126	60～132	62～138	64～144	66～150
	43～93	45～99	47～105	49～111	51～117	53～123	54～130	56～136	58～142	60～148	62～154
9	66～105	69～111	72～117	75～123	78～129	81～135	84～141	87～147	90～153	93～159	96～165
	62～109	65～115	68～121	71～127	73～134	76～140	79～146	82～152	84～159	87～165	90～171
	59～112	61～119	63～126	66～132	68～139	71～145	73～152	76～158	78～165	81～171	83～178
	56～115	58～122	61～128	63～135	65～142	67～149	69～156	72～162	74～169	76～176	78～183
10	82～128	86～134	89～141	92～148	96～154	99～161	103～167	106～174	110～180	113～187	117～193
	78～132	81～139	84～146	88～152	91～159	94～166	97～173	100～180	103～187	107～193	110～200
	74～136	77～143	79～151	82～158	85～165	88～172	91～179	93～187	96～194	99～201	102～208
	71～139	73～147	76～154	79～161	81～169	84～176	86～184	89～191	92～198	94～206	97～213

附表 17　三样本比较秩和检验用 *H* 界值表

n	n_1	n_2	n_3	P	
				0.05	0.01
7	3	2	2	4.71	
	3	3	1	5.14	
8	3	3	2	5.36	
	4	2	2	5.33	
	4	3	1	5.21	
	5	2	1	5.00	
9	3	3	3	5.60	7.20
	4	3	2	5.44	6.44
	4	4	1	4.97	6.67
	5	2	2	5.16	6.53
	5	3	1	4.96	
10	4	3	3	5.73	6.75
	4	4	2	5.45	7.04
	5	3	2	5.25	6.82
	5	4	1	4.99	6.95
11	4	4	3	5.60	7.14
	5	3	3	5.65	7.08
	5	4	2	5.27	7.12
	5	5	1	5.13	7.31
12	4	4	4	5.69	7.65
	5	4	3	5.63	7.44
	5	5	2	5.34	7.27
13	5	4	4	5.62	7.76
	5	5	3	5.71	7.54
14	5	5	4	5.64	7.79
15	5	5	5	5.78	7.98

附表 18　配伍组试验秩和检验用 M 界值表($P=0.05$)

配伍组数 b	处理组数 k													
	2	3	4	5	6	7	8	9	10	11	12	13	14	15
2	—	—	20	38	64	96	138	192	258	336	429	538	664	808
3	—	18	37	64	104	158	225	311	416	542	691	865	1063	1292
4	—	26	52	89	144	217	311	429	574	747	950	1189	1460	1770
5	—	32	65	113	183	277	396	547	731	950	1210	1512	1859	2254
6	18	42	76	137	222	336	482	664	887	1155	1469	1831	2253	2738
7	24.5	50	92	167	272	412	591	815	1086	1410	1791	2233	2740	3316
8	32	50	105	190	310	471	676	931	1241	1612	2047	2552	3131	3790
9	24.5	56	118	214	349	529	760	1047	1396	1813	2302	2871	3523	4264
10	32	62	131	238	388	588	845	1164	1551	2014	2558	3189	3914	4737
11	40.5	66	144	261	427	647	929	1280	1706	2216	2814	3508	4305	5211
12	32	72	157	285	465	706	1013	1396	1862	2417	3070	3827	4697	5685
13	40.5	78	170	309	504	764	1098	1512	2017	2618	3326	4146	5088	6150
14	50	84	183	333	543	823	1182	1629	2172	2820	3581	4465	5479	6632
15	40.5	90	196	356	582	882	1267	1745	2327	3021	3837	4784	5871	7106

附表 19　游程个数检验用 r 界值表($P=0.05$;上行为单侧界值,下行双侧为界值)

n_1	n_2															
	5	6	7	8	9	10	11	12	13	14	15	16	17	18	19	20
5	3～9	3～10	3～10	3～11	4～11	4～11	4	4	4	5	5	5	5	5	5	5
	2～10	3～10	3～11	3～11	3	3	4	4	4	4	4	4	4	5	5	5
6		3～11	4～11	4～12	4～12	5～12	5～13	5～13	5～13	5～13	6	6	6	6	6	6
		3～11	3～12	3～12	4～13	4～13	4～13	4～13	5	5	5	5	5	5	6	6
7			4～12	4～13	5～13	5～13	5～14	6～14	6～14	6～14	6～15	6～15	7～15	7～15	7～15	7
			3～13	4～13	4～14	5～14	5～14	5～14	5～15	5～15	6～15	6	6	6	6	6
8				5～13	5～14	6～14	6～15	6～15	6～15	7～16	7～16	7～16	7～16	8～16	8～16	8～17
				4～14	5～14	5～15	5～15	6～16	6～16	6～16	6～16	6～17	7～17	7～17	7～17	7～17
9					6～14	6～15	6～15	7～16	7～16	7～17	8～17	8～17	8～17	8～18	8～18	8～19
					5～15	5～16	6～16	6～16	6～17	7～17	7～18	7～18	7～18	8～18	8～18	8～18
10						6～16	7～16	7～17	8～17	8～17	8～18	8～18	9～18	9～19	9～19	9～19
						6～16	6～17	7～17	7～18	7～18	7～18	8～19	8～19	8～19	8～20	9～20
11							7～17	8～17	8～18	8～18	9～19	9～19	9～19	10～20	10～20	10～20
							7～17	7～18	7～19	8～19	8～19	8～20	9～20	9～20	9～21	9～21
12								8～18	9～18	9～19	9～19	10～20	10～20	10～21	10～21	11～21
								7～19	8～19	8～20	8～20	9～21	9～21	9～21	10～22	10～22
13									9～19	9～20	10～20	10～21	10～21	11～21	11～22	11～22
									8～20	9～20	9～21	9～21	10～22	10～22	10～23	10～23
14										10～20	10～21	11～21	11～22	11～22	12～23	12～23
										9～21	9～22	10～22	10～23	10～23	11～23	11～24
15											11～21	11～22	11～22	12～23	12～23	12～24
											10～22	10～23	11～23	11～24	12～24	12～25
16												11～23	12～23	12～24	13～24	13～25
												11～23	11～24	11～25	12～25	12～25
17													12～24	13～24	13～25	13～25
													11～25	12～25	12～26	13～26
18														13～25	14～25	14～26
														12～26	13～26	13～27
19															14～26	14～27
															13～27	13～27
20																15～27
																14～28

附表 20　Spearman 等级相关系数 r_s 界值表

$$P(|r_s|<r_s(\alpha,\nu))=\alpha$$

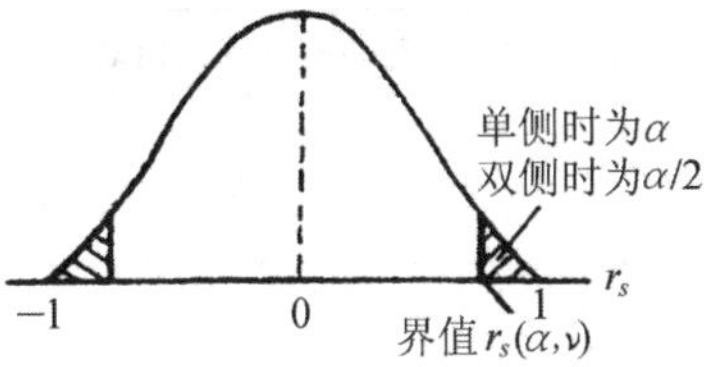

自由度 ν	概率 P 单侧:	0.05	0.025	0.01	0.005	自由度 ν	概率 P 单侧:	0.05	0.025	0.01	0.005
	双侧:	0.10	0.05	0.02	0.01		双侧:	0.10	0.05	0.02	0.01
4		1.000				25		0.337	0.398	0.466	0.511
5		0.900	1.000	1.000		26		0.331	0.390	0.457	0.501
6		0.829	0.886	0.943	1.000	27		0.324	0.382	0.448	0.491
7		0.714	0.786	0.893	0.929	28		0.317	0.375	0.440	0.483
8		0.643	0.738	0.833	0.881	29		0.312	0.368	0.433	0.475
9		0.600	0.700	0.783	0.833	30		0.306	0.362	0.425	0.467
10		0.564	0.648	0.745	0.794	31		0.301	0.356	0.418	0.459
11		0.536	0.618	0.709	0.755	32		0.296	0.350	0.412	0.452
12		0.503	0.587	0.678	0.727	33		0.291	0.345	0.405	0.446
13		0.484	0.560	0.648	0.703	34		0.287	0.340	0.399	0.439
14		0.464	0.538	0.626	0.679	35		0.283	0.335	0.394	0.433
15		0.446	0.521	0.604	0.654	36		0.279	0.330	0.388	0.427
16		0.429	0.503	0.582	0.635	38		0.271	0.321	0.378	0.415
17		0.414	0.485	0.566	0.615	40		0.264	0.313	0.368	0.405
18		0.401	0.472	0.550	0.600	45		0.248	0.294	0.347	0.382
19		0.391	0.460	0.535	0.584	50		0.235	0.279	0.329	0.363
20		0.380	0.447	0.520	0.570	60		0.214	0.255	0.300	0.331
21		0.370	0.435	0.508	0.556	70		0.198	0.235	0.278	0.307
22		0.361	0.425	0.496	0.544	80		0.185	0.220	0.260	0.287
23		0.353	0.415	0.486	0.532	100		0.165	0.197	0.233	0.257
24		0.344	0.406	0.476	0.521						

附表 21　常用正交表

(1) 二水平表

$L_4(2^3)$

试验号 \ 列号	1	2	3
1	1	1	1
2	1	2	2
3	2	1	2
4	2	2	1

注：任意二列间的交互作用出现于另一列.

$L_8(2^7)$

试验号 \ 列号	1	2	3	4	5	6	7
1	1	1	1	1	1	1	1
2	1	1	1	2	2	2	2
3	1	2	2	1	1	2	2
4	1	2	2	2	2	1	1
5	2	1	2	1	2	1	2
6	2	1	2	2	1	2	1
7	2	2	1	1	2	2	1
8	2	2	1	2	1	1	2

附表 21(续)

$L_8(2^7)$：二列间的交互作用表

列号 \ 列号	1	2	3	4	5	6	7
	(1)	3	2	5	4	7	6
		(2)	1	6	7	4	5
			(3)	7	6	5	4
				(4)	1	2	3
					(5)	3	2
						(6)	1

(2) 三水平表

$L_9(3^4)$

试验号 \ 列号	1	2	3	4
1	1	1	1	1
2	1	2	2	2
3	1	3	3	3
4	2	1	2	3
5	2	2	3	1
6	2	3	1	2
7	3	1	3	2
8	3	2	1	3
9	3	3	2	1

注：任意二列间的交互作用出现于另外二列.

$L_{18}(3^7)$

试验号 \ 列号	1	2	3	4	5	6	7
1	1	1	1	1	1	1	1
2	1	2	2	2	2	2	2
3	1	3	3	3	3	3	3
4	2	1	1	2	2	3	3
5	2	2	2	3	3	1	1
6	2	3	3	1	1	2	2
7	3	1	2	1	3	2	3
8	3	2	3	2	1	3	1
9	3	3	1	3	2	1	2
10	1	1	3	3	2	2	1
11	1	2	1	1	3	3	2
12	1	3	2	2	1	1	3
13	2	1	2	3	1	3	2
14	2	2	3	1	2	1	3
15	2	3	1	2	3	2	1
16	3	1	3	2	3	1	2
17	3	2	1	3	1	2	3
18	3	3	2	1	2	3	1

附表 21(续)

$L_{12}(2^{11})$

试验号 \ 列号	1	2	3	4	5	6	7	8	9	10	11
1	1	1	1	1	1	1	1	1	1	1	1
2	1	1	1	1	1	2	2	2	2	2	2
3	1	1	2	2	2	1	1	1	2	2	2
4	1	2	1	2	2	1	2	2	1	1	2
5	1	2	2	1	2	2	1	2	1	2	1
6	1	2	2	2	1	2	2	1	2	1	1
7	2	1	2	2	1	1	2	2	1	2	1
8	2	1	2	1	2	2	2	1	1	1	2
9	2	1	1	2	2	2	1	2	2	1	1
10	2	2	2	1	1	1	1	2	2	1	2
11	2	2	1	2	1	2	1	1	1	2	2
12	2	2	1	1	2	1	2	1	2	2	1

$L_{16}(2^{15})$

试验号 \ 列号	1	2	3	4	5	6	7	8	9	10	11	12	13	14	15
1	1	1	1	1	1	1	1	1	1	1	1	1	1	1	1
2	1	1	1	1	1	1	1	2	2	2	2	2	2	2	2
3	1	1	1	2	2	2	2	1	1	1	1	2	2	2	2
4	1	1	1	2	2	2	2	2	2	2	2	1	1	1	1
5	1	2	2	1	1	2	2	1	1	2	2	1	1	2	2
6	1	2	2	1	1	2	2	2	2	1	1	2	2	1	1
7	1	2	2	2	2	1	1	1	1	2	2	2	2	1	1
8	1	2	2	2	2	1	1	2	2	1	1	1	1	2	2
9	2	1	2	1	2	1	2	1	2	1	2	1	2	1	2
10	2	1	2	1	2	1	2	2	1	2	1	2	1	2	1
11	2	1	2	2	1	2	1	1	2	1	2	2	1	2	1
12	2	1	2	2	1	2	1	2	1	2	1	1	2	1	2
13	2	2	1	1	2	2	1	1	2	2	1	1	2	2	1
14	2	2	1	1	2	2	1	2	1	1	2	2	1	1	2
15	2	2	1	2	1	1	2	1	2	2	1	2	1	1	2
16	2	2	1	2	1	1	2	2	1	1	2	1	2	2	1

$L_{16}(2^{15})$：二列间的交互作用表

列号 \ 列号	1	2	3	4	5	6	7	8	9	10	11	12	13	14	15
	(1)	3	2	5	4	7	6	9	8	11	10	13	12	15	14
		(2)	1	6	7	4	5	10	11	8	9	14	15	12	13
			(3)	7	6	5	4	11	10	9	8	15	14	13	12
				(4)	1	2	3	12	13	14	15	8	9	10	11
					(5)	3	2	13	12	15	14	9	8	11	10
						(6)	1	14	15	12	13	10	11	8	9
							(7)	15	14	13	12	11	10	9	8
								(8)	1	2	3	4	5	6	7
									(9)	3	2	5	4	7	6
										(10)	1	6	7	4	5
											(11)	7	6	5	4
												(12)	1	2	3
													(13)	3	2
														(14)	1

附表 21(续)

$L_{27}(3^{13})$

试验号 \ 列号	1	2	3	4	5	6	7	8	9	10	11	12	13
1	1	1	1	1	1	1	1	1	1	1	1	1	1
2	1	1	1	1	2	2	2	2	2	2	2	2	2
3	1	1	1	1	3	3	3	3	3	3	3	3	3
4	1	2	2	2	1	1	1	2	2	2	3	3	3
5	1	2	2	2	2	2	2	3	3	3	1	1	1
6	1	2	2	2	3	3	3	1	1	1	2	2	2
7	1	3	3	3	1	1	1	3	3	3	2	2	2
8	1	3	3	3	2	2	2	1	1	1	3	3	3
9	1	3	3	3	3	3	3	2	2	2	1	1	1
10	2	1	2	3	1	2	3	1	2	3	1	2	3
11	2	1	2	3	2	3	1	2	3	1	2	3	1
12	2	1	2	3	3	1	2	3	1	2	3	1	2
13	2	2	3	1	1	2	3	2	3	1	3	1	2
14	2	2	3	1	2	3	1	3	1	2	1	2	3
15	2	2	3	1	3	1	2	1	2	3	2	3	1
16	2	3	1	2	1	2	3	3	1	2	2	3	1
17	2	3	1	2	2	3	1	1	2	3	3	1	2
18	2	3	1	2	3	1	2	2	3	1	1	2	3
19	3	1	3	2	1	3	2	1	3	2	1	3	2
20	3	1	3	2	2	1	3	2	1	3	2	1	3
21	3	1	3	2	3	2	1	3	2	1	3	2	1
22	3	2	1	3	1	3	2	2	1	3	3	2	1
23	3	2	1	3	2	1	3	3	2	1	1	3	2
24	3	2	1	3	3	2	1	1	3	2	2	1	3
25	3	3	2	1	1	3	2	3	2	1	2	1	3
26	3	3	2	1	2	1	3	1	3	2	3	2	1
27	3	3	2	1	3	2	1	2	1	3	1	3	2

$L_{27}(3^{13})$：二列间的交互作用表

列号	1	2	3	4	5	6	7	8	9	10	11	12	13
(1)		3 4	2 4	2 3	6 7	5 7	5 6	9 10	8 10	8 9	12 13	11 13	11 12
(2)			1 4	1 3	8 11	9 12	10 13	5 11	6 12	7 13	5 8	6 9	7 10
(3)				1 2	9 13	10 11	8 12	7 12	5 13	6 11	6 10	7 8	5 9
(4)					10 12	8 13	9 11	6 13	7 11	5 12	7 9	5 10	6 8
(5)						1 7	1 6	2 11	3 13	4 12	2 8	4 10	3 9
(6)							1 5	4 13	2 12	3 11	3 10	2 9	4 8
(7)								3 12	4 11	2 13	4 9	3 8	2 10
(8)									1 10	1 9	2 5	3 7	4 6
(9)										1 8	4 7	2 6	3 5
(10)											3 6	4 5	2 7
(11)												1 13	1 12
(12)													1 11

附表 21(续)

(3) 四水平表

$L_{16}(4^5)$

试验号＼列号	1	2	3	4	5
1	1	1	1	1	1
2	1	2	2	2	2
3	1	3	3	3	3
4	1	4	4	4	4
5	2	1	2	3	4
6	2	2	1	4	3
7	2	3	4	1	2
8	2	4	3	2	1
9	3	1	3	4	2
10	3	2	4	3	1
11	3	3	1	2	4
12	3	4	2	1	3
13	4	1	4	2	3
14	4	2	3	1	4
15	4	3	2	4	1
16	4	4	1	3	2

注：任意二列间的交互作用出现于其他三列.

$L_{32}(4^9)$

试验号＼列号	1	2	3	4	5	6	7	8	9
1	1	1	1	1	1	1	1	1	1
2	1	2	2	2	2	2	2	2	2
3	1	3	3	3	3	3	3	3	3
4	1	4	4	4	4	4	4	4	4
5	2	1	1	2	2	3	3	4	4
6	2	2	2	1	1	4	4	3	3
7	2	3	3	4	4	1	1	2	2
8	2	4	4	3	3	2	2	1	1
9	3	1	2	3	4	1	2	3	4
10	3	2	1	4	3	2	1	4	3
11	3	3	4	1	2	3	4	1	2
12	3	4	3	2	1	4	3	2	1
13	4	1	2	4	3	3	4	2	1
14	4	2	1	3	4	4	3	1	2
15	4	3	4	2	1	1	2	4	3
16	4	4	3	1	2	2	1	3	4
17	1	1	4	1	4	2	3	2	3
18	1	2	3	2	3	1	4	1	4
19	1	3	2	3	2	4	1	4	1
20	1	4	1	4	1	3	2	3	2
21	2	1	4	2	3	4	1	3	2
22	2	2	3	1	4	3	2	4	1
23	2	3	2	4	1	2	3	1	4
24	2	4	1	3	2	1	4	2	3
25	3	1	3	3	1	2	4	4	2
26	3	2	4	4	2	1	3	3	1
27	3	3	1	1	3	4	2	2	4
28	3	4	2	2	4	3	1	1	3
29	4	1	3	4	2	4	2	1	3
30	4	2	4	3	1	3	1	2	4
31	4	3	1	2	4	2	4	3	1
32	4	4	2	1	3	1	3	4	2

附表 21(续)

(4) 五水平表

$L_{25}(5^6)$

试验号＼列号	1	2	3	4	5	6
1	1	1	1	1	1	1
2	1	2	2	2	2	2
3	1	3	3	3	3	3
4	1	4	4	4	4	4
5	1	5	5	5	5	5
6	2	1	2	3	4	5
7	2	2	3	4	5	1
8	2	3	4	5	1	2
9	2	4	5	1	2	3
10	2	5	1	2	3	4
11	3	1	3	5	2	4
12	3	2	4	1	3	5
13	3	3	5	2	4	1
14	3	4	1	3	5	2
15	3	5	2	4	1	3
16	4	1	4	2	5	3
17	4	2	5	3	1	4
18	4	3	1	4	2	5
19	4	4	2	5	3	1
20	4	5	3	1	4	2
21	5	1	5	4	3	2
22	5	2	1	5	4	3
23	5	3	2	1	5	4
24	5	4	3	2	1	5
25	5	5	4	3	2	1

注:任意二列间的交互作用出现于其他四列.

(5) 混合水平表

$L_8(4\times2^4)$

试验号＼列号	1	2	3	4	5
1	1	1	1	1	1
2	1	2	2	2	2
3	2	1	1	2	2
4	2	2	2	1	1
5	3	1	2	1	2
6	3	2	1	2	1
7	4	1	2	2	1
8	4	2	1	1	2

$L_{12}(3\times2^4)$

试验号＼列号	1	2	3	4	5
1	1	1	1	1	1
2	1	1	1	2	2
3	1	2	2	1	2
4	1	2	2	2	1
5	2	1	2	1	1
6	2	1	2	2	2
7	2	2	1	1	1
8	2	2	1	2	2
9	3	1	2	1	2
10	3	1	1	2	1
11	3	2	1	1	2
12	3	2	2	2	1

附表 21(续)

$L_{16}(4\times2^{12})$

列号 / 试验号	1 (1、2、3	2 4	3 5	4 6	5 7	6 8	7 9	8 10	9 11	10 12	11 13	12 14	13 15)*
1	1	1	1	1	1	1	1	1	1	1	1	1	1
2	1	1	1	1	1	2	2	2	2	2	2	2	2
3	1	2	2	2	2	1	1	1	1	2	2	2	2
4	1	2	2	2	2	2	2	2	2	1	1	1	1
5	2	1	1	2	2	1	1	2	2	1	1	2	2
6	2	1	1	2	2	2	2	1	1	2	2	1	1
7	2	2	2	1	1	1	1	2	2	2	2	1	1
8	2	2	2	1	1	2	2	1	1	1	1	2	2
9	3	1	2	1	2	1	2	1	2	1	2	1	2
10	3	1	2	1	2	2	1	2	1	2	1	2	1
11	3	2	1	2	1	1	2	1	2	2	1	2	1
12	3	2	1	2	1	2	1	2	1	1	2	1	2
13	4	1	2	2	1	1	2	2	1	1	2	2	1
14	4	1	2	2	1	2	1	1	2	2	1	1	2
15	4	2	1	1	2	1	2	2	1	2	1	1	2
16	4	2	1	1	2	2	1	1	2	1	2	2	1

$L_{16}(4^2\times2^9)$

列号 / 试验号	1 (1、2、3	2 4、8、12	3 5	4 6	5 7	6 9	7 10	8 11	9 13	10 14	11 15)*
1	1	1	1	1	1	1	1	1	1	1	1
2	1	2	1	1	1	2	2	2	2	2	2
3	1	3	2	2	2	1	1	1	2	2	2
4	1	4	2	2	2	2	2	2	1	1	1
5	2	1	1	2	2	1	2	2	1	2	2
6	2	2	1	2	2	2	1	1	2	1	1
7	2	3	2	1	1	1	2	2	2	1	1
8	2	4	2	1	1	2	1	1	1	2	2
9	3	1	2	1	2	2	1	2	2	1	2
10	3	2	2	1	2	1	2	1	1	2	1
11	3	3	1	2	1	2	1	2	1	2	1
12	3	4	1	2	1	1	2	1	2	1	2
13	4	1	2	2	1	2	2	1	2	2	1
14	4	2	2	2	1	1	1	2	1	1	2
15	4	3	1	1	2	2	2	1	1	1	2
16	4	4	1	1	2	1	1	2	2	2	1

* 括号中的数字表示 $L_{16}(2^{15})$ 中的列号.

附表 21(续)

$L_{16}(4^3\times2^6)$

列号 试验号	1 (1、2、3	2 4、8、12	3 5、10、15	4 6	5 7	6 9	7 11	8 13	9 14)*
1	1	1	1	1	1	1	1	1	1
2	1	2	2	1	1	2	2	2	2
3	1	3	3	2	2	1	1	2	2
4	1	4	4	2	2	2	2	1	1
5	2	1	2	2	2	1	2	1	2
6	2	2	1	2	2	2	1	2	1
7	2	3	4	1	1	1	2	2	1
8	2	4	3	1	1	2	1	1	2
9	3	1	3	1	2	2	2	2	1
10	3	2	4	1	2	1	1	1	2
11	3	3	1	2	1	2	2	1	2
12	3	4	2	2	1	1	1	2	1
13	4	1	4	2	1	2	1	2	2
14	4	2	3	2	1	1	2	1	1
15	4	3	2	1	2	2	1	1	1

$L_{18}(2\times3^7)$

列号 试验号	1	2	3	4	5	6	7	8
1	1	1	1	1	1	1	1	1
2	1	1	2	2	2	2	2	2
3	1	1	3	3	3	3	3	3
4	1	2	1	1	2	2	3	3
5	1	2	2	2	3	3	1	1
6	1	2	3	3	1	1	2	2
7	1	3	1	2	1	3	2	3
8	1	3	2	3	2	1	3	1
9	1	3	3	1	3	2	1	2
10	2	1	1	3	3	2	2	1
11	2	1	2	1	1	3	3	2
12	2	1	3	2	2	1	1	3
13	2	2	1	2	3	1	3	2
14	2	2	2	3	1	2	1	3
15	2	2	3	1	2	3	2	1
16	2	3	1	3	2	3	1	2
17	2	3	2	1	3	1	2	3
18	2	3	3	2	1	2	3	1

$L_{18}(6\times3^6)$

列号 试验号	1	2	3	4	5	6	7
1	1	1	1	1	1	1	1
2	1	2	2	2	2	2	2
3	1	3	3	3	3	3	3
4	2	1	1	2	2	3	3
5	2	2	2	3	3	1	1
6	2	3	3	1	1	2	2
7	3	1	2	1	3	2	3
8	3	2	3	2	1	3	1
9	3	3	1	3	2	1	2
10	4	1	3	3	2	2	1
11	4	2	1	1	3	3	2
12	4	3	2	2	1	1	3
13	5	1	2	3	1	3	2
14	5	2	3	1	2	1	3
15	5	3	1	2	3	2	1
16	6	1	3	2	3	1	2
17	6	2	1	3	1	2	3
18	6	3	2	1	2	3	1

习 题 答 案

习 题 一

1. (1)$A\bar{B}\bar{C}$ (2)$AB\bar{C}$ (3)ABC (4)$A+B+C$ 或 $A\bar{B}\bar{C}+\bar{A}B\bar{C}+\bar{A}\bar{B}C+AB\bar{C}+\bar{A}BC+A\bar{B}C+ABC$

   (5)$\bar{A}\bar{B}\bar{C}$ (6)$A\bar{B}\bar{C}+\bar{A}B\bar{C}+\bar{A}\bar{B}C+\bar{A}\bar{B}\bar{C}$ 或 $\overline{AB}+\overline{BC}+\overline{AC}$

   (7) $A\bar{B}\bar{C}+\bar{A}B\bar{C}+\bar{A}\bar{B}C+AB\bar{C}+\bar{A}BC+A\bar{B}C+\bar{A}\bar{B}\bar{C}$ 或 $\overline{ABC}$ (8)$AB + BC + AC$

2. A 与 B,A 与 C,A 与 D,C 与 D 是互斥事件.

   A 与 B 也是对立事件.

   $A+D$={至少有两人正常}={至多一人不正常}

   $BD=D$={只有一人不正常}={恰有两人正常}

3. 该季度生男孩的频率为 $f=0.5066$.

4. $P(A)=0.0354$

5. (1) A={次品},$P(A)=0.1$

   (2) B={任取 5 支,全部是次品},$P(B)=0.000003347$

   (3) C={任取 5 支,恰有两支次品},$P(C)=0.07$

6. 当地居民任一人可为他输血的概率是 0.645.

7. (1) A={有一盒或 2 盒陈药},则 $P(A)=0.1879$

   (2) B={有存药},$P(B)=0.1881$

8. 所取两只中一只是 4 号小白鼠的概率是 0.4.

9. (1) 第一次检得次品的概率是 0.3.

   (2) 第一次检得次品后,第二次检得次品的概率是$\frac{2}{9}$.

   (3) 两次都检得次品的概率是 0.0667.

10. 是一等品的概率是 0.4.

11. 设 A={色盲},B={聋耳},则

    $P(A)=\frac{80}{100}=0.08$,$P(A \mid B)=\frac{4}{50}=0.08$

    可见,$P(A)= P(A \mid B)$,A 与 B 相互独立,即聋哑与色盲无关.

12. (1) 此人患结核病且患沙眼病的概率是 0.00012.

    (2) 此人既无结核病又无沙眼病的概率是 0.9571.

    (3) 此人至少有这两种病的一种的概率是 0.0428.

    (4) 此人只有其中一种病的概率是 0.0428.

13. (1) 因为 $P(AB)=0.28$,$P(A)P(B)=0.12$,所以 $P(AB)\neq P(A)P(B)$

    (2) $P(A \mid B)=0.7$,$P(B \mid A)=0.933$ $P(A+B)=0.42$

14. (1) 至少发现一件产品为次品的概率是 0.8674.

    (2) 应检验 114 件产品.

15. 取到次品的概率是 0.0345.

16. 取得正品的概率是 0.92.

17. 该药片来自甲、乙种的概率分别是 0.9524、0.04761.

18. 在检查合格的产品中确是合格品的概率是 0.9979.

19. (1) 该市一人经透视被判有肺结核的概率是 0.002948.

    (2) 实际患有肺结核的概率是 0.3223.

习 题 二

1. (1) X 的概率函数表为

X	0	1	2	3	4
P	0.2401	0.4116	0.2646	0.0756	0.0081

(2) 略.

(3) $\sum_{k=0}^{4}P(X=K)=0.2401+0.4116+0.2646+0.0756+0.0081=1$

(4) $F(2)=0.9163$

(5) $P(0<X\leqslant 3)=0.7518$

(6) $P(X\neq k)=1-C_4^k 0.3^k 0.7^{4-k}, k=0,1,2,3,4$

2. 其中没有气虚型的概率为 0.0003,有 5 名气虚型的概率为 0.1473.

3. 恰有 1 丸潮解的概率为 0.32816,不超过 1 丸潮解的概率为 0.51686,有 1 至 5 丸潮解的概率为 0.80751.

4. 设药物不起作用,X 为服药后的自然痊愈人数,则 $X\sim B(30,0.3)$.

$P(X\geqslant 15)=0.01694$

这表明事件$(X\geqslant 15)$属于小概率事件,应该很难出现,但现在的事实是$(X\geqslant 15)$竟然没有出现,于是有理由否定药物无效的假设,认为药物有效.

5. (1) 由于很多次实验中,A 才出现 9.3 次,则可视为稀有事件模型,即 $X\sim P(k,9.3)$.

(2) n 次实验中 A 出现 18 次的概率为 0.003867.

6. 1ml 浸液中含 2 个颗粒的概率为 0.25102,超过 2 个颗粒的概率为 0.19115.

7. (1) 约有 370 个格子中没有孢子.

(2) 约有 17 个格子中有 2 颗孢子.

(3) 约有 2 个格子中的孢子多于 2 颗.

8. (1) X 的概率函数即分布律 $P(X=k)=\left(\frac{2}{3}\right)^{k-1}\cdot\frac{1}{3}, k=1,2,\cdots$

(2) Y 的分布律为

Y	1	2	3
P	$\frac{1}{3}$	$\frac{1}{3}$	$\frac{1}{3}$

(3) 试跑次数 X 小于 Y 的概率为 0.296.

9. (1) 0.2510　(2) 0.1294　(3) 0.1200　(4) 0.12016　(5) 0.00988

10. X 以 68.3%的概率落入的区间是$[\mu-\sigma,\mu+\sigma]$.

11. 身高的 95%正常值范围为 131.987～154.213cm.

身高的 99%正常值范围为 128.471～157.729cm.

第一个结果的实际意义是:该地区 12 岁正常男孩应有 95%的人的身高在 131.987～154.213cm 这个范围内,若量得某个孩子的身高在此范围之外,则可怀疑该男孩的身高存在异常。这个判断犯错误的概率小于 5%,把握性较大,第二个结果意义类似.

该题还表明,制订医学指标的正常值范围为医药学的临床和科研提供客观标准,具有普遍意义.

12. 其中没有发现胃癌患者的概率为 0.00674,发现胃癌患者不超过 5 人的概率为 0.4875

13. 随机变量 Y 的概率函数即分布律为 $P(Y\geqslant k)=C_5^k(e^{-2})^k(1-e^{-2})^{5-k},(k=0,1,2,\cdots,5)$　$P(Y\geqslant 1)=0.5167$

14. $E(X)=-0.6$　$D(X)=2.44$

15. 该地 100 万人中有 100 人患白血病的概率为 0.03989.

16. 甲批药材颗粒较细,且甲批颗粒均匀性较好.

17. 对幼儿群体而言,$CV_1=0.047$,对运动员群体而言,$CV_2=0.02$,表明幼儿群体身长的波动要大于运动员群体身长的波动.

18. (1) 6,4.2,2.049,0.342　(2) 2.25,2.25,1.5,0.667　(3) 5.4,6.25,2.5,0.463

19. (1) 5 家中药材两周的总销售量的均值和方差分别为 1200、1225

(2) 药材店的仓库应至少储存 1281.55kg 药材

20. (1) 0.9545　(2) 0.8186

21. (1) 0.84　(2) $\sigma=3.9$

22. 约需准备 184 头动物.

习　题　三

1. (1) 泛指一次抽出的可能结果,就表示 n 个随机变量.

(2) $t=\frac{U}{\sqrt{V/n}}$服从自由度为 n 的 t 分布,记为 $t\sim t(n)$. 当 $n\to\infty$时,它的极限分布是标准正态分布.

(3) 对一组观察值求平均数就是样本均数,这种说法是不对的. 因为样本均数是随机变量,是可以随机取值的,而对一组观察值求平均数是样本均数的估计值.

2. (1) $\overline{X}=5, S^2=59.2, S=7.69, CV=1.54$　　(2) $\overline{X}=3, S^2=16.8, S=4.1, CV=1.37$

(3) $\overline{X}=14$, $S^2=5.5$, $S=2.35$, $CV=0.17$ (4) $\overline{X}=3$, $S^2=32.67$, $S=5.72$, $CV=1.91$

3. $\overline{X}=5.14$, $S^2=1.073$, $S=1.036$, $CV=0.2016$

4. 家鸽更适合作洋地黄检定.

5. (1) 0.2628 (2) 0.2923 (3) 0.5785

6. $\frac{U}{\sqrt{V/9}}\sim t(9)$

7. 数据是来自对数正态分布.

8. 样本总体服从正态分布,估计其均值为 182.08,标准差为 34.77.

9. 可认为这个样本取自威布尔分布总体。分布函数为 $F(x)=1-\mathrm{e}^{-\frac{x^{1.45}}{30.67}}$ 均值为 μ9.613,标准差 σ 为 6.731.

习 题 四

1. 设 $\hat{\theta}$ 是未知待估计参数 θ 的估计值,若 $E(\hat{\theta})=\theta$,则称 $\hat{\theta}$ 为 θ 的无偏估计量.

   (1) $\overline{x}=3$, $S^2=16.8$ (2) $\overline{x}=14$, $S^2=5.5$

2. 设总体 X 含有未知参数 θ, $\hat{\theta}_1$ 和 $\hat{\theta}_2$ 是由 X 的样本确定的两个统计量。如果对于给定的 α,当 $0<\alpha<1$ 时有 $P(\hat{\theta}_1<\theta<\hat{\theta}_2)=1-\alpha$,则称 $(\hat{\theta}_1,\hat{\theta}_2)$ 是 θ 的置信度为 $1-\alpha$ 的置信区间.

   给定的 α 越大,置信度 $1-\alpha$ 越小,置信区间就越窄;反之,置信区间就越宽.

3. 总体均数 μ 的 95%置信区间为(4.484±0.071)或(4.413,4.555).

4. 该药片直径均数的 99%置信区间为(13.812,15.188).

5. 药片平均片重的 95%的置信区间为(1.5±0.03)或(1.47,1.53).

6. μ 的 0.90 置信区间为(52±5.99)或(46.01,57.99),σ 的 0.90 置信区间为(7.54,17.02).

7. 总体均数差 $\mu_1-\mu_2$ 的 90%的置信区间为(402.9±90.2)或(312.7,493.1).

8. 两种方法测定的朱砂量的总体均数差的 0.01 置信区间为(0.0275±0.0207228)或(0.0067772,0.04228).

9. 置信区间为(0.22,3.59).

10. 置信度 $1-\alpha$ 为 0.95 时总体均数 μ 的置信区间为(2±0.327)=(1.673,2.327),置信度 $1-\alpha$ 为 0.95 时置信区间为(2±0.43)=(1.57,2.43).当 $\sigma^2=0.04$ 时,总体均数 μ 的置信区间为(1.83,2.17).

11. 置信区间为(166.38,167.82).

12. (1) 置信区间(2.04,3.96) (2) 置信区间(1.96,6.73)

13. (1) 置信区间(0.187,0.813) (2) (0.368,0.632)

    (3) (0.429,0.571),n 较大,属于大样本,可用正态近似法,区间为(0.431,0.569)

    (4) 属大样本,用正态近似法,区间为(0.469,0.531)说明:样本容量 n 越大,置信区间越窄;近似效果越好。因此,当 n 较小时,若 n 次实验中某事件发生 m 次,将 $\frac{m}{n}$ 作为概率 P 的近似值不妥当.

14. 置信区间为(0.710,0.965).0.92 在此区间内,据此判断传闻可靠.

15. 置信区间为(0.0078,0.0498)

16. 置信区间为(0.9305,2.0235)

习 题 五

1. 假设检验的一般步骤如下:

   (1) 根绝实际问题提出原假设 H_0 和备择假设 H_1.

   (2) 根据 H_0 的内容,选取适当的统计量,并在 H_0 成立的条件下确定该统计量的分布.

   (3) 根据实际要求选取合适的显著性 α,根据统计量的分布查表,找出临界值,从而确定否定域.

   (4) 由样本观测值算出统计量的值为 s,若 s 属于否定域,则拒绝 H_0;否则,接受 H_0.

   检验中最关键的是根据已给条件选取合适的统计量,因为统计量决定临界值和其样本值,关系到最后的检验结果.

2. 单侧检验和双侧检验的思想方法和基本步骤一样,不同的是双侧检验判断两数是否有差异,单侧检验比较两数的大小;并且临界值和拒绝域也不同.

3. 当原假设为真,而按检验法则假设被拒绝,这叫弃真,属于第一类错误.当原假设为假时,而按检验法则假设被接受,这叫取伪,属于第二类错误.欲使两类错误都小,唯一的办法就是增大样本量(举例略).

4. (1) $H_0:\mu=3.5$(双侧检验时备择假设可省略不计)

   已知 $\sigma=0.01$, $n=5$, $\overline{x}=3.3$, $u=\frac{\overline{x}-\mu}{\sigma/\sqrt{n}}=-4.07$

   对 $\alpha=0.05$,查表得 $u_{\frac{0.05}{2}}=1.96$,因为 $|u|=4.07>1.96=u_{\frac{0.05}{2}}$, $P<0.05$,所以拒绝 H_0,认为总体均数显著地不等于 3.5

   (2) $H_0:\mu=3.5$, $H_1:\mu<3.5$

同(1),作左侧检验
$$u=\frac{\bar{x}-\mu}{\frac{\sigma}{\sqrt{n}}}=-4.07$$

对 $\alpha=0.05$,查表得 $u_{0.05}=u_{\frac{0.1}{2}}=1.64$,因为 $u=-4.07<-1.64=-u_{0.05}$,$P<0.05$,所以拒绝 H_0,接受 H_1,认为总体均数现显著地小于 3.5.

5. 在 $\alpha=0.10$ 下能接受假设,认为总体均数与 32.5 无显著性差异.
6. 该批药品有效期没有显著性提高.
7. 认为这批产品的含铁量合格.
8. 认为这批产品的方差符合要求.
9. (1) 配对比较,认为青兰可以显著改变兔脑血流量.
(2) 成组比较,认为青兰并不能显著改变兔脑血流量.
10. 认为两药的疗效有显著性差异.
11. 认为 10 月份黑斑蛙输卵管均重现在大于六月份的.
12. 认为两组生存时间差异无显著意义.
13. 认为两组有显著性差异.
14. 认为两组均数有极显著差异.
15. 认为两总体方差相等.
16. 认为乙厂仪器性能优于甲厂仪器.
17. 这批药丸可以出厂.
18. 不能得出新剂型疗效不如旧剂型的结论.
19. 认为两种止血粉止血效果一致.
20. 认为甲乙两法的阳性检出率无显著性差异.
21. 认为两组疗效有显著性差异.
22. 认为不同疗程的疗效有显著性差异.
23. 认为不同剂型的疗效无显著性差异.
*24. A 方案效果较好,C、D 方案效果较差.
*25. 患病组的区间与健康组的区间重叠,差异没有显著意义.

习 题 六

1. 试验数据基本计算结果列表(略).
(1) 由方差齐性检验基本计算表(表略)得,$\chi^2=2.3026(n-1)(\kappa\lg\overline{S^2}-\sum\lg\overline{Si^2})=4.638$,$\chi^2_{0.05}(4-1)=7.815$,由于 $\chi^2<\chi^2_{0.05}$,故方差齐性.
(2) 方差分析表中,$SS_A=134.393-\frac{46.02^2}{16}=2.028$, $SS_e=0.779$,$P<0.05$,有显著意义.
(3) q 检验,$D_T(0.05)=25.87$, $P<0.05$
2. 试验数据基本计算结果列表(略).
(1) 由方差齐性检验基本计算表(表略)得,$\chi^2=2.3026(n-1)(\kappa\lg\overline{S^2}-\sum\lg\overline{Si^2})=3.746$,$\chi^2_{0.05}(4-1)=7.815$,由于 $\chi^2<\chi^2_{0.05}$,故方差齐性.
(2) 方差分析表中,$SS_A=14.850-\frac{14.540^2}{20}=0.729$,$SS_e=0.310$,结论:$P<0.05$,有显著意义.
(3) q 检验,$D_T(0.05)=0.2497$,$P<0.05$.
3. 试验数据基本计算结果列表(略).
(1) 由方差齐性检验基本计算表(表略)得,$\overline{S^2}=1.2768$, $\chi^2=1.167$, $\chi^2_{0.05}(4-1)=7.815$,由于 $\chi^2<\chi^2_{0.05}$,故方差齐性.
(2) 方差分析表中,$SS_A=39.80$, $SS_e=39.58$
(3) 多重比较的 S 检验 $D_{12}=D_{13}=D_{14}=1.63$ $D_{23}=D_{24}=D_{34}=1.58$
4. 试验数据基本计算结果列表(略).
(1) 由方差齐性检验基本计算表(表略)得, $\overline{S^2}=2.2570$, $\chi^2=0.7576$, $\chi^2_{0.05}(3-1)=5.991$, 由于 $\chi^2<\chi^2_{0.05}$,故方差齐性.
(2) 方差分析结果表中,结论:$P<0.05$,有显著意义.
(3) 多重比较的 S 检验的结果:$D_{12}=D_{23}=2.05$,$D_{13}=1.98$
5. 试验数据基本计算结果列表(略).
由方差齐性检验基本计算表(表略)得,$\chi^2=17.039$,$\chi^2_{0.05}(4-1)=7.815$,所以 $P<0.05$,故方差不满足齐性条件,应该选择其他的分析方法.
6. 试验数据基本计算结果列表(略).

(1) 由方差齐性检验基本计算表(表略)得，$\chi^2=0.088$，$\chi^2_{0.05}(3-1)=5.991$，所以 $P>0.05$，故方差满足齐性条件，可以选择方差分析方法进行分析.

(2) 方差分析结果表中，$SS_A=0.001472$，$SS_e=0.03121$，结论：$P>0.05$，无显著意义.

根据方差齐性检验的结果，各质控方法测得的数据的偏差无显著性差异。由方差分析结果知，各质控方法的平均值无显著性差异。因此，可选择操作简单的紫外分光光度法进行质控.

7. 试验数据基本计算结果列表(略).

(1) 由方差齐性检验基本计算表(表略)得，$\chi^2=33.619$，$\chi^2_{0.05}(4-1)=7.815$，所以 $P<0.05$，故方差不满足齐性条件，应该选择其他的分析方法。根据题中的分析目的，可选择成组比较的 t 检验，把不同溶度与对照组进行比较.

(2) 成组比较结果略.

8. (1)试验数据基本计算结果列表(略).

(2) 离差平方和的计算：$SS_{总}=13075.0$；$SS_{剂量}=6074.0$；$SS_{种系}=6457.7$；$SS_{误差}=543.3$.

(3) 分析结果表略.

注：大白鼠种系：$P<0.05$，有显著差异。雌激素剂量：$P>0.05$，有显著差异.

9. (1) 试验数据基本计算结果列表(略).

(2) 分析结果：由方差分析表可知浸泡时间，温度都有 $P<0.05$，所以对浸出率有显著影响. 由于 10，15，20min 浸出率平均值无太大差异，可选浸泡时间 10min 和浸泡温度 100℃的工艺来生产.

习 题 七

1. (1) 建立假设和确定检验水准：H_0：三种取穴方式疗效相同；H_1：三种取穴方式疗效不同或不全同；$\alpha=0.05$.

(2) 编秩，求秩和，表略.

(3) 计算 H 值得：$H=27.38$，自由度 $f=2$，查 χ^2 临界表，$\chi^2_{0.05}=5.99$，$P<0.05$，按显著水平 $\alpha=0.05$，拒绝 H_0，接受 H_1，认为三种取穴方式疗效不同.

2. (1) 建立假设和确定检验水准：H_0：$P=0$，即两者无直线相关关系；H_1：$P\neq0$，即两者有直线相关关系，$\alpha=0.05$.

(2) 编秩，表略.

(3) 计算值得：$r_s=0.943$.

(4) 求 P 值并作统计结论，查 Spearman 登记相关系数 r_s 界值表表得 $r_s>r_{0.05}=0.886$. 拒绝 H_0，接受 H_1，即两者有直线相关关系.

3. 针次前后无显著差异.

4. 甲乙两药治疗消退天数的中位数相同.

5. 4 种活血方疗效有差异.

6. 患者组与吸烟年龄有关.

7. 针刺不同穴位的镇痛效果无差异.

8. 三种药物效果有差异.

习 题 八

1. 相关是指两随机变量间的相互依赖的关系，即一个变量改变，另一个变量的分布也会随着改变。给出变量 x 和 y 的两组数据不能研究其相关性，因为两个相关变量的样本数据应是有关联的 n 对数据.

2. 图略；相关系数 $r=0.994$，且有显著性意义.

3. 相关系数 $r=0.994$，且有显著性意义.

4. (1) 可以用方差分析法(或 t 检验)，过程略；

(2) 对一元线性回归方程可以用相关系数 r 来判断。因相关系数有显著性意义，回归方程的显著性检验也具有一定的显著性意义.

5. (1) y 关于 x 的回归方程为：$\hat{y}=0.441+1.391x$，x 关于 y 的回归方程为：$\hat{x}=-0.308+0.717y$

(2) $P<0.05$，回归方程有显著意义.

(3) $r^2=b_1\cdot b_2$

6. (1) y 关于 x 的回归方程为：$\hat{y}=4.7+32.95x$

(2) 当 $x=5$ 时，y_0 的 95%的置信区间(169.45 ±46.95)或(122.50，216.40).

μ_{y_0} 的 95%的置信区间(169.45±20.12)或(149.33，189.57).

7. $LD_{50}=55.719$

8. $LD_{50}=322.947$；LD_{50}的 95%置信区间为 $\lg^{-1}(2.509\pm0.033)$，即(299.32，348.44).

9. $LD_{50}=35.645$；LD_{50}的 95%置信区间为 $\lg^{-1}(1.552\pm0.0217)$，即(33.92，37.49).

*10. 因为在一元线性回归方程显著性的 F 检验中，统计量 F 的自由度 f_1 等于自变量的个数，即 $f_1=1$. $f_2=n-1-$自变量个数$=n-2$，所以在 m 元线性回归方程显著性的 F 检验中，统计量 F 的自由度为$(m,n-m-1)$.

*11. $R=|r|$

习 题 九

1. (1) 试验设计是指对试验事先作出周密的设想与合理安排以便于达到预期目的. 它在改变产品配方,降低原料和能源的消耗,提高产品的产量和质量等方面具有广泛的作用.

(2) 正交试验设计与全面试验法,简单试验法相比:

a. 全面试验法,对因素及各个水平的所有搭配都做试验,但其试验次数太多,不经济且难于实现.

b. 简单试验法优点是试验次数少,缺点是结论不可靠,特别是在交互作用显著时,无法找出事物内部的真正规律.

c. 正交试验法可以大大减少试验次数,各因素水平的搭配均衡,整齐可比,具有较强的代表性,可以起到全面试验剖析事物内部规律的作用,所得结论比较可靠.

2. (1) 因素:在试验过程中,影响试验结果的条件叫因素(因子).

(2) 指标:衡量试验结果好坏的标准叫做试验指标,常用 y 表示.

(3) 水平:在试验中因素所处的不同状态或不同取值.

(4) 交互作用:在多因素试验中,因素之间的联合作用.

3. (1) 在不至于混杂的原则下,8 个因素可在表头任意列排放.

(2) 可选用 $L_{12}(2^{11})$表或更大的正交表:表头设计略.

4. 可选用 $L_8(2^7)$表,表头设计略.

5. 不考虑交互作用时,可把 4 个因素任意放在各列上。考虑交互作用时,选用 $L_{27}(3^{13})$表,表头设计略.

6. 不考虑交互作用时,可把四水平因素 A, B 任意放在 $L_{16}(4^2\times 2^9)$表的 1,2 列上,二水平因素 C,D 任意放在余列上;若考虑交互作用时,选用 $L_{16}(4^2\times 2^9)$表,表头设计略.

7. (1) 对试验结果进行直观分析,选用 $L_8(2^7)$表,结果分析:从极差中看出 $A\times C$ 与 $B\times C$ 的 R 值较小,说明这两个交互作用都很小,可认为是误差引起的,可不计。而 $A\times B$ 的 R 值很大,表明 A,B 的交互作用很大,超过了它们的单独作用。列出二元交互分析表(略).

(2) 这里看出 A_2B_1 搭配的收率是最高的,综合分析:影响收率的主次为 $C\to A\times B\to B\to A\to B\times C\to D\to A\times C$,$C$ 取二水平,所以,最佳试验方案为 $A_2B_1C_2$,D 可取任何水平,即在原料配比 1.5 : 1,反应温度 70℃,反应时间 3h,pH 可任选 8 或 10,收率最佳.

8. (1) 选用 $L_9(3^4)$表,表头设计略.

(2) 作直观分析,表略;影响收率的主次为 $B\to A\to C$,所以,最佳试验方案为 $A_3B_3C_2$,即在提取温度为回流,乙醇浓度为工业醇,提取次数 3 次时,收率最佳.

(3) 结论:方差分析表明,因素 A,B 对试验结果影响显著,C 是次要因素。所以,最佳试验方案为 $A_3B_3C_1$ 时收率最佳.

9. (1) 可选用 $L_{16}(4\times 2^{12})$表,表头设计略.

(2) 综合分析:可选择 A_4,B_2,C_2,D_2;E 可任选一水平,考虑到生产周期和经济效益,可选择加热时间为 60min,所以最优的搭配方案为 $A_4B_2C_2D_2E_2$.

10. (1) 综合平衡分析,表略.

(2) 对正品结果进行直观分析:影响收率的主次为 $E\to B\to C\to D\to A\to A\times B$,较优方案为 $E_2B_2C_1$; A,D 可任选一水平.

(3) 对外观差结果进行直观分析,表略:影响收率的主次为 $C\to E\to A\times B\to B\to D\to A$. 由于交互作用 $A\times B$ 对试验结果影响较大,所以进一步分析,较优方案为 $C_1E_2B_1A_2$;D 可选任意水平.

(4) 对性能差结果进行直观分析:较优方案为 $E_2B_2C_2$;A,D 可任选一水平.

综合分析:E_2,D 任选一水平是共同的,在正品,外观差分析中取 C_1,正品,性能差分析中取 B_2,A 取一水平较理想. 最好方案为 $A_1B_2C_1E_2$;D 取任意水平.

(5) 综合加权平均法:结果和最佳方案基本一样.

总之,最好方案为 $A_1B_2C_1E_2$;D 取任意水平.